産業保健と看護 2022年春季増刊

To advance your career

産業看護職のための キャリアアップに活かせる 30のスキル

ワンランク上の、イケてる産業看護職を目指す!

編著 柴田 喜幸
産業医科大学 産業医実務研修センター 教育教授

MC メディカ出版

Introduction

はじめに

To advance your career

キャリアアップの「偶然」をたぐり寄せよう

「偶キャリ（ぐうきゃり）」という言葉を聞いたことがありますか？「偶然からのキャリア開発」を縮めたもので、「緻密な自己分析と計画ばかりに頼らず、偶然の機会から自分のキャリアを紡いでいくのもいんじゃね？」といったような意味合いで、20 世紀の終わりにクランボルツというおじさんらが言い出した考えです[1)]。

本書の読者のみなさんも、看護を学ぶ学校に入学したときには産業現場で働こうなどと思っていた方はむしろ少数で、その後いろんな「偶然」を経て今のお仕事をされている方が大半ではないかと想像していますが、あなたはいかがでしょう。そして、学校でも国家試験でも、そのほとんどは病院での看護に焦点があたっていたのではないでしょうか。さらには、国家試験に合格した後は病院で先輩看護師や他職種の方々に見つめられ、ときに「とんでもないミス」を助けてもらいながら日々を送っていたことでしょう。つまりそこには、「きちんと仕事をする」ための人的・制度的な仕組みがあり、その中で文字通りラダーを一歩一歩登るように成長していったのではないでしょうか。

しかし、産業医ほどには法令や制度で権限と義務が定まっていない産業看護職はどうでしょう。あなたの仕事の期待と役割はどれほど明確でしょうか。専門的な視点で指導してくださる方は周囲にどのくらいいるでしょうか。あなたの能力開発に関する制度や機会提供はどうでしょうか。がんばって新しいことをしようとすると、「お前はミニ産業医か。余計なことをするな」などとたしなめられたことはないでしょうか。あなたの専門職としての次のステップを、誰が、どう導いてくれるのでしょうか。

そんな寄る辺ない、逆に言えば可能性に満ちあふれた産業看護職の方が基本的な能力を身に着けた後、次の一歩を踏み出すための「偶然」に出会うために本書を作りました。

ここで、あなたの現在の「充足度」のスコアを確認してみましょう。次の 6 つの項目について、自分がどれだけ満ち足りているか、5 点満点で自己チェックし、レーダーチャートを作ってみてください。もちろん主観的評価でかまいません。

設　問			スコア	気づいたこと
自律的なこと	A	専門能力の高さ		
	B	仕事と私生活、両面の充実		
	C	将来に向けたプラン		
他律的なこと	D	やりがいのある使命・役割・権限		
	E	頼りになる上司・先輩・関係者		
	F	活用できる人事・教育制度		

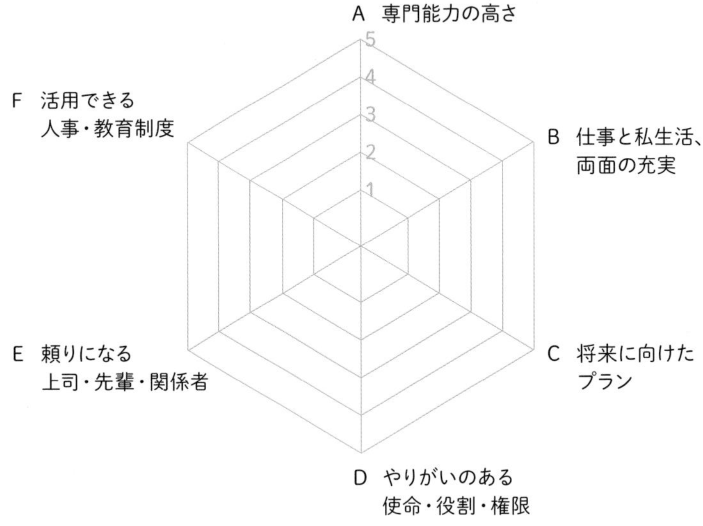

<やり方>

①表の各設問を読んで、スコア欄に自己評価を5点満点で記入する
②レーダーチャートの各問の各点数に●印をつけ、それらを線で結ぶ
③結んだ線の凹凸を見て気づいたこと欄にメモする

いかがでしたか。どんなことをより伸ばし、どんなことを補おうと思われたでしょうか。

ところで、「医療人はエビデンスを示し、企業人はナラティブ（物語）を示す」という言葉があります。敬愛し、本書でも冒頭の項をご執筆いただいた竹内伸一先生から伺ったものです。身近な「禁煙指導」の例を挙げます。医療職のあなたが喫煙者の従業員に、タバコがどのような機序で体に悪影響を及ぼすか、喫煙者が非喫煙者に比べどのような病気にどのくらいの割合でかかりやすく、どんな予後をたどるのかというゲップがでるほどのエビデンスを伝えさえすれば「わかりました」とタバコをやめる、そんな人はさほど多くはないとお聞きします。一方で、「あなたの人生でかけがえのないものはなんでしょう」「タバコを止めるとそのかけがえのないものにどんないいことがあるかしら」という問答を通じて「物語」を紡いでいくほうが、禁煙に至る確率が高いと言われています（詳しくは、私の動機づけ面接法の師である後藤英之先生に第２章でご執筆いただいています）。

こうしたことをふまえ、本書を編むにあたり、医療の世界で学んだみなさんが企業の世界で働くうえで、「物語を紡ぐ力」が必須だと考えました。「活力のない部門を元気にさせるにはどうしたらよいか（第１章3「組織開発」深井恭佑先生）」「キーとなる部署や経営層と関係を構築するにはどうしたらよいか（第１章4「ネットワーク・マネジメント」神谷俊先生）」などはその好例です。

それゆえ、目次をご覧いただだくと一目瞭然のように、その項目も看護の、いや、医療の世界ではあまり見聞きしないテーマであふれています。それら30のテーマをカッツの能力分類[2]をもとに、次の３章にまとめ掲載しています。

第１章：コンセプチュアルスキル：組織の中でどう仕事を組み立てていくか

第２章：ヒューマンスキル：対人能力や指導力をどう上げていくか

第３章：テクニカルスキル：医療職・看護職としての専門能力をどう磨いていくか

カッツモデルは、テクニカルスキル→ヒューマンスキル→コンセプチュアルスキルと、より高度な能力に上っていくのですが、本書はその逆にしています。なぜならみなさんはすでに一通りの実務能力（テクニカルスキル）を習得済みであり、今、より期待したいのは「コンセプチュアルスキル」だからです。そのぶん、第３章は基本の復習とともに、「ワンランク上」をふまえて記述いただいています。

クランボルツ先生は「偶然は引き寄せるもの」とも説いています。本書を通じてたまたま触れた事柄が、あなたの人生の「偶キャリ」を引き寄せる契機になれば幸いです。

本書も第１章第１節を読んだ後は目次通りに読む必要はなく、「偶然」に任せた順番に読むのも一興です。

３年後、もう一度上記のチェックをしてみたとき、あなたのグラフはどうなっていますか？　あなたは日々、何に夢中になっているでしょうか。

そんな問いから始めましょう。

2022年３月

産業医科大学産業医実務研修センター 教育教授　**柴田 喜幸**

注釈

1)　正確には「計画された偶発性理論」（クランボルツら, Planned Happenstance, 1999）.
参考：独立行政法人 労働政策研究・研修機構. 職業相談場面におけるキャリア理論及びカウンセリング理論の活用・普及に関する文献調査. 2016.

2)　アメリカの経営学者であるロバート・L・カッツによって提唱された、管理者の能力に関係する理論を基としたフレームワークのこと。管理者の職階に応じて必要な能力を上記3つのスキルに分けた。当初は管理者のみを指していたが、その後あらゆる職階にも共通にあてはまるとも言われている。
参考：Lightworks Blog. 3つの能力からなるカッツモデル 全階層へのフレームワーク活用法. 2021.
https://research.lightworks.co.jp/katz_model#1

産業医からの期待

医療現場では、チーム医療という言葉が浸透しています。どれほど優秀な医師であっても、医師だけでできることには当然限りがあります。急性疾患で運ばれてきた患者さんが入院から治療、退院、そして在宅に戻って療養を続けるまでをスムーズに進めるには、実に多くの関係者が関わっています。医師をリーダーとしながら、看護師はもちろんのこと、理学療法士、検査技師、薬剤師、メディカルソーシャルワーカーなど多くの専門職が患者の回復と社会復帰という共通の目標を共有し、連携しながら自分の役割を果たすことで、はじめて最良の医療を提供することができます。

産業保健の現場においても同じことが言えるでしょう。一定要件を超える事業所では法律によって産業医が選任され、産業医としての職務を果たすことが求められていますが、質の高い産業医活動を行ううえではやはり周囲の関係者と連携した活動、「チーム産業保健」が重要です。とくに、産業保健活動においては医療現場のように患者の利益のみを最優先に考えるのでなく、職場や企業全体への影響まで広く考慮したうえで活動する必要があり、より一層周囲との方針の共有や連携が重要となります。

そのようなチーム産業保健を進める際に、産業看護職は産業医にとってとりわけ重要なパートナーです。その理由は２つあります。１つ目は、産業看護職のみなさんが医療職であることです。事業場内で唯一、医学的知識を有する専門職として共通言語で対話できることはもちろん、同じ守秘義務を有する立場で機微な健康情報を共有できること、労働者のよりよい職業人生を健康面から支援するという共通の倫理観を持っていることから、活動のベクトルを合わせやすく、頼りになる存在です。２つ目は、産業看護職は多くの場合、労働者との距離が近いことです。理屈でなく、医師である産業医に比べ、労働者は産業看護職により親しみを感じ、健康のことや困りごとなどの相談をしてこられると感じます。適切な医学知識・産業保健の知識を持ってその情報をキャッチし、必要に応じて的確に産業医につなげていただけることは、たいへん有益でありがたいことです。

この２点において、医師の指示のもと動くことが基本となる医療機関の看護師と比べ、産業看護職はチーム産業保健の主要なメンバーとして、より主体的に活動することが期待されていると思います。とりわけ、嘱託産業医を選任している事業場の産業看護職は、常時産業医の指示を仰ぐことが容易ではありません。自身が産業保健に関する十分な知識を備えておくこと、そしてチームリーダーである産業医の基本方針を理解し、それに沿った対応を考えることができる、そのことがワンランク上の産業看護職には求められます。

本書をぜひ、今後の活躍の機会を広げていくための一助としていただけますと幸いです。

2022 年 3 月

産業医科大学産業医実務研修センター センター長・教授 **川波 祥子**

産業看護職へのメッセージ

私たち産業看護職は、専門職でありながら、禁煙指導や糖尿病指導など何らかの分野に特化したり、カウンセリングや保健指導などの技術に秀でたりするだけではその役割を十分に果たしているとは言えません。もちろんこれらの知識技術は専門職として重要なものですが、産業看護職として機能するためには、働く人の幸福と会社の発展とを常に両輪で考え、課題や方策を多角的にとらえ、必要な関係者や組織、機関と連携し調整を図りながら最善を探るという高度なスキルが求められます。さらに、一つひとつの課題解決から得た知見を会社全体の仕組みとして構築するまでが、公衆衛生看護を基盤とする産業看護の役割になります。連携や調整、仕組みづくりは、保健師を養成する教育の中で、保健活動を担う看護職が獲得すべき技術として位置づけられています。しかしながら、どうすればその能力を身につけることができるのかは、実は明確ではありません。

日々更新される医学的な知識、法律やガイドラインの改正、それらをきちんと追うことは最低限必要なことですが、正しい情報だけで人は動かないということを私たちは痛感しています。それらを伝わるように伝え、人を動かし、組織の中でうまく回すことで初めて知識が生かされる。そこまでが、人々が自らの健康を保ち、本来の力を十分に発揮できるように大小の環境を最大限に整えていくという看護の役割であり、さらには企業の発展に貢献するという産業看護職の活動目的であり醍醐味とも言えます。

ワンランク上と評価される産業看護職の多くは、おそらく独学と経験を重ねながら、不断の努力で独自にそのスキルを体得しているものと考えられます。そのようにして身につけてきた能力だからこそ、体系的には説明しづらく、後輩の指導にあたっても、いわゆる「背中を見せて教える」「やってみせて、言って聞かせて、やらせてみて……」といった職人的な方法をとるしかない現状に、もどかしい思いを持っている方も多いのではないでしょうか。さらに、このように背中を見せてくれる先輩がいる職場はまだ恵まれています。実際には一人職場で日々業務に追われ、ワンランク上を目指すにも何をどうすればよいのかわからない、また看護職が複数いたとしても、先輩も忙しく「やってみせて……」などと悠長なことは言っていられないという状況も多いのではないでしょうか。

本書には、ワンランク上の産業看護職が身につけている重要なスキルを分解し、その力を伸ばす方法が解説されています。試行錯誤も欠かせない経験ですが、本書を参考に、さらに効率よく効果的に学ぶことができるかと思います。後輩を指導する立場にある中堅以上の看護職にとっても、指導の際に活用できる貴重な参考書となり得るでしょう。本書を読み進め、今より一歩レベルアップできるヒントを見つけていただければと思います。

2022 年 3 月

産業保健大学産業保健学部産業・地域看護学講座 教授 **中谷 淳子**

産業看護職のための
キャリアアップに活かせる30のスキル

産業保健と看護 2022年春季増刊

Contents

Chapter 1 第1章 コンセプチュアルスキル：組織の中でどう仕事を組み立てていくか

Chapter 2
第2章 ヒューマンスキル：対人能力や指導力をどう上げていくか

Chapter 3
第3章 テクニカルスキル：医療職・看護職としての専門能力をどう磨いていくか

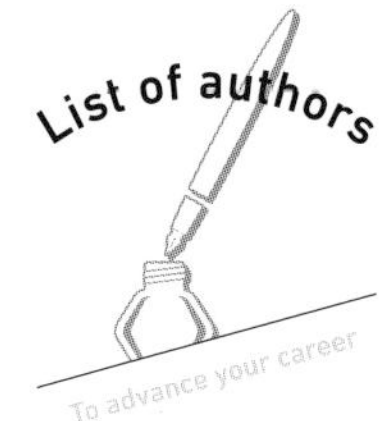

執筆者一覧

編集・執筆

柴田喜幸	産業医科大学産業医実務研修センター 教育教授

執筆（五十音順）

井上俊介	産業医科大学産業医実務研修センター／産業保健経営学 医師
江口 尚	産業医科大学産業生態科学研究所産業精神保健学研究室 教授
大月 友	早稲田大学人間科学学術院健康福祉科学科行動分析学研究室 准教授
大橋秀晃	産業医科大学産業医実務研修センター 医師
梶木繁之	株式会社産業保健コンサルティングアルク 代表
亀田高志	株式会社健康企業 代表・医師
神谷 俊	株式会社エスノグラファー 代表取締役
河下太志	アビームコンサルティング株式会社健康支援室 統括産業医
川波祥子	産業医科大学産業医実務研修センター センター長・教授
喜多村紘子	産業医科大学産業医実務研修センター 准教授
楠本 朗	楠本労働衛生コンサルタント事務所 代表
後藤英之	一般財団法人佐賀県産業医学協会 理事・健診部部長
佐々木規夫	佐々木労働衛生コンサルタント事務所 所長
平良素生	三菱ケミカル株式会社総務人事本部健康支援部 産業医
田口要人	産業医科大学産業医実務研修センター 助教
竹内伸一	名古屋商科大学ビジネススクール 教授
立石清一郎	産業医科大学産業生態科学研究所／災害産業保健センター 教授
中谷淳子	産業医科大学産業保健学部産業・地域看護学講座 教授
錦戸典子	東海大学医学部看護学科 教授
浜口伝博	ファームアンドブレイン有限会社 取締役
林 幹浩	株式会社ビスメド 代表取締役社長
日野亜弥子	産業医科大学産業生態科学研究所産業精神保健学研究室 学内講師
深井恭佑	NPO法人企業の健康いきいきプロジェクト 代表理事
堀井耕策	1 on 1エヴァンジェリスト
丸山 崇	産業医科大学医学部第1生理学教室 准教授
宮﨑洋介	株式会社安川電機 安全衛生課 統括産業医
向井 蘭	杜若経営法律事務所 弁護士
森 晃爾	産業医科大学産業生態科学研究所産業保健経営学 教授
森本英樹	森本産業医事務所 代表
山瀧 一	一般財団法人君津健康センター 産業保健部長
山本 誠	ヤマハ株式会社人事部健康安全グループ 産業医

Chapter 1

第1章

コンセプチュアルスキル：組織の中でどう仕事を組み立てていくか

Chapter 1

1 産業看護職の「存在感」を職場に築く

To advance your career

産業保健の「守護神」を目指して

本節を担当する筆者は、医学、看護学、保健学のいずれの心得もなく、また産業保健の実務経験もなく、経営学と教育学を行き来してきた人間であるという点で、本書の執筆者の中では稀有な存在でしょう。しかし一方で、こうした「よそ者」に冒頭章の冒頭節をお任せいただいたことには、相応の背景や意味があるのかもしれませんので、思い切って筆者流に書きはじめ、本書のオープニングとしたいと思います。

まずは読者に向けて、本書が求めている産業看護職のゴールイメージの一つを、先に提示してしまいます。つまり、本書が読者に期待してやまない人物像です。それは「看護師（あるいは保健師）の○○さんは、わが社の健康経営の『守護神』だ」という想いを、職場のみなさんがあなたに対して強く持っている——そんな人物像です。「神」という言葉に抵抗があれば「最後の砦」でもかまいません。

このゴールイメージを手がかりに、本節では話を進めていきます。職場で「守護神」や「最後の砦」と感じてもらうためには、どうしても段階を踏む必要がありますので、どのような段階があるかを考えることからはじめます。そしてこの際、より多くの読者にゴールを目指してもらうためにも、スタートラインとなる第一段階はかなり手前に置いてみることにしましょう。

1）第一段階「人から呼んでもらえる」

一定規模以上の会社には必ず産業看護職がいますので、あなたがそこで仕事をしていれば、職場の人たちがあなたを指して「（名前はわからないけれど）看護師さんが」とか「あの保健師さんが」などと、あなたのことを呼ぼうとします。このとき、呼ぶ側の意識下には「名前はわからないけれど、看護職という『役どころの人』が『誰か』いるはずなので、その『誰か』を呼びたい。そして（そこには決してネガティブな含意はないにしても）、それがどうしても他ならぬ『あなた』でなければいけないわけでもなく、『誰であっても』よい」という胸の内があるでしょう。この状態を第一段階とします。社内にいる組織人の存在感というのは、最初は誰でもこんなものですから。

第一段階では、職場の人たちはあなたの仕事ぶりを評価するといった眼を特段には持たずに、職場内の一専門職者としてのあなたを概念的かつ形式的にとらえています。この段階でのあなたのアドバンテージは、あなたが専門職者であるがゆえに、職場のほかのみなさんとはすでに十分に職能上の差別化ができていることでしょうか。

今も新卒採用に一定のウエイトを置く多くの日本企業にとって、新規採用者が専門職者であることは稀で、何かができるから採用したというよりはむしろ「何かができるようになっていくはず」という期待が持てたので、そんな期待を膨らませて採用しています。その点、あなたはすでに国家資格保持者であり、職場の他の人たちとは違って、あなたができることには日本国のお墨付きがあります。

これに対して、職場の入社５年目くらいまでの人たちは、職場に対して具体的な役立ちを重ね、周囲への信頼を積み上げていかない限り、ビジネス人材として真の意味で他者と識別されることはありません。他者と呼び分けるための便宜的で記号的な理由から、人はたいてい人を名前で呼びますが、誰もが、安心と信頼と尊敬の意も込めた「その人個人のブランド」を伴った名前で呼ばれているわけではありません。これはなかなか厳しい現実でもあります。

もっとも、国家資格を携えて社会人デビューした専門職であっても、安心と信頼と尊敬の意も込めた「個人ブランド」として認められた状態で、産業看護職として直ちに社会人デビューできるわけではありません。これは病院などの臨床現場で経験を積んだ後に、産業看護職に転じたときでもほぼ同様です。組織内の他者の認識に確かな価値を蓄積していかない限り、「個人ブランド」を持つ人材が組織に出現することはありません。このことも重要な事実だと言えるでしょう。

ここまでの説明で、職場の「守護神（あるいは「最後の砦」）」には、「個人ブランド」が備わっているべきことを述べました。この「個人ブランド」の確立を目指して、ここからどうやって、どの段階に進むべきなのでしょうか。

2）第二段階「仕事ぶりと名前をひも付けて呼んでもらえる」

職場のみなさんは、看護職であるあなたとは違う職種なので、あなたの仕事の内容はわからず、あなたの看護職としての技量もよくわかりません。ただそれでも、あなたの働きぶりには職場の誰もが注目していて、「誰もが、誰からも、見られている」と思ったほうがよいでしょう。このように書くことで、職場が監視社会であることを言おうとしているのではないのですが、人は人に関心を持つ生き物ですので、職場内の専門職種である産業看護職のあなたも、そして、その活動がオフィス内のドアの閉まる個室の中にとどまるものであったとしても、決して関心の対象外ではありません。むしろ「あの部屋の中で、いつも何をしているのだろう」という興味関心が逆にあおられたりもするものです。

職場のみなさんが毎日元気に仕事できている限り、その人たちが直接、産業看護職であるあなたに接する場面はそれほど多くないでしょう。しかし、そんな人たちでも、健康上の問題を抱えたりしたときには、あなたとの濃密な接点を持つようになります。このとき、あなたがその人に接したことで、その人の健康上の問題が小さくなったり、不安が小さくなったり、心が癒やされたりすると、その人にとってあなたはもう、看護職であれば誰でもよい存在ではなく、「会社の看護職者があなたでよかった」という感情に変わり、 その人にとってあなたは、唯一無二の存在となります。

第二段階に進んだあなたは、もう「看護師さん」とか「保健師さん」と呼ばれることはなく、ほぼ必ず名前で呼ばれることでしょう。呼ぶ側の意識下でも、あなたが看護師あるいは保健師であることよりも、自分が特別にお世話になっている特別な「個人」に昇華しているはずだからです。しかし、だからと言って、筆者が言いたいところの「個人ブランド」を伴う専門職者と言うには、まだ少し早そうです。それではここから先は、どのように進んでいけばよいのでしょうか。

それを考える前に、ここまでに説明した第一段階と第二段階について、柴田喜幸先生が序文に引用された、人材育成の「カッツモデル」と照らし合わせて考えてみましょう（序文を読み飛ばした方は、ここで一度3ページに戻ってください）。

第一段階でのあなたは、国家資格を得ることによって看護職を担うにふさわしい「テクニカルスキル（職務遂行能力）」の種まきを終え、現場でのOJTを重ねたことで発芽もさせました。しかし、これらのテクニカルスキルはまだ、現場における場面場面での看護要求に応答できるというレベルにとどまっていて、仕事ができないわけではないものの、会社全体の産業保健の充実という大目的に対しては、貢献できることがらはまだ断片的でした。それでもあなたは、職場のみなさんに対して、看護職として実際に具体的な価値を提供し、その役割を全うし、周囲の人たちとも良好な人間関係を構築して、第二段階に進みました。第一段階ではそれほど大きくクローズアップされなかったヒューマンスキル（人間関係調整能力）が熟してきたことで、ヒューマンスキルの支えを得たテクニカルスキルが一層厚みを増しています（このことはとても重要です）。職場内の他職者との関係もますます良好になり、周囲からあなたへのポジティブなフィードバックもあって、産業看護職の一員であることに喜びと誇りを感じはじめていることでしょう。

しかし、そんなあなたにもまだ十分に獲得できていないスキルがあります。それがコンセプチュアルスキル（概念構築能力）であり、それを見通しながら手中に収めていくステージが第三段階です。

3）第三段階「信頼と尊敬、そして感謝の気持ちをもって、名前で呼んでもらえる」

仕事もかなりできて、人間的にも魅力があり、社内の支持も得ている、という段階をすでにクリアしているあなたの次なるチャレンジは、細々とした仕事も適切に、そして真摯にこなすけれども、その克服を考えると気の遠くなるような大きな課題も見据えていて、その課題に対するあなたの考えには研ぎ澄まされた跡があり、その考えは他者にも理解しやすく、他者に前向きな影響も与えながら、あなた自身の自己研鑽が止まないという状態

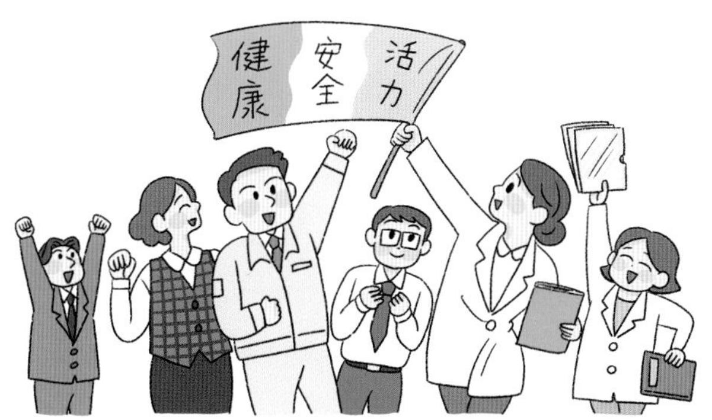

に到達することです。

考えを研ぎ澄ませるというのは思考を幾重にも重ね合わせることであり、そんなに簡単なことではありません。重なりを得るためにはまず第一層を考え、その上に第二層を考えるわけですが、こうした愚直な努力を積み重ねた人だけにうっすらと見えてくるものですので、ささいなことにとらわれることなく、いつも大きな課題を見据えながら、まずは第一歩を踏み出すしかありません。

そうこうしているうちに、日々の仕事の「やり方」でなく、その「あり方」が、産業保健の「あり方」が見えてきて、その実現のし方も見えはじめ、その一翼を担うあなたの姿もうっすらと見えてくる。その姿を手がかりに、今度はまた別の角度から、産業保健の「あり方」を見通すと、そこに従事するあなたの姿もまた別のイメージを伴って見えてきます。こうしたプロセスを経て、あなたには自社における産業保健の実現像がありありと描けるようになり、さらに言えば、健康経営を実現した自社像も描けるようになった、と。しかし、これはなかなか難しいことで、第三段階では急にハードルが上がったと思います。

こうした実現像の確立は、産業看護職であるみなさんに求める前に、みなさんの上司である産業医や労務部門長に、ひいては経営者である社長に求めるべきものでもありますが、その人たちでさえまだ明確には描けていないことなのかもしれません。しかし、上司に、そして経営者に先んじて、あなたがその実現像を持つことには、あなたの成長という面でも、自社の健康経営の実現可能性を高めるためにも、大きな意味があります。あなたが先に明確なイメージを持てたほうが、経営者がそれを参考にしやすくもなりますし、自社の産業保健の最前線にいるあなたがそこまで描いてくれているならば、そんなあなたに賭けて、産業医も自分にしかできない仕事を遂行して、あなたのシナリオに近づけてみようとか、経営者も会社として全社的に動いてみよう、などと考えることは、企業では実によくあることなのです。

このときあなたは、明示的にではないにしても、もうすでに自社の産業保健のリーダーです。肩書はともかく、あなたは実質的に押しも押されもしないリーダーで、産業医も労務部門長も「あなたの声には必ず耳を傾ける」という「守護神（あるいは「最後の砦」）」

にすでになっているか、少なくともそこに大きく近づいていることになります。そしてあなたの名前はもちろん「個人ブランド」を伴ったものになっていて、あなたは自社の健康経営活動の「ブランド・ホルダー」でもあるのです。

本書を「逆カッツモデル」にしている意味

個人ブランドに支えられた守護神として第三段階で描写した産業看護職像には、カッツモデルの「テクニカルスキル」→「ヒューマンスキル」→「コンセプチュアルスキル」の獲得サイクルを何周もしたような形跡が見受けられます。もちろん、このゴールに一足飛びしようとしても、さすがにそれは無理なのですが、これまでに示した三段階を重視しすぎて3つのスキルの獲得順にあまりこだわりすぎても、魅力的なゴールはなかなか見えてきませんし、獲得サイクルの途中で力尽きたり、時間切れになったりすることもあります。私見ではありますが、守護神になるような人の多くは大器晩成型かというとむしろその逆で、若くして守護神の片鱗を見せた人が、それほど時間をかけずに守護神になっている気がします。本節のタイトルにもしている「存在感」は、周囲の人たちの認識の中に生じ、蓄積されていく感覚ですので、熱しやすく、冷めやすく、移ろいやすい人の感情を基礎とする人の認識に強い印象を刻んでいくためにも、勢いを持った印象付けが必要であることもまた事実でしょう。

そのように考えると、あなたの成長もやはり急がれるわけで、本書ではそんな想いから、3つのスキルの中では一番奥にあると考えられている「コンセプチュアルスキル」が真っ先に取り上げられました。そして「テクニカルスキル」にすでにアドバンテージがあり、「ヒューマンスキル」への見通しもついているはずのあなたには、十分に高い目標を設定してもらえるように、職場の守護神というアイデアを振り回して、この冒頭節を切り出した次第です。

外部環境に左右されない産業看護職の心得

「心得」とは少し仰々しいタイトルになりましたが、守護神を目指す際の十分条件となり得る諸点として、ここでは3つのことを手短かに述べます。

1つ目は、上司部下問題です。独占的職務権限を持つわけではない産業看護職は、産業医あるいは労務部門長といった上司の指示命令に従うことが原則です。上司に恵まれるかどうかは非常に重要な問題で、あなたの毎日の気分を直接左右します。しかしながら、幸せな上司部下という関係が成立するかどうかは、人間社会を天空から見れば確率の問題であり、その確率を上げ下げするレバーをあなたは握ることができません。この問題について「自分は不幸せだ」と思っているあなたは、そう思う前に、「私は確率の問題を乗り越えるのだ」と達観してください。

２つ目は、自己開示です。人間は結局、社会的な生き物なので、自分ひとりで努力を積み重ねて自分を高めようとしても、それほどには高まりません。他者との関わりがあり、他者からのフィードバックがあってはじめて自分を高めることができます。うれしいフィードバックも、そうでないフィードバックもありますが、それを受け入れるための間口を十分に取ってはじめて人は成長する準備が整ったと言えます。このとき、その間口を自分とは異なる職種の人たち（職場にいる企業人）に向けていかに開いていくかが問われます。もちろん、間口を広く開けたことで思わぬ傷を負うことになったり、つまらないトラブルに巻き込まれることもありますので、自分の判断でその間口を上手に開け閉めできるようになることも、自衛の手段として重要です。

３つ目は、「一人でも何とかする」の精神です。病院勤務の看護職と異なり、産業看護職は同じ職場内に同じ職種の仲間があまりいません。筆者は仕事柄、小中高校への出入りが多くありますので、企業における産業看護職の存在は学校における養護教諭と自然に重なります。学校にもさまざまな養護教諭がいますが、守護神のいる学校はみなが幸せです。たとえ職場にただ一人でも「何とかする」「頼れる存在であり続ける」のが専門職者であり、そこが必ずしも専門職者でない多くの企業人との決定的な違いです。そんなこともあらためてかみしめてみてください。

本節の結びに

本節を読んで、「燃えてきた」という人も、逆に「腰が引けてきた」という人もいることでしょう。いずれにしても、ここからは相当な勉強と自己鍛錬とが必要です。しかし、組織の守護神として働こうとする前のめりな姿勢、揺るがない誇り、そして充実感を超えたある種の快感は、あなたの人生に必ずや彩りを添えてくれます。そんな自分になることを夢見るならば、産業保健への一層の理解は言うに及ばず、人間への理解、組織への理解、目標実現プロセスへの理解を重ね合わせて、夢にチャレンジしてみませんか。

本書では最後のページまでを使って、実際に夢にチャレンジするために欠かせない知識や考え方、留意点、洞察のしどころ、そして具体的な方法が、産業保健の専門家の先生方によって丁寧に述べられていきます。あなたが自社の産業保健の「影ボス」に、そして職場の守護神となって、数年後か十年後に本書を懐かしく読み返す日がくることを願ってやみません。

（竹内伸一）

引用参考文献

1) Robert L. Katz（1955,1974）Skills of an Effective Administrator, *Harvard Business Review, Sept-Oct 1974*（邦訳：ハーバード・ビジネス編集部 訳（1982）『スキル・アプローチによる優秀な管理者への道』ハーバード・ビジネス 1982 年 6 月号。）

Chapter 1

2 心理的安全性

To advance your career

心理的安全性ってなんだろう？

健康経営に象徴されるように、従業員の心身の健康と事業成果との両立が注目されています。心理的安全性は、部門内の関係のありようが生産性にも大きく影響するということで注目を浴びました。単なる傷病の予防や対応を超えて、産業保健スタッフにも関心を寄せてほしいキーワードです。この心理的安全性という言葉を、みなさんはどのように理解されていますか？　心理的安全という言葉は理解できるけど、つまるところどんな状態のことを指すのか、なかなか理解が追いついていない方もおられるのではないでしょうか。

心理的安全性とは、英語のサイコロジカル・セーフティの日本語訳だと言われます。組織行動学者のエイミー・エドモンドソン教授（ハーバード大学）がこの概念を提唱し、次のように定義しています。

「他のメンバーが自分が発言することを恥じたり、拒絶したり、罰を与えるようなことをしないという確信を持っている状態であり、チームは対人リスクをとるのに安全な場所であるとの信念がメンバー間で共有された状態」

確かにこのような状態にあれば、非常によい組織になっていくと思われます。この概念は、米国のグーグル社が成果を出し続ける（生産性の高い）組織について調査を実施したところ、生産性の高いチームの共通点として心理的安全性があったという結果が出たことで広く知られるようになり、多くの企業が心理的安全性について考えるきっかけになったと言われています。グーグル社の事例からも、心理的安全性を高めていくことが、従業員の心身の健康と事業成果の両立にもつながっているということがわかります。

では、この状態をどうやって築いていけばよいのでしょうか？　心理的安全性を高めるためには、7つの要素が必要であると言われます（表1）。この7つの要素を踏まえつつ、以下に私自身の経験を織り交ぜながら解説していきます。

心理的安全性がない状態とある状態

組織として心理的安全性を高める要素を理解し、その要素をどのように伸ばすかが、心理的安全を育む糸口になると考えられます。私が実際に経験したブレスト（ブレインストーミング：自由なアイデアの出し合い）会議でのエピソードをもとに、心理的安全性があ

表1 心理的安全性を高めるための7つの要素

①ミスをしても非難されない
②困難な課題でも提起できる
③異質なものも排除されない
④安心してリスクをとれる
⑤助けを求めやすい
⑥成果を無下にされない
⑦スキルや才能を尊重される

る状態とない状態とはそれぞれどのようなものなのか、考えていきましょう。

会議内容

アイデアブレスト会議「安全衛生週間イベントについて」

参加者

チームリーダー：佐藤さん（産業医）

メンバー：鈴木さん（衛生管理者）、田中さん（看護職）、斉藤さん（事務スタッフ）

事象①

健康管理部門のチーム内で、秋の安全衛生週間イベントの企画に関するアイデアを出し合う会議が行われた

事象②

ブレスト会議は実現可能かどうかを脇に置いてアイデアを出す場であるにも関わらず、鈴木さんが一切発言しなかった。そのことに対し、田中さんが「あなたはなぜ発言しないのか？　チームに貢献していないように感じる」と発言した

みなさんはこの事象をどのようにとらえるでしょうか？　田中さんのように、鈴木さんに詰め寄ってしまうでしょうか？　このエピソードには、重要なことが2点あります。1点目は、事実と解釈を切り分けるということです。そして2点目は、人が何か行動する（もしくはしない）には理由があるということです。

1）事実と解釈を切り分ける

このエピソードには、どのような「事実」と「解釈」があるでしょうか？　この2つを切り分けてみましょう。

事実

・ブレスト会議が実施された

・会議で鈴木さんが発言しなかった

解釈

・ブレスト会議はみんなが発言をするものである

・発言をしない＝チームに貢献していない（という解釈を田中さんがした）

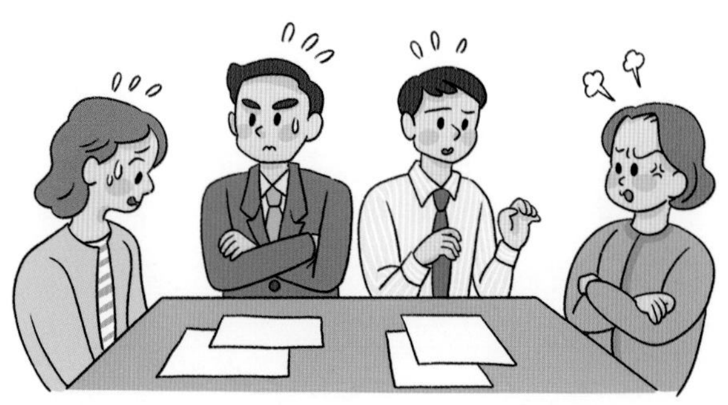

発言をしなかった鈴木さんのことを、田中さんは不審に思いました。しかし、鈴木さんがチームに貢献していないというのは事実でしょうか？「チームに貢献していないのではないか」というのは、あくまで田中さんの解釈であり、事実ではありません。発言をしなかったというだけで、鈴木さんがチームに貢献していないと結びつけてしまうのは短絡的ですし、田中さんの発言はチームがギクシャクしてしまう原因にもなってしまいます。

なぜ、鈴木さんは発言をしなかったのでしょうか。鈴木さん自身にその理由を聞いてみたところ、以下のように回答がありました。

「実は自分の頭の中で一生懸命に考えていたんです。自分は考えを言葉にすることが苦手なので、どのように発言しようか考えていたら時間が過ぎて、会議が終わってしまったのです。その後に田中さんから私に対しての発言があり、正直びっくりしました。確かに私も発言できなかったことは反省ですが、貢献していないと決めつけられてしまうのは残念でなりません」。

2）人が何か行動する（もしくはしない）には理由がある

鈴木さんの回答から、鈴木さんは会議のあいだ一生懸命に考えていたこと、自分の考えを言葉にすることが苦手で、時間がかかるということがわかりました。鈴木さんが発言しなかった理由は、発言したくないからということではなく、考えていたら時間が過ぎてしまっただけに過ぎないということになります。

田中さんは鈴木さんの発言しなかった理由をどこまで理解できていたでしょうか？　その場の事象や解釈だけをとらえて発言することは、心理的安全性とは違う形になってしまう可能性があります。また、鈴木さんにとってこのチームは、心理的安全性の７つの要素のうち①、③、④が十分ではなかったのかもしれません。

必要な要素を全員が理解し、お互いのために高め合う

このエピソードには続きがあります。このブレスト会議の少し後に、社内でチームビルディング研修が実施されました。研修は、自分のメンタルモデル（価値観）や特徴を理解し、チームの中で共有するという内容でした。その研修に鈴木さん、田中さんも参加して

おり、先のエピソードについて研修の中で分析することになりました。その結果、鈴木さんがなぜ発言をしなかったのかということを、田中さんが理解することができたのです。

この研修を受けた後、チーム会議の様子には変化が現れました。チームが鈴木さんの苦手を理解し、考えて言葉にする時間を与えるようになり、鈴木さん自身も安心して会議に臨めるようになったのです。チームの鈴木さんに対する対応や発言は、以下のように変化しました。

「鈴木さんは言葉にするのに時間がかかるものね。言葉が整理できたら発言してね」

「鈴木さんは言葉が整理できるのに時間がかかるようなので、事前にアジェンダをしっかり共有して、事前に考えをまとめる時間を多めに作ってあげよう」

いかがでしょうか？　この変化後の状態こそが、心理的安全性の高い状態だと言えるのではないでしょうか。私自身がこのエピソードから、心理的安全性を高めるために必要な要素をチーム全員が理解し、お互いのためにその要素をチーム内で高め合うことの大切さを感じました。またこのエピソードからは、心理的安全性を高める要素だけでなく、チームのメンバーそれぞれが、信頼関係を適切に作っていくことも大事だということも見えてきます。信頼関係を高めるためには、相手がどのような解釈をする人なのか、どんなメンタルモデルや価値観や特徴を持っているのかを理解・共有していることが、心理的安全性を高めるための要素に加えて重要です。

解釈の仕方や価値観、特徴をどのように理解するとよいのか

ここまで、解釈の仕方や価値観、特徴についてお互いの理解を深めることが、心理的安全性を高めるための７つの要素に加えて重要だということを述べてきました。では、どのように理解を深めていくとよいでしょうか？　ここからはより具体的に、理解の仕方について以下の３点に分けて触れていきたいと思います。

1）解釈は人それぞれ

人は解釈をする生き物であると言われます。また、この解釈の仕方は人それぞれ違うとも言われます。なぜそのことを理解しておくとよいのでしょうか？　人は何か指示を受けたとき、指示の内容を解釈し、その解釈に従ってアウトプットを出します。たとえば「犬をかいてください」と言われたら、みなさんはどんなアウトプットを出しますか？　この指示に対するアウトプットは、次のように分かれることでしょう。

・犬の絵を描く
・犬という文字を書く
・絵と文字の両方を書く

絵を描いた人に「なぜあなたは絵を描いたのですか？」と聞いてみると、「当然絵を描くものだと思った」という回答が返ってきます。文字のほうも同じでしょう。心理的安全

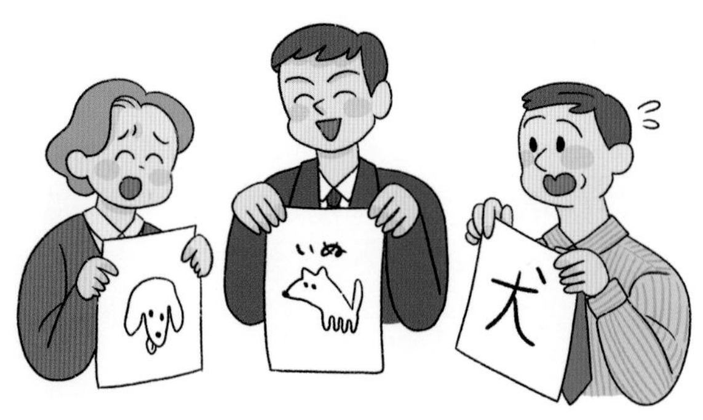

性が高い状態を作る上では、このようにお互いの解釈の仕方は異なることがあると理解しておくことが重要です。そうでないと、自分が出した指示が、相手の解釈によって異なるとらえ方をされている可能性があるからです。ぜひ一度、チームの中で、犬をかいて、それぞれのアウトプットを共有してみてください。

2）価値観を言語化する

この解釈は、なぜ違う形をとるのでしょうか？　それは、価値観がそれぞれ違うからだということになります。つまり、人の解釈には、それぞれの価値観が大きく影響するということです。ではその価値観について、どのように理解を深めていけばよいでしょうか？

価値観とは、とても抽象度の高い言葉です。そして、それぞれが持つ価値観が異なる以上、心理的安全性を高めるためには、それぞれの価値観を言語化する必要があると考えています。この価値観を言語化するワークをチームで行い、それぞれのメンバーのアウトプットを、エピソードと共にチーム内で共有していくことが重要です。言語化するために必要な要素が２つあります。

①今現在の自分の価値観を言語化してみる

・自分の生き方について大事にしている価値観を言語化してみる
・仕事において大事にしている価値観を言語化してみる　など

②自身の今現在の価値観が生まれた背景やエピソードを振り返ってみる

・今現在の価値観はどこから生まれたのかを振り返ってみる
・今現在の価値観をなぜ大事にしているのかを振り返ってみる

要素①は、たくさん挙げなくても、３つ程度でもよいでしょう。とくに大事にしている価値観を３つと言われたほうが考えやすいですし、アウトプットもしやすいでしょう。加えて、要素②において要素①で書いた内容を振り返ることで、なぜ自分がその価値観を持っているのかを理解できるようになっていきます。

価値観やエピソードを共有することで、相手に対する興味の湧く源泉にもなると感じます。心理的安全性を高めていくためには、やはり相互の理解、相手に対しての興味関心が不可欠となるでしょう。だからこそ、チーム内で価値観を言語化、共有するワークを行っていただきたいと思っています。

3）特徴（強みや弱み）を理解する

解釈や価値観だけでなく、特徴面（強みや弱み）も相互に理解することが、心理的安全性を高めていくためには必要なことです。人の弱みは、克服するというよりも、自分の強みや誰かの強みでカバーするほうがよいと言われます。ピーター・ドラッカー氏はこう言っています。「人が何かを成し遂げるのは、強みによってのみである」。つまり、弱みを克服するというよりも、強みを意識してアウトプットや成果を出していくほうがよいという考え方です。

しかし、自分の強みというのは見えにくいとも言われます。なぜなら、自分にとっては当たり前すぎて、強みとして認識できにくいからです。そこで、自分の強みを発見するためにも、チームの力が必要となります。自分の強みは認識しづらくとも、チームメンバー（他者）の強みはお互いに見えているはずです。だからこそ、チーム内でどんな強みがあるのかをお互いにフィードバックする時間が有効です。また、人には弱みもあります。強みと弱みとをそれぞれ可視化し、チーム内の弱みを強みでどうカバーできそうか、チーム全員で考えることが重要だと考えています。

強みの把握は、性格診断テストなどの結果を参考にしてみてもよいでしょう。言語化することもなかなか難しいものですので、性格診断や強み診断テストなどをチームで行い共有するといった取り組みが、組織内の心理的安全性を高めていくのだろうと思います。

おわりに

心理的安全性のある組織は勝手にできあがるものではなく、チーム内の全員がその状況を作ろうと努力し、それぞれの価値観や特徴を理解し、共有することから始まり、徐々に心理的安全性を高めていくということが求められます。また、心理的安全性のある状態は一度できあがればそれで終わりということではなく、意識し続け、作り続けていく必要があります。そのために、ここまで解説してきたように、自分で可視化する時間や、チームで可視化した内容を共有する時間といったものが不可欠なのだろうと思います。ぜひ、企業での衛生委員会の場や、職場訪問時に人事労務担当の方と一緒に心理的安全性をテーマにお話しいただき、企業の健康経営向上のために使っていただけたらと思います。

（堀井耕策）

引用参考文献

1）　エイミー・C・エドモンドソンほか．恐れのない組織：「心理的安全性」が学習・イノベーション・成長をもたらす．野津智子訳．東京，英治出版，2021．

2）　Google．re:Work．「効果的なチームとは何か」を知る．https://rework.withgoogle.com/jp/guides/understanding-team-effectiveness/steps/identify-dynamics-of-effective-teams/

Chapter 1

3

To advance your career

組織開発：産業看護職の関わり方

はじめに

企業では2015年からストレスチェック制度が施行開始され、集団分析結果を活用し、職場環境改善が行われています。それにより心理的ストレス反応の低減効果が認められており[1)]、今後も多くの企業で取り組まれていくと考えます。また、働き方改革の導入により、これまでの働き方に対する見直しが迫られています。こうした動きへの対策は、産業保健スタッフだけでは困難であり、経営・人事との連携が必要になっています。とくに、管理職や従業員が参加して対策立案する「参加型アプローチ」の有効性が示唆されています[2)]。

また、昨今、健康面に加えて、従業員の一体感やワーク・エンゲイジメントなどのポジティブな側面を高めるポジティブメンタルヘルスが注目され、その中で有望なのが組織開発であるといわれています[2)]。実際に、組織開発の手法であるAppreciative Inquiry（以下AI）を通じて看護師や介護福祉士のメンタルヘルスが改善することが報告されており、企業でも似たようなケースが出てきています[3)]。AIによりワーク・エンゲイジメントが増える可能性が示唆されているケースもあり、今後も注目されると考えます[4)]。本稿では、組織開発と産業看護職の関わりについて説明します。

組織開発とは

組織開発とは「組織の健全さ、効果性、自己革新力を高めるために、組織を理解し、発展させ、変革していく、計画的で協働的な過程」[5)]と定義されています。組織開発のアプローチには2つの考え方があり、現状を正しく理解し、理想とのギャップを明らかにし、そこを埋めていく「診断型組織開発」と、人々が直面している現実を変化させる「対話型組織開発」とがあります。ここでは対話型組織開発の手法であるAIについて紹介していきます。

1980年代、キース・ウエスタン・リザーブ大学のクーパーライダーは、従業員へのインタビューを通じ、人々が最も意欲的で、変革に前向きになるのは、ポジティブな話題について話しているときだと気づき、問題点を発掘するのではなく、「強み」を発見するアプローチが組織変革につなげることができると考えました。そこで提唱した手法がAIで

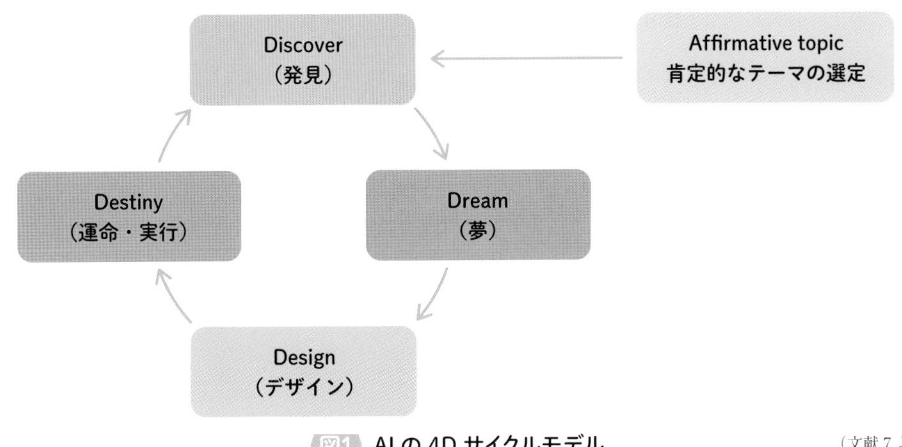

図1 AI の 4D サイクルモデル （文献 7 より作成）

す。Appreciative（真価を認める）な Inquiry（問いかけ、探究）により、「自分や仲間の素晴らしさに気づき、それが結集したら、どのような未来を描けるか、その未来の実現のために、いつ何をするかを、対話を通じて導き出す手法です[6]。実際にアメリカの多くの企業で導入され、最近は日本の企業でも導入されるようになりました。その中で、業績向上や離職率の低下の効果に加え、ワーク・エンゲイジメント向上、職場の人間関係の改善などの効果が示唆されています[3]。

AI では 4D サイクルモデルが研究者や実践家の標準モデルとなっています（図1）[7]。4D サイクルモデルは、① Discover（発見）、② Dream（夢）、③ Design（デザイン）、④ Destiny（運命・実行）という 4 つのフェーズを循環させるモデルです。

組織開発の実践と効果

実際に筆者が経験した組織開発の実例を紹介します。ある事業部の部長と課長が定例で行っているミーティングに産業保健スタッフが参加し、自分たちの産業保健活動について説明を行った際に、部長から職場環境に関する相談を受けたことがきっかけでした。この組織は、ストレスチェック開始後、職場環境改善に取り組んでいたものの、なかなか成果が出ず、管理職も苦慮していました。そこでわれわれは、この組織に対しては、経営学の見地も含めたより踏み込んだアプローチが必要だと考えました。同社の産業医である筆者から外部専門家（経営学）に依頼し、組織開発（本件では AI）を始めることになりました。テーマは事前に管理職が選定し、メンバー全員参加のもと、表1 のようなスケジュールで実行しました。

この活動により、組織のワーク・エンゲイジメントは改善し、ストレスチェックでも高ストレス者割合が低下しました。ここまでであれば、よくある組織開発の一例ですが、本

表1 調査および介入の期間と概要

	フェーズ	内　容
X 年 7 月上旬	介入前調査	裁量度、組織内自尊感情、楽観主義、ネットワーク、ワーク・エンゲイジメントの調査
X 年 7 月下旬	Affirmative topic	テーマ選定
X 年 8 月下旬	Discover	強みや価値観の抽出・共有
X 年 9 月上旬	Dream	未来のイメージの抽出・共有
X 年 9 月下旬	Design Destiny	宣言文の作成 アクションプランの作成
X 年 10 月下旬	介入後調査	裁量度、組織内自尊感情、楽観主義、ネットワーク、ワーク・エンゲイジメントの調査
X 年 11 月下旬	結果報告	測定結果のフィードバック

件の特異的なところは、産業看護職の関わりが大きかったことです。組織へのアドバイザーかつ活動のオブザーバーであった産業看護職は、この取り組みにおいて大きな役割を果たしていました。このような活動をすることになると、メンバーの中には上司に不満を抱いたり、活動自体が多大なストレスになり、メンタル不調になるケースが出てくることがあります。産業看護職はメンバーの相談相手になり、メンタル面のケアやメンバーと管理職の情報の橋渡しも行いました。また、それぞれのチームが出したアクションプランを継続していくためのアドバイスを行ったり、外部専門家とも連携し、アクションプランの進捗などを伝えることで、活動が円滑かつ継続的に行われるような支援を行い、活動に大きく貢献しました。

組織開発で産業看護職に期待されること

これまで述べたように、組織開発が短期間の「打ち上げ花火」にならないように、円滑かつ継続的に行われるためには、強みを活かした産業看護職の役割が非常に重要です。主に下記が挙げられます。

1）組織開発のコーディネーター、アドバイザー、オブザーバー

産業看護職の組織開発との関わり方は下記に分けることができます。

・コーディネーター：組織開発を企画し、計画を立て、実施する
・アドバイザー：組織開発のプロジェクトメンバーとして、活動内容や方法に対してアドバイスを行う
・オブザーバー：組織開発のプロジェクトメンバーではないものの、活動内容、進捗を把握することで産業保健活動に有用な情報を得る

2）管理職とメンバーとの橋渡し

組織開発に関して、メンバーが意見や提案を円滑にできるかどうかは、管理職とメンバー間の人間関係に左右されます。管理職はメンバーの本心がわからない場合があったり、メンバーは管理職に自身の意見を伝えにくかったりする場合があります。そのような状況では、効果的な組織開発ができません。そこで、産業看護職が管理職とメンバーの橋渡しとなり、円滑に意見交換ができるようにしていきます。これは、組織開発の場に限らず、普段の産業保健活動でも行われていることだと考えます。

3）組織外関係者との連携（外部専門家や人事部門など）

外部専門家や人事部門などの組織外関係者は、組織内のメンバーではなく、組織の実情を熟知しているわけでもありません。そのような状況のまま組織開発を行っても、あまり効果的ではありません。日常の産業保健活動を通して組織の実情を知っている産業看護職が、組織開発を行っていく上で必要な情報、職場の状況などを第三者的な立場から組織外関係者にあらかじめ伝えていくことで、実情に見合った効果的な活動ができるようになります。また、活動中も活動の進捗状況や課題などをよりリアルに伝えることで、組織外関係者が行うアドバイスが職場の実情に合った適切なものになります。産業看護職の存在が、組織外関係者への支援にもつながります。

4）メンバーの心身のケア

組織開発を組織のメンバーの参加型で行うことは、メンバーにとっては非常に大きなイベントです。組織がより良い状態に向かっていくことであっても、メンバーにとっては非常に大きなストレスを抱えることになる場合があります。また、日常業務をこなしながらの活動はメンバーへの負荷上昇につながる可能性もあります。組織開発はメンバーにとってプラスに作用することもありますが、マイナスに作用することがある点も認識し、メンバーの心身の健康状態を把握し、必要に応じて管理職にアドバイスを行うことも、産業看護職として必要です。

このように、組織開発に関わることは、産業保健活動において多くのメリットがあります。たとえば、組織の状況や職場の人間関係、管理職、メンバーについての情報を得ることができ、職場環境改善、健康相談面談等が、円滑に進めやすくなります。また、管理職やメンバーからの健康相談が増え、心身の不調の早期発見にもつなげることができます。

組織開発に産業看護職が関わるときの注意点

1）普段からの職場との関係構築と情報収集

限られた人員の中で、産業看護職の業務は多岐にわたり、日常の業務をこなしていくだけでも大変です。その中で、積極的に職場を巡回し、職場の状況把握や管理職やメンバーとコミュニケーションをとることには時間と労力がかかります。産業医巡視や衛生巡視に

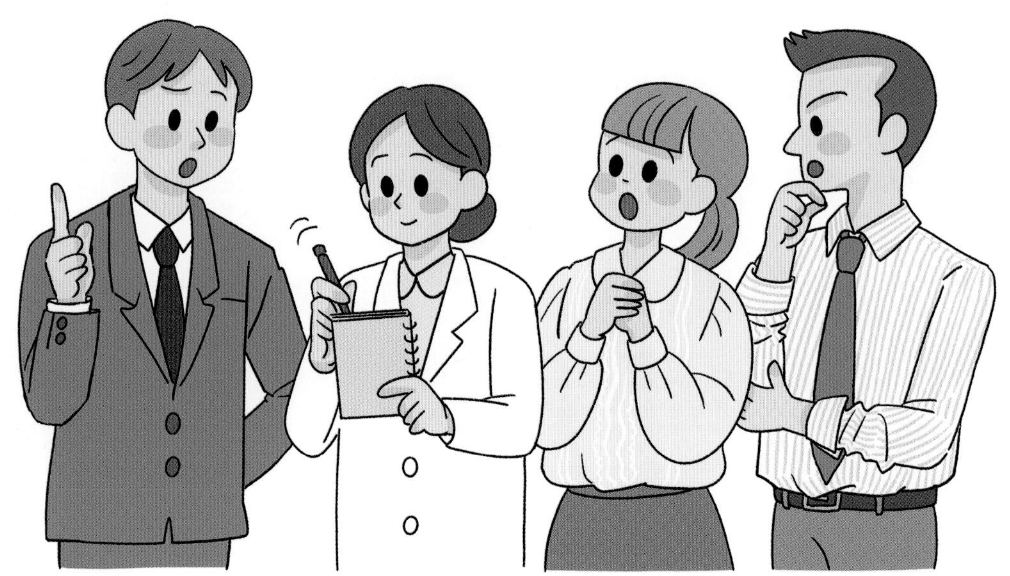

同行するといった機会を利用するのもひとつです。また、普段からの健康相談や保健指導等でコミュニケーションをとり、健康状態だけでなく、職場の状況、人間関係を把握し、情報収集していく必要があります。

2）管理職、メンバーとの適度な距離感

組織開発など、積極的に組織の活動に関わりを持つことになると、職場との適度な距離感が必要になってきます。とくに管理職との距離が近すぎると、メンバーが警戒心を持ち、面談時に正直な気持ちを伝えず、結局、管理職に伝わっている情報と変わらないというケースが出てきます。あくまでも産業看護職は、職場にとって第三者的な立場であり、適度な距離感を意識することが重要だと考えます。

3）日常業務とのバランス

組織開発に関わることは、やりがいがあり、モチベーションが上がります。そのため、日常業務をおろそかにしてしまう可能性があります。日常業務はしっかりこなしたうえでの、＋αの業務として取り組むようにしてください。日常業務の量と相談しながら、無理のないレベルで関わりを持つことが重要です。

4）健康情報の取り扱い

職場との距離感が近くなっていくと、重要な個人情報である健康情報の取り扱いには十分留意していかなければなりません。あくまでも産業保健スタッフの一人であることを忘れずに、職場と関わっていくことが必要です。

おわりに

組織開発は職場のポジティブメンタルヘルスを推進していくためのひとつの手法です。とくに対話型組織開発は非常に有効な手法になります。多くの書籍や論文などが出ているので、スキルアップのために、ぜひ参考にしてみてください。

ただ、いきなり「あの職場で組織開発をしよう」や「上司に相談してみよう」と気張る必要はありません。勤務している企業での日常業務の中で、会社や人事機能は組織に対してどのような取り組みをしているか、会社や組織はどのような職場になりたいかなど、普段と違った視点で組織を知ろうとしていくことがポイントです。個人の健康面以外にも会社、組織を知ろうとアクションを取ることが、大きな一歩になります。本稿がみなさんの産業保健活動の一助になることを願っています。

（深井恭佑）

引用参考文献

1) Imamura, K. et al. Effect of National Stress Check Program on mental health among workers in Japan: A 1-year retrospective cohort study. Journal of Occupational Health. 60 (4), 2018, 298-306.
2) 川上憲人．“健康いきいき職場の条件”．健康いきいき職場づくり．健康生き生き職場づくりフォーラム編．東京，生産性出版，2014，32-81.
3) 多湖雅博．Appreciative Inquiry がワーク・エンゲイジメントに及ぼす影響に関する研究：メンバーの関係性に注目して．平成 30 年度甲南大学大学院社会科学研究科経営学専攻博士後期課程学位論文．2019.
4) 北居明．現場と産業保健の協力による職場改善の試み：K 社研究開発部門の事例研究．組織開発研究．5，2021，42-59.
5) 中村和彦．入門 組織開発：活き活きと働ける職場をつくる．東京，光文社，2015（光文社新書）.
6) Cooperrider, DL. et al. A Positive Revolution in Change: Appreciative Inquiry. Public Administration and Public Policy. 87, 2001, 611-30.
7) Whitney, D. et al. The Power of Appreciative Inquiry. San Francisco, Berrett-Koehler, 2003.

Chapter 1

4

To advance your career

ネットワーク・マネジメント：ポジションを獲得する戦略的知見

組織社会の「内」と「外」

人間とは、実に面白い生き物です。一定の人数が集まると自ら「内（味方）」と「外（それ以外）」の対立構造を作り出し、「内」には優しく、「外」には厳しく接するという妙な性質を持っています[1)]。そのため、多様な人間が集まり、協働を求められる職場のような環境では、自分のポジションに意識的になる必要があります。どのような集団から「外」と見なされているのか、またどうしたら深く「内」に入り込めるのかを考えることが求められるのです。

一方で、これは非常に難しいことです。「内」や「外」といった相手の心理的な位置づけは目に見えないからです。それゆえに、相手とうまく関係性を築けないという問題や、誰と関係性を築けば仕事がスムーズに進むのかがわからないという問題が生まれます。

産業看護職の場合、このような関係性の弊害はより多く発生していることが考えられます。たとえば、常勤ではないために、他の社員との接点がかなり限られることもあると思います。また、「外部者」「専門家」というラベルによって、従業員との間に心理的な距離が生まれていることもあるでしょう。このような逆境の中で影響力を獲得していくためには、相応のアプローチや戦略が求められます。

本稿では、このような職場の対人・対集団関係に焦点を当てます。具体的には、ネットワークという概念への注目です。人とのつながりが生み出す影響について確認し、集団のなかで自らの立ち位置を確立するための知見について解説していきます。

ネットワークの影響力

誰もが実感として「人とのつながりは大切だ」という感覚は持っていると思います。個人の業績や評価、ビジネスチャンスや強い影響力、権力や裁量、他者からの協力やサポートの獲得など、ネットワークは仕事の生産性を高めるためには不可欠なものです[2)]。

とくに、外部者が組織内に入り込み、仲間と認識されていく過程において、その重要性が報告されてきました[3)]。たとえば、新入社員が職場に適応するプロセスです。新人が組織内になじみ、一人前に成長していく過程では、直属の上司との関係や、同僚が大きな鍵を握ります[4)]。上司や同僚との関係性が悪ければ、新人は成長していくためのさまざまな資源や評価を獲得できません。仮に、その新人がどれほど有能であっても、職場のメンバーから優秀と認められなければ、真の意味で優秀にはなれず、評価も得られないのです。その意味で、組織への適応を図る「外部者」にとって、ネットワークづくりは「サバイバル」の成否を分ける重要課題と言えます。

ネットワークにうまく接続できれば、日々の仕事はかなり進めやすくなるでしょう。それだけでなく、キャリアやスキルを高める機会も手に入りやすくなるはずです。では、どうしたらこの資源を増やしていくことができるのでしょうか。

影響力を高める３つのポジション

ポイントは、ネットワーク上で誰とつながり、どのようなポジションを獲得できるかです。良いポジションにいるキーパーソンとつながることができれば、相手の持つネットワークの恩恵を獲得しやすくなります。ネットワークをとらえるときには、同時に良いポジションを見定める視点が大切です。

影響力のあるポジションについて、Ａさんのケースをもとに説明していきましょう。Ａさんは、ある企業の中で強い影響力を持ち、変革を推進している外部コンサルタントです。その推進力には、Ａさんのポジショニングが影響しています。外部の人間でありながら、どうしてＡさんは組織を変革するまでの影響力を獲得できているのでしょうか。図1は、

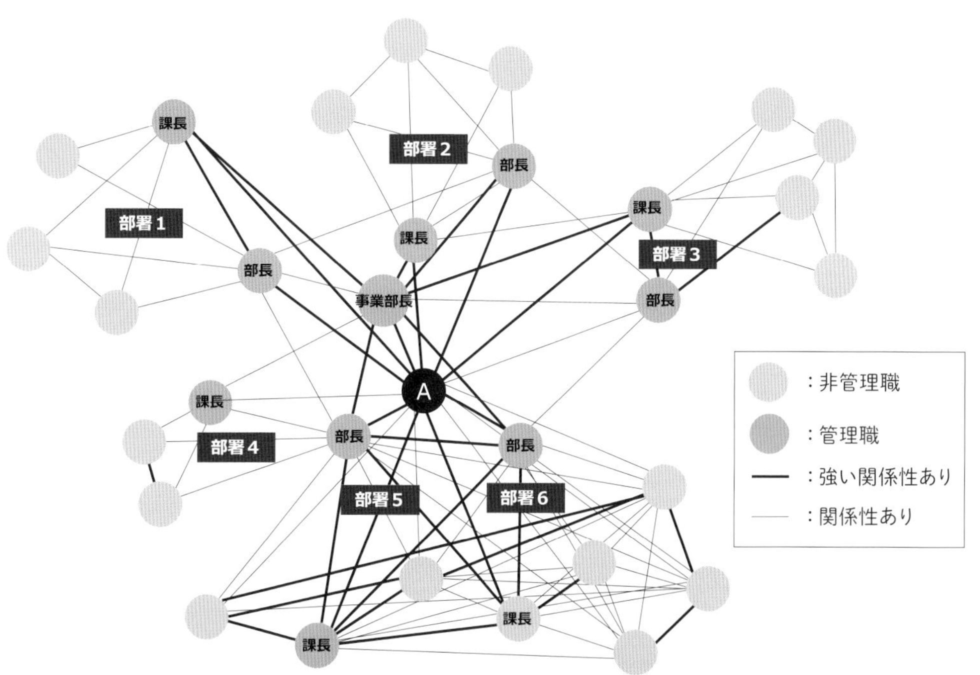

図1 Ｘ株式会社Ｙ事業部のネットワーク簡略図

Aさんが常駐しているX社Y事業部のネットワークを簡略的に表したものです。こちらのケースを踏まえて、影響力あるポジションを3つの観点から解説していきましょう。

1）センター・ポジション

Aさんは、ネットワーク上では、最も影響力を得やすい中心のポジション[5)]を獲得しています。どのコミュニティにおいても、ネットワークの中心には無数の情報が集まってきます[6)]。「外部者」でありながら、事業部長を上回る数のネットワークを保有しており、さらに各部署の責任者と強い関係をAさんは築いています。彼のもとには、各部署のメンバーの取り組み事例や、発生しているトラブル、疲弊やモチベーションの状態など、さまざまな情報が集まってくるはずです。それらの情報をもとに効果的な計画を組み立てたり、必要に応じて周囲に相談をしたりもできるでしょう。影響力を高めていく上では、よりセンターに近いポジションに自らが位置づくように、ネットワークを獲得していくことが大切です。

2）ローカル・ポジション

2つ目の特徴は、ローカル・ポジションを獲得している点です。独自の文化を持つ現場になじみ、メンバーの一人として認められている、そういうポジションです。

このネットワーク図では、部署5・部署6において、関係の強いネットワークが網目のように入り組んでいる構造が見られます。このネットワークの強さや細かさが表しているのは、メンバー同士の強い結束です。このような「一枚岩」の部署にもAさんは入り込み、自らのポジションを作ることに成功しています。部署5・部署6の所属長とも強い関係を築くことに成功しているため、強い発言力を獲得できていることがわかります。

また、ローカル・ポジションを獲得すると、情報共有の効率が飛躍的に高まります。仮にAさんの取り組みに対するネガティブな意見が出たとしても、それを時差なく把握し、早急に対処できるでしょう。

一方で、「ローカル」の位置はAさんにとってリスクにもなります。部署5・部署6の保有している情報や価値観、文化に強く影響され、偏った考え方や判断をしてしまう可能性が高まるからです[7)]。このような状態になれば、他の部署から「全体を見ていない」と批判を受け、信頼を失ってしてしまうかもしれません。そこで、ネットワークのバランスを保つために効果的なのがハブ・ポジションです。

3）ハブ・ポジション

ハブ・ポジションは、さまざまな部署とネットワークを結び、部署間を媒介するポジションです。このネットワーク図では、部署間の交流がそれほど盛んではないところが見られます。たとえば、部署1と部署3、また部署3と部署5・部署6の関わりも希薄です。このような隔たりのある部署をまたぐ形で、Aさんがポジションを獲得している点が特徴的です。

ハブ・ポジションの効果は、情報や知識の偏りを回避するだけではありません。多角的な情報が得られるため、仕事の創造性が増すと言われています。また、組織全体を把握できるために、より大きな交渉力を獲得したり、自らのキャリアに資する経験を獲得しやすくなったりします[8]。

以上、「センター」「ローカル」「ハブ」という3つのポジションについて説明しました。もちろん、Aさんのようにすべてのポジションを獲得する必要はありません。大切なのは、組織内の影響関係をとらえ、自分にとって有益なポジションを見出すことです。自社の誰が「センター」「ローカル」「ハブ」を担っているのか。このような視点で組織をとらえることが大切です。では、このようなポジションを築くためには何をしていくべきでしょうか。

登場人物の関係図を描く

ここからは、具体的なアプローチを紹介していきます。職場でネットワークを構築し、有効なポジションを獲得している人は、どのような尽力をしているのでしょうか。まず、大切になるのが自分の職場のネットワークを理解することです。たとえば、次のような視点による関係性の把握です。

・上層部や管理者間で「モデル」に位置づけられている部署はどこか
・「モデル」部署の管理者は誰か
・その管理者は、誰の指示やアドバイスを受け入れやすいか

このように、組織内のネットワークを整理するときは、アクターネットワーク（ANT）[9]の視点を用いるとよいでしょう。ANTは、文化人類学や社会学において用いられるアプローチです。目の前で起こっている状況の変化が、誰の（あるいは何の）、どのような影響によるものなのかを観察し、理解するための考え方です。

具体的なANTのイメージを共有しましょう。産業看護職のBさんが勤務する職場の事例です。Bさんは、ある日突然、人事部長から安全衛生委員会への参加を求められました。いつもは産業医の担当者だけが参加を求められていたので、なぜ自分に参加依頼が来たのかわかりません。この状況をANTの観点から整理してみましょう。背後に図2のような影響関係が見えてきます。

まず、職場には2つの非公式なグループがあり、対立していることがわかります。Aグループ（人事部長・人事係長・エリアマネージャー・店長）と、Bグループ（人事課長・産業医）の対立です。その対立をひも解いていくと、Aグループでは社員の健康管理に関する問題意識を強めている点や、それにも関わらず、人事課長や産業医の対応が不十分である点も見えてきます。

このような背景から、Aグループのキーパーソンである人事部長は、産業医だけでな

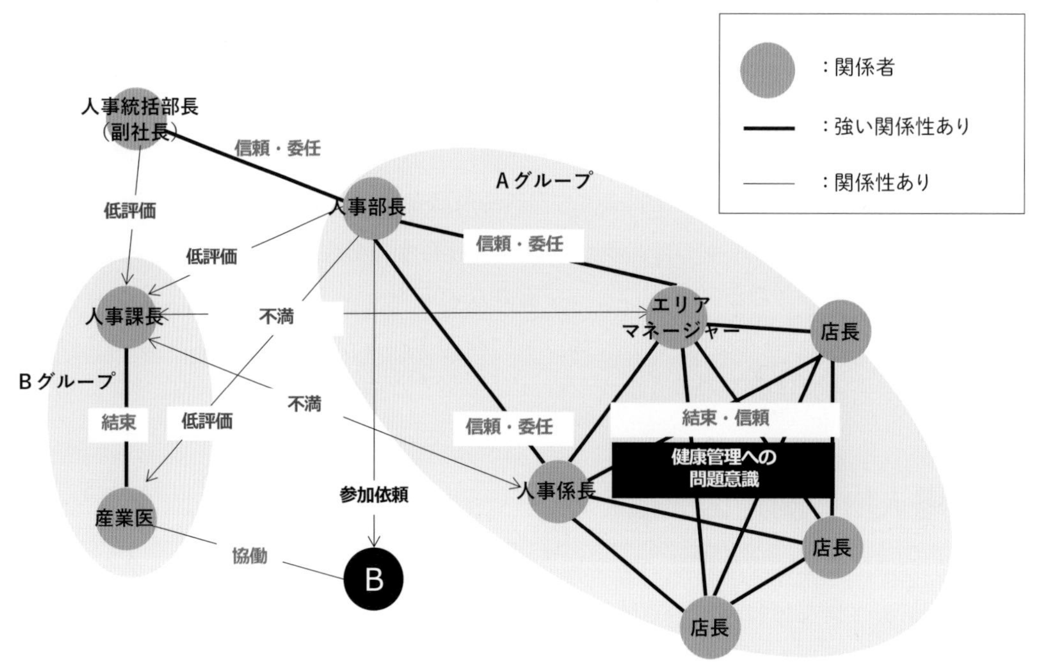

図2「安全衛生委員会」への参加依頼をめぐる影響関係の整理

く産業看護職の出席を求めてきたと考えられます。さらに、安全衛生委員会に参加するに当たって、事前に現場ニーズを把握するためには誰にアクセスすべきかも明らかになります。現場で「ローカル」のポジションを獲得し、人事部と現場の「ハブ」のポジションにある人事係長です。

このように、背後にある影響関係を観察して可視化することで、ネットワークは格段に把握しやすくなります。当然ながら、ANT はすぐに読み取れるものではありません。丹念なフィールドワークが求められます。自らフィールドに赴き、情報を集める行動力が必要です。

信頼関係を築くプロセス

ANT によってキーパーソンを特定したら、相手とネットワークを構築していくことが大切になります。もちろん、相手のタイプによって求められる関わり方はさまざまでしょう。しかし、本質的に押さえるべきポイントは共通です。図3は相手との間に信頼関係が築かれるプロセスを簡略的に表したものです[10]。それぞれのステージについて、簡単に見ていきましょう。

まずは、ステージ1は「初期段階」です。この段階は、まだお互いの情報をよく収集できておらず、理解が進んでいない段階です。そのため、このステージでは偏見やバイアス

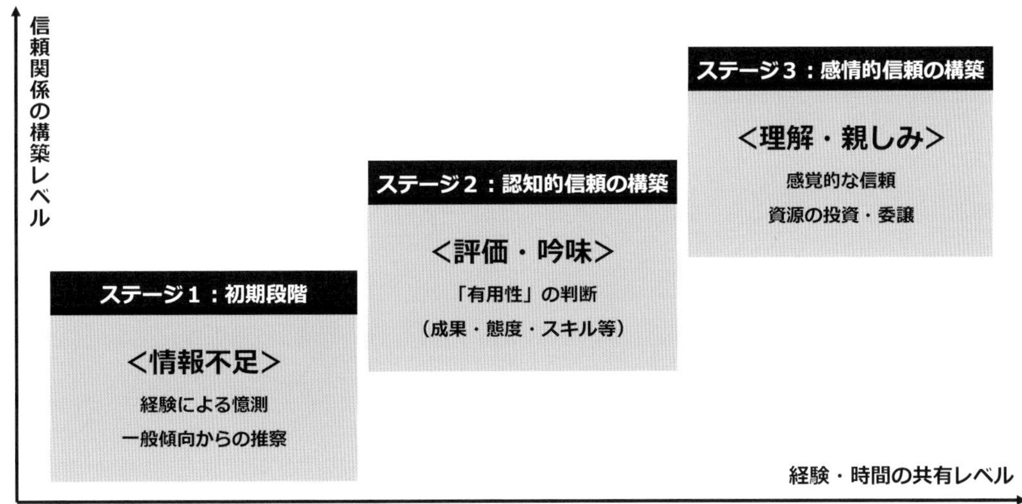

図3 信頼関係が構築されるプロセス　（文献10を参考に著者作成）

などによって、偏った理解がされてしまうこともあります[10]。

やがて、関わりが始まると、ステージ2「認知的信頼の構築プロセス」がスタートします。この段階は、言わば「試し」の段階です。相手がどのような能力や意欲を持っているのか、行動から評価を行う段階です[11]。関係を築くべきか否か、その合理性が吟味されるのです。信頼を築くためには、ステージ2で評価を獲得していくことが求められます。

この段階を乗り越えれば、両者の関係は成熟し、感情的なつながりが生まれます。ステージ3「感情的信頼の構築プロセス」です。「あいつのことは俺がよくわかっている」という状態です。相手を信じるか否かを逐一熟慮することなく、親しみ（affiliative）や支援（assistance）を提供しやすいことがわかっています[12]。

有用性を示すことでつながる

では、ステージ1において高い評価を獲得するためにはどのようなポイントを押さえるべきでしょうか。それは相手に自分の「有用性」と「誠実さ」を認識してもらうことです[13]。「あの人ならば何とかしてくれそう」「あの人はきちんと対応してくれる」、このような期待を持たせる関わりによって信頼は形成されます。

たとえば、医師や警察官、教員、営業担当者や修理業者などを前にしたとき、私たちは初対面であっても相手を信じて事情をすべて話すことがあります。また、指示やアドバイスを願い出るかもしれません。これは「相手は状況を改善するための能力と姿勢を有している」と評価するからです。

職場で人間関係を築くプロセスも同じ構造です。相手に自分の「有用性」と「誠実さ」

を示すことが求められます。この点について、ネットワーク構築のうまい産業医に話を聞いてみると、次のようなアプローチ例を示してくれました。

有能性を示すアプローチ

- ・現場の健康問題をヒアリング後、問題の要因を具体的に指摘する（専門能力を示す）
- ・他部署の取り組みや成果に関するデータを提供する（希少性の高い情報を示す）
- ・プレゼンテーション、ファシリテーションなど高いビジネススキルを見せる（ビジネススキルの高さおよびビジネスへの親和性を示す）
- ・社内で上層部から評価されていることを間接的に示す（社会的評価を示す）

誠実さを示すアプローチ

- ・基本的に現場のスピード感で対応や返信を行う
- ・「見られ方」「読み取られ方」に配慮する（印象管理、メールのテキスト文面、言い回しなど）

もちろん、上記のアクションをとったからといって、すべての人が「有用性」「誠実さ」を感じるわけではありません。その人が何に価値を置いているのかによって評価は異なるためです。たとえば、相手がビジネスや売り上げに強い関心を持っているならば、健康管理に関する専門知識を提示しても、「有用性」は認識されないでしょう。他方で、健康状態の良さが仕事への没頭や集中を高めることや、結果的にビジネスの成果を引き上げるエビデンス[14]も合わせて提示するなどのアプローチならば、「有用性」は高まるかもしれません。相手が置かれている現場の状況を読み取り、相手に響く対応を選択することがポイントです。相手のニーズを観察することが求められます。

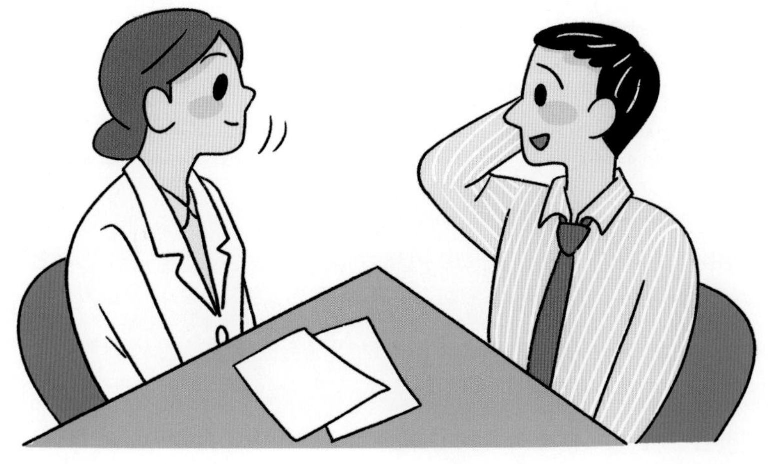

自分の「足場」を考える

最後に、マインドセットの話をしたいと思います。本稿では、ネットワークを軸に概念の説明とアプローチの紹介をしてきました。誰とつながるかを考えることは、自分と職場社会との関わりを考えることです。つまり、他者とのつながりを考えるとき、同時に「自分は職場をどのようにしていきたいのか」「他者にどうなってほしいのか」という問いが浮かび上がるでしょう。そこで自らの内に強いエネルギーを持てるのかが大切です。

私たちは、つい義務感や責任感から「他者」を起点に仕事を考えてしまいます。「会社が」「顧客が」「上司が」といった具合です。このようなスタンスでは、ネットワークにアクセスしても、自分の影響力を得ることは難しいかもしれません。周囲の影響を強く受けて、疲弊してしまうためです。自分の問題意識や使命感を起点にして仕事を考えていきましょう。ある意味での「自己中心」的な姿勢が求められます。自分を主軸にして、他者とつながる。このスタンスこそがネットワークの構築には最も大切です。

（神谷 俊）

引用参考文献

1) Tajfel, H. et al. “The social identity theory of intergroup behavior” . Political psychology. Jost, JT. et al eds. Psychology Press, 2004, 276-93.
2) Coleman, JS. Social Capital in the Creation of Human Capital. American Journal of Sociology. 94, 1988, S95-S120.
3) 高橋弘司．組織社会化研究をめぐる諸問題：研究レビュー．経営行動科学．8（1），1993，1-22.
4) 尾形真実哉．若年就業者の組織社会化プロセスの包括的検討．甲南経営研究．48（4），2008，11-68.
5) Brass, DJ. Structural relationships, job characteristics, and worker satisfaction and performance. Administrative Science Quarterly．26（3）．1981，331-48.
6) Zachary, N. et al. Analyzing Social Networks. Thousand Oaks, Sage, 2013, 221-2.
7) Gargiulo, M. et al. Trapped in your own net? Network cohesion, structural holes, and the adaptation of social capital. Organization Science. 11 (2), 2000, 183-96.
8) Burt, RS. The contingent value of social capital. Administrative Science Quarterly. 42 (2), 1997, 339-65.
9) ラトゥール，B．科学が作られているとき：人類学的考察．川崎勝ほか訳．東京，産業図書，1999.（Latour, B. Science in Action: How to follow scientists and engineers through society. Harvard University Press, 1987）
10) Bauer, TN. et al. Development of leader-member exchange: A longitudinal test. Academy of Management Journal. 39 (6), 1996, 1538-67.
11) Graen, GB. et al. Toward a psychology of dyadic organizing. Research in Organizational Behavior. 9, 1987, 175-208.
12) McAllister, DJ. Affect-and cognition-based trust as formations for interpersonal cooperation in organizations. The Academy of Management Journal. 38 (1), 1995, 24-59.
13) Mayer, RC. et al. An integrative model of organizational trust. The Academy of Management Review. 20 (3), 1995, 709-34.
14) Bakker, AB. et al. Job demands-resources theory: taking stock and looking forward. Journal of Occupational Health Psychology. 22 (3), 2017, 273-85.

Chapter 1

5 産業看護職のための マネジメントシステム

To advance your career

本稿のねらい

ここではマネジメントシステムの特徴と構成概念である「見える化」と「目的・目標による管理」に焦点を絞り、産業看護職の実務に応用が可能な事項について紹介します。なお、マネジメントシステムの「導入プロセス（導入方法）」や「システムの構造」、「要求事項の解説と考え方」といった、より専門的な内容は、成書を参照ください。

プロローグ：人事労務担当者と産業看護職とのやりとり

次年度の重点活動項目に関する人事労務担当者（HR）と産業看護職（OHN）のやりとり

HR1　来年度の産業保健活動の重点目標や年間計画はどのようにしようか。

OHN1　事業場の重点項目と年間活動計画の作成は、社内の「労働安全衛生に関する重点目標と年間計画の作成要領」に従って、これから作成していくことになります。この要領に従い、まずは安全衛生委員会の構成メンバー（衛生管理者、産業医、労働者代表など）に意見を伺い、総括安全衛生管理者の了承をいただくステップとなっています。

ストレスチェック後の対応に関する人事労務担当者（HR）と産業看護職（OHN）のやりとり

HR2　先日のストレスチェックの結果はどうでしたか。また高ストレス者には今後、どんな対応をするのかな。

OHN2　ストレスチェックは、社内の「ストレスチェック実施手順」に基づき、外部業者に委託して行っています。結果は共同実施者の産業医の先生にも確認していただき、手順に沿って、高ストレスで医師の面接を希望する方には産業医の先生に面談をしていただきます。また医師の面接を希望しない方には、保健師がご本人に通知を送って、手順に基づき高ストレス者に対する面接を実施していきます。

マネジメントシステムを活用した産業保健活動に必要なこと

事業場の中で何らかの産業保健活動が行われていれば、マネジメントシステムを活用することができます。マネジメントシステムは一般に、「ヒト（人）とルール（文章）」でできていると言われます。企業内で何らかの産業保健サービスを提供するということは、そこに人（産業看護職など）とルール（保健指導の実施手順書や職場巡視の要領など）が必ず存在するはずです（明文化されていないものを含む）。これらがそろっていれば、マネジメントシステムによる産業保健活動の準備ができていると言えます。

マネジメントシステム（的）活動の最初の一歩は「見える化」

冒頭の事例でもわかる通り、マネジメントシステム（的）な活動が展開されている事業場には、「見える化（文書化、標準化）」が進んでいるという特徴があります。マネジメントシステムを活用した活動を行う際には、まずこの「見える化」が重要となります。

ところで、みなさんは、企業内で行っている産業保健活動がなぜ必要なのか、自身の言葉で説明することができますか？　たとえば「個人の健康保持・増進のため」とか「事業者の安全配慮義務の履行のため」とか「法令遵守のため」などのように。企業内で行われている産業保健活動は、何らかの目的のために実施されています。それぞれの取り組みがどのような目的や意図で実施されているのかを説明できること、すなわち、見えるようにすること（＝見える化）は、産業保健活動を進めていくうえで極めて重要です。

マネジメントシステムの構成概念である「目的・目標による管理」

マネジメントシステムは、個々の活動の目的や意図を説明するための考え方である「目的・目標による管理（Management by Objectives；MBO）」という概念でも構成されています。マネジメントシステムを上手に活用すると、「見える化」とともに、自分たちの行っている活動がどのような目的につながっているのかを説明できるようになります。

図1は、組織全体の大目標である「安全衛生活動の活性化、重篤な労働災害・疾病の

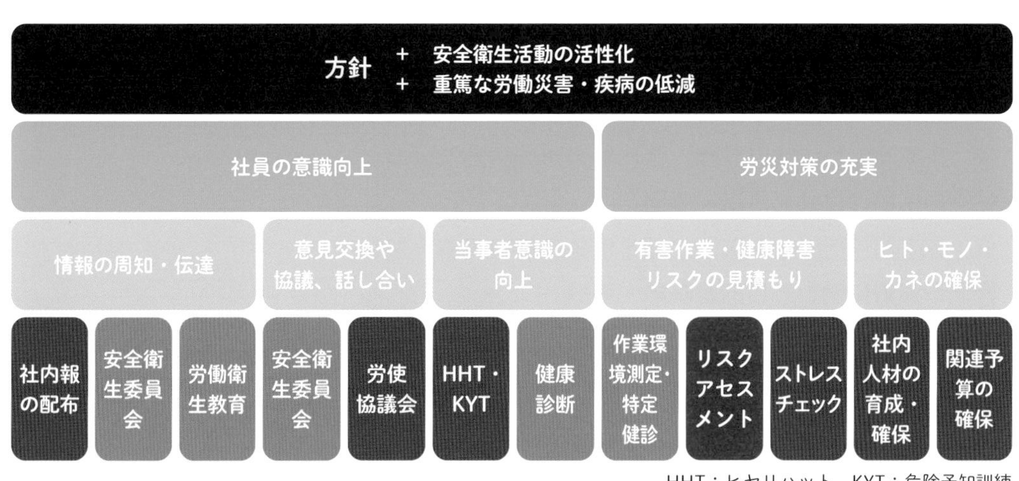

図1 「目的・目標による管理」の視点で作成した組織の方針（大目標）から個別活動への展開

低減」を達成するため、どのような要素が必要なのかを、第１要素（社員の意識向上、労災対策）と第２要素（情報の周知・伝達、意見交換や協議、話し合い、有害作業・健康障害リスクの見積りなど）にブレイクダウンし、さらに個別の活動（安全衛生委員会、労働衛生教育、作業環境測定、リスクアセスメント、ストレスチェックなど）へとさらに再分解してひも付けした例です。これを見ると、事業場内で行われている個々の活動（安全衛生委員会、労働衛生教育など）には、その一つ上の要素（第２要素）を満たすような取り組みが求められ、その要素（第２要素）が第１要素を満たすことで、組織の大目標に貢献するという構造になっていることが理解できると思います。

産業保健活動の「見える化」とは

ほかにも、企業内で行われる産業保健活動の「見える化」にはさまざまなものがあります。以下は、労働安全衛生もしくは産業保健に関連する組織内でよく見られる「見える化」の例です。

①組織が提示する方針

例：労働安全衛生に関する方針・健康に関する方針・健康経営方針・心の健康づくりに関する方針など

②方針を達成するために到達すべき組織の中期的・短期的目標

例：労働安全衛生に関する中期目標・年度目標など

③組織全体の体制図

例：労働安全衛生に関する組織体制図・産業保健部門の組織図など

④組織構成員の役割や責任と個々の構成員に求められる経験や資格・能力

例：産業看護職は事業場全体の健康管理活動を産業医と協力して専門的視点から推進する役割を持つ、産業看護職として３年以上の企業経験があることや学会などの専門家制度の有資格者であることなど

⑤組織の目標を達成するためにそれぞれの部門が取り組む活動計画

例：事業場の年間活動計画、部門別の年間活動計画など

⑥個々の活動の目的と基準・手順

例：ストレスチェック実施要領・保健指導の実施手順など

⑦評価や監査に関わる目的と基準・手順

例：年間目標の到達度を評価する手順、内部監査実施要領など

産業保健活動がうまく回っていない組織に見られる特徴（要因）

マネジメントシステムの導入の有無にかかわらず、産業保健活動が一向に進まなかったり、継続的な改善が行われないといった不満を耳にすることがあります。これらの組織に

は、以下のような特徴（要因）が散見されます。

①組織の目指す目標やゴールなどが到達できたかどうかを判断するための客観的な評価指標や、評価の仕方（ルール）が誰でもわかるようなレベルで定まっていない

例：組織の到達度を評価するための公式（計算式）がない、いつ・誰が・どんな方法で目標の達成度を評価するのかが曖昧であるなど

②目標が達成できた場合／達成できなかった場合のその後の対応が不明確なままである

例：3年続けて同一の目標が達成できた場合には次年度の目標から除外し新しい目標を設定する、目標達成がなされなかった場合はその要因を関係者で協議し適切な改善目標と計画を作成する、などの手順が決まっていないなど

③事業場の労働安全衛生や産業保健スタッフの組織内での役割や責任が明確でない

例：事業場全体の安全衛生目標や産業保健部門の年度目標の到達度、活動の有効性を検証する内部監査などの場面で産業保健スタッフの役割や責任が明確になっていないなど

これらの一部はマネジメントシステムを導入することで進む「見える化」を上手に活用することで解決が可能です。システムを導入しているにもかかわらず一向に改善しない場合は、上記のいずれかもしくはすべてがマネジメントシステム上に規定されていないことが要因の一つとして考えられます。せっかくのシステムです。有効に活用したいものです。

「見える化」により展開されるPDCAサイクル

マネジメントシステムは、PDCA（Plan-Do-Check-Act）サイクルという構成要素でも形成されています。そこには「Check：評価」が含まれていますが、企業内で行っている産業保健活動を適切に評価するには、上述した通り、共通のルール（基準・手順：いわゆるモノサシ）と結果（目に見えるもの）とが必要となります。この評価を行うことにより、組織の最終目標に向けた「Act：改善」につなげることが可能になります。

この最終目標に向けた継続的な改善（スパイラルアップ）も、マネジメントシステムの重要な構成要素であり特徴です。やりっ放しで終わらせない、個々の活動と組織目標の達成状況とを常に俯瞰し、必要な改善に取り組んでいくことも、マネジメントシステム的な考えに基づく活動と言えます。

「見える化」と「目的・目標による管理」によるメリット

マネジメントシステム（的）活動の特徴である、「見える化」と「目的・目標による管理」をうまく活用して、社内外の関係者とも連携しながら産業保健活動ができるようになると、以下のようなメリットが得られます。

・関係者との間でさまざまな活動目標や計画を共有できる
・関係者に具体的なルール（基準・手順）や活動内容、結果を示せる

表1 産業保健スタッフの業務リストと役割分担（例）

担当可能業務領域
条件付き担当可能業務領域

大分類		中分類	タスク	産業医	産業看護職	専従事務	一般事務
01 健康診断	11	配置前健診	対象者確認の案内出し				●
			健診機関との調整・対象者への連絡			●	
			健診結果の健診システムへの入力		●		
			健診判定	●			
	12	異動者・復職者健診（定期健診時に未受診の人）	健診機関との調整・対象者への連絡			●	
			健診結果の健診システムへの入力		●		
			健診判定	●			
	14	中途入社者健診	健診システムへの結果入力		●		
			健診判定	●			
02 職場巡視	01	衛生管理者・産業医巡視	巡視計画立案		○		
			スケジュール配信			●	
			巡視	○	●	要届出	
	02	巡視報告書	作成・背信		●		
	03	環境測定結果判定	作業環境測定結果	●			
			事務所環境測定結果	●			
03 超過勤務	01	問診票内容確認・面談対象者抽出（振り分け）	面談対象者抽出（振り分け）、振休加算者の確認	●			
	02	超勤問診票の未記入者へのリマインドなどのフォロー	超勤問診票の未記入者へのリマインドなどのフォロー	●			
	03	面談	面談日程調整			●	
			面談準備（日程表を担当医師に送る、カルテ出し、PC 立ち上げ）			●	
			面談実施	●	●		
			健診システムへの入力	●			
	05	結果保存	健診システムデータのバックアップ	●			
	06	特プロ対象者	産業医確認・承認	●			
04 ストレスチェック	01	実施準備	安全衛生委員会での調査・審議	○	●		

●主担当、○副担当
（資料1より作成）

・到達すべきゴール設定が行いやすくなる
・関係者それぞれの役割・責任が明確化にできる
・関係者間での業務調整が行いやすくなる

上記のうち、活動内容と関係者の役割・責任が明確になることで作成できる業務分担表の一例を表1に示します。これは、ある企業での業務分担を「産業医・産業看護職・健康管理部門の専従事務・一般事務」などで分類したもので、マネジメントシステム（的）活動の成果の一つとも言えます。

産業看護職の存在意義の証明

「見える化」により、産業看護職の社内（組織内）での存在意義を明確にすることも可能となります。専門職である産業看護職は、企業内ではやや特殊な立ち位置となりやすく、雇用形態も正社員・嘱託社員・契約社員・派遣社員などさまざまです。また、能力評価や育成制度が整備されていなかったり、人事考課や業績評価が適切に行われず、形式的になったりといった状況も散見されます。「見える化」は産業看護職としての役割・責任を明確にすることを促進し、これらの課題を解決する糸口を提供してくれます。そのためにも産業看護職の方々にはぜひ、マネジメントシステム（的）な産業保健活動を実践していただきたいと思います。

事業場内における産業保健活動の現状と必要とされる役割・責任、能力向上の機会

ここからは、マネジメントシステム（的）活動が行われている企業の状況と、そこで産業看護職に求められる役割・責任、さらにはそれらの活動をワンランクアップするための能力向上の機会について解説します。

状況 1：産業保健活動は行われているものの、社内での運用ルールや基準、手順が明確になっておらず、関係者間での情報共有ができていない

自らが行っている活動を「見える化」する取り組みを始めてみましょう（図2）。「見える化」により期待できる効果は先述の通りです。まずは、自身が行っている活動の棚卸し（業務全体の大まかな取り組みの見える化）を行い、その中でとくに必要性や重要性が高いと思われるものから優先的に取り組むとよいでしょう。法令やガイドラインなどで、実施方法の一部もしくは大部分がすでに明文化されているものがあれば、「○○を参照する」といった表現で文書の一部を割愛することも可能です。

ここでのポイントは、自らが関わっている活動を事業場内の産業保健スタッフ以外とも共有できるようにすることです。ややもするとブラックボックス化しがちな（産業保健スタッフ以外には何をやっているのかがよくわからない）産業保健活動を企業活動の一部として認識してもらうための第一歩を踏み出しましょう。

ワンランクアップのポイント

すべての取り組みを一度に「見える化」する必要はありません。事業場内で行われている産業保健活動を「見える化」することは、それだけでもかなりの工数を要します。そのため、具体的な内容をどの程度まで細かく記載するか、事前に十分な検討が必要です。また、普段行っている活動とは異なる種の業務（事務的・管理的作業）となりますので、中長期的な活動計画を立てて進めていくのがよいでしょう。さらなる能力の向上には、日本産業衛生学会産業保健看護専門家制度などの教育研修「労働安全衛生マネジメントシステム」や、民間業者が行っている類似の研修会などに参加するのも一考です。

職場巡視実施要領

制定日：　年　月　日

担当者：産業医

1. 目的

産業医、衛生管理者等による職場巡視を行い、その際見出された課題を、確実に職場環境等の改善に結びつけるために、本手順を制定する。

2. 対象

〇〇社△△工場内

3. 実施方法

1）労働安全衛生法に基づき、産業医は少なくとも月1回、衛生管理者は週1回の職場巡視を行う。

2）巡視においては、各部署の担当者が同席の上行われ、産業医・衛生管理者は現在の問題点や最近の変化等の説明を受ける。また、衛生管理者は産業医の巡視前にリスクアセスメントやリスク等管理計画等の巡視に有用と思われる書類を事前に準備する。

3）産業医および衛生管理者は、職場巡視の結果として「職場巡視報告書」を作成し、報告書に記載された要改善事項は、安全衛生委員会に報告・審議される。ただし、「職場巡視報告書」に記載された要改善事項のうち、改善が容易なもの、または緊急に対応する必要なものについては、個別に改善が検討・実施され、*「職場巡視対応届け」を用いて、その内容が安全衛生委員会に報告される。*

4）安全衛生委員会で承認された改善事項は、リスク等管理計画または年間計画に盛り込み改善が実施される。

4. 巡視記録

巡視内容は「職場巡視報告書」として翌月の安全衛生委員会に提出される。巡視報告書には以下の事項が記載されなければならない。

①日時、②天候、③実施場所、④実施者、⑤業務内容、⑥職場人数（職場巡視時の人数も記載）、⑦職場側立会者、⑧観察事項（良好な点を記載）、⑨指摘事項、⑩指導事項

更新履歴　（最新の更新分のみ記載）			
更新日	変更の契機	連番	更新内容

添付：　1. 職場巡視報告書（様式 3.1.1.1）

2. 職場巡視対応届（様式 3.1.1.2）

（様式 3.1.1.1）

職場巡視報告書

①日時　平成　年　月　日（　曜日）　：　～　：	②天候
③実施場所	
④実施者	
⑤業務内容	
⑥職場人数　　名　　（今回巡視時　　名）	
⑦職場側立会者	
⑧観察事項（良好な点）	
⑨指摘事項	⑩指導事項

図2 職場巡視実施要領（例）　（資料3より転載）

状況２：社内で一定の産業保健活動が行われており、その一部について基準や手順などのルールが整備されている状況（関係者の間ではこれらの情報共有がなされている）

この場合、すでに産業保健活動が社内の共通ルールに基づき実践され始めています（たとえば、保健指導の具体的な実施方法に関わる手順や復職支援手順などに基づき、産業保健活動が展開されるなど）。このような状況下では、社内の共通ルールへの習熟度を高め、それらに従って適切で効果的な活動ができるよう知識を磨き、技術を高めていくことが重要です。また、行っている活動の共通ルール化（社内文書化）への貢献も期待されます。

ワンランクアップのポイント

すでに「見える化」し、共通ルールとして実施されている産業保健活動が、陳腐化せず常に最新のエビデンス（科学的根拠）を用いて展開されているかを把握することが重要です。そのため、計画的な社内ルールの見直し機会を設け（例：年１回2〜3月頃など)、基準や手順の見直しが必要な箇所は積極的に改善するようにしましょう。また、学会や業界雑誌などの情報にも普段から目を通し、最新の情報収集に努めるとともに、有効な取り組みについては社内プロセスを経た後に、積極的に取り入れてみましょう。ISO45001などの労働安全衛生マネジメントシステムの骨格や要求事項などの深い理解も必要になる可能性があります。書籍による自己学習に加えて、専門機関（ISO認証機関など）での研修参加も計画するとよいでしょう。

状況３：マネジメントシステムにより社内のすべての産業保健活動が行われており、組織全体の産業保健活動の向上に産業看護職が寄与することが求められている状況

この場合、すべての産業保健活動が社内の共通ルール（マネジメントシステム）に基づき実践されており、組織全体の目標達成にも貢献することが求められます。そのため、事業場における産業保健活動全般について、詳しく理解しておくことが重要です。また組織上の課題を整理し、目標設定や課題解決に貢献する機会へ参加することも求められます。マネジメントシステムの運営に係る社内の委員会（ISO45001委員会など）に参加して積極的に発言したり、社内の内部監査に関与するなどの行動が推奨されます。

ワンランクアップのポイント

このレベルで活動している産業看護職は、日本国内ではごく少数と思われます。まずは、社内で展開されているマネジメントシステムへの理解を深め、産業保健職に求められる役割期待を自らも特定（設定）し、さまざまな場面で活動を展開していくことが重要です。とくに、社内で行われている産業保健活動の有効性が真に意義のあるものか、効率的で効果的な活動が他にないかといった視点でマネジメントシステムの見直しを行う「内部監査」への関与は、産業保健活動をさらに高いレベルへ引き上げることができる貴重な機会です

必要な要素

内部監査の見学（オブザーバー）（雰囲気を感じる）	第1段階：・興味・関心 ・ちょっとの勇気
被内部監査者の一員（インタビューを受ける）	第2段階：・基礎知識 ・日常の活動
内部監査員の一員（監査員としての役割を果たす）	第3段階：・監査の視点 ・コミュニケーションスキル
内部監査リーダー（監査全体を統括する）	第4段階：・まとめる力・交渉力 ・プレゼンスキル

図3 内部監査への関与の順番 （資料3より作成）

ので、積極的に関わっていきたいものです。内部監査への関与にも一定の順序がありますので、各フェーズに合わせて少しずつ学習と経験を重ねていってください（図3）。

エピローグ：イケてる産業看護職になるためには

企業活動の一環として行われる産業保健活動は、産業看護職が一人で行う活動ではありません。事業場内での活動を推進する役割を持つさまざまな職種の人たち（総括安全衛生管理者、衛生管理者、作業環境測定士、産業医、臨床心理士・カウンセラー、労働者代表など）と連携をしつつ、効率的に活動を展開していく必要があります。

「イケてる産業看護職」には、これらの人々と協業しながら、企業が行うべき個々の活動の目的や意図を伝え、社内の意思決定者や関係者の理解を引き出しながら活動を展開していくことが求められます。そのためにも、今回紹介したマネジメントシステムの特徴と構成概念である「見える化」と「目的・目標による管理」という2つの要素を十分に理解し、それぞれの事業場の現状に合わせて活動を進めていただければと思います。

（梶木繁之）

参考資料

1）2021年度産業医科大学首都圏プレミアムセミナー No.8「健康経営につながる産業保健専門職を利活用した“健康管理の進め方”」講義資料.
2）2021年度産業医学実践研修「使える！労働安全衛生マネジメントシステムの知識と活用法」講義資料.
3）2021年度日本産業衛生学会産業保健専門家制度委員会認定基礎研修（Aコース総論）「労働安全衛生マネジメントシステム」講義資料.

参考文献

・森晃爾編．産業保健スタッフのためのISO45001．東京，中央労働災害防止協会，2019.
・上原正道，梶木繁之編．産業医ストラテジー．東京，バイオコミュニケーションズ，2013.
・森晃爾編．自主的産業保健活動の標準プロセス．東京，労働調査会，2008.

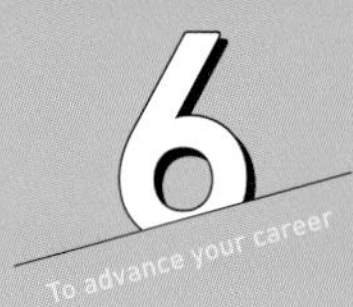

出務回数の少ない嘱託産業医との連携

産業医との連携の必要性

産業保健分野の課題は職業病から作業関連疾患、非感染性疾患、そして健康増進と拡大しています。新たな課題への取り組みに、多職種連携はより重要となっています。産業保健活動において、就業上の措置に関する医学的な判断は医師のみが行える業務であり、職場の状況を把握した産業医が行うことが期待されています[1)]。しかし、適正な医学的判断とその後の措置には、多職種の連携が欠かせません。中でも産業看護職と産業医との連携はとくに重要であり、日本医師会が行った調査では、連携する他の専門職として産業看護職が最多と報告しています[2)]。

産業医とはなにか

1）法令に定める産業医の職務と選任要件

常時 50 人以上の労働者を使用する事業場では、産業医の選任が義務付けられています。その職務は法令で 表1 のように定められています。産業医には産業医学に関する知識・技術が求められるため、日本医師会による産業医学基礎研修（全 50 単位）や産業医科大学による産業医学基本講座の修了など、選任されるための要件が法令（安衛則第 14 条第 2 項および関連告示）で定められています。

2）法令にみる産業医の権能とその強化

法令では産業医の権能についても定めています（表2）。とくに 2019 年からの働き方改革では、その強化が図られました。

3）産業医の位置づけ

産業医と事業者、労働者の関係は、主治医と患者との関係とは異なります（図1）。主治医と患者との関係は、当事者間の診療契約です。一方、産業医は事業者から選任され、その安全配慮義務遂行のために助言指導（一部は代行）する関係にありますが、労働者とは直接の契約関係はありません。

産業医には中立性が求められます。これは対立する両者の中間ということではなく、事業経営とは独立し産業医学に基づいて判断を行うことを指し、独立性とも言い換えられます。なお、産業医の中立性・独立性を担保するため、事業場の経営に利害を有する医師

表1 産業医の職務（労働安全衛生規則第14条）

次に掲げる事項で医学に関する専門的知識を必要とするもの
1　健康診断およびその結果に基づく措置
2　過重労働対策における面接指導とその結果に基づく措置
3　ストレスチェックの実施、高ストレス者に対する面接指導とその結果に基づく措置
4　作業環境管理
5　作業管理
6　労働者の健康管理
7　健康教育、健康相談その他労働者の健康の保持増進のための措置
8　衛生教育
9　労働者の健康障害の原因の調査および再発防止のための措置

表2 法令にみる産業医の権能とその地位の保障

権　能
・健康診断・過重労働対策・ストレスチェック事後措置ほか必要な情報の提供を受ける
・職場巡視および必要時に健康障害防止措置をとる
・衛生管理者に指導・助言を行う
・事業者、総括安全衛生管理者への勧告を行う（事前に事業者と協議の上）
・労働者の健康確保のため緊急時に指示を行う
・衛生委員会に調査審議を行う
・労働者の健康相談に対応する
地位の保障
・指導・助言・勧告を理由とした解任等の不利益取扱いの禁止
・勧告の内容と対応についての衛生委員会での報告および記録
・産業医が辞任または解任された場合、衛生委員会で理由を報告
義　務
・知識・能力の維持向上に努めること
・産業医学的知識に基づいて、誠実にその職務を行うこと

（安衛法第13条～第13条の2・第18条、安衛則第14条～第15条・第22条より作成）

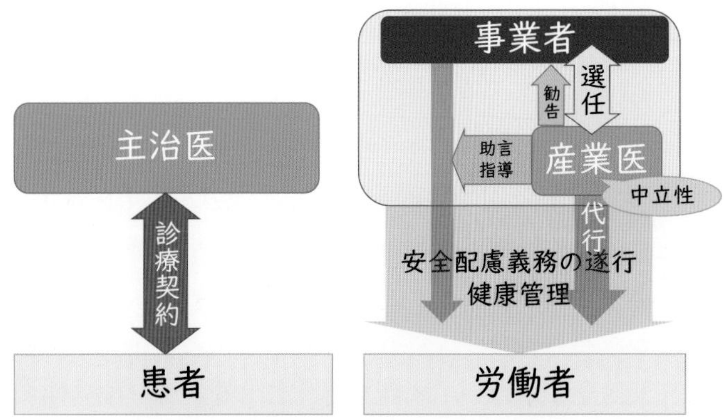

図1 産業医の職務と位置：臨床医との違い

(法人の代表者、事業の統括管理者など) を産業医として選任することは不可とされています (安衛則第13条第1項第2号)。

One Point !

産業医学は労働者の有害因子から保護し健康障害を防ぐことを出発点としています。そのため、産業医には「労働者の健康の保持増進」を根本に、個人と組織に働きかけることが求められます。

嘱託産業医の背景と活動の現状

1) 嘱託産業医の背景

法令上、常時1,000人以上の労働者を使用、または有害業務に常時500人以上の労働者を従事させる事業場では、専属産業医を置くことが義務付けられています。他方、法令上の定義ではありませんが、嘱託産業医とは一般的には非常勤で、その事業場での産業医活動を本務としていない医師を指します。嘱託産業医と専属産業医との間に求められる職務の違いはありませんが、嘱託産業医は外部専門家と見なされることが多いでしょう。

産業医の専門性について、日本医師会は認定産業医制度を設けており、2019年にはその数は10万人を超えています[3)]。日本産業衛生学会は実務研修と試験からなる産業衛生専門医制度を設けており、専門医・指導医1,090人 (2021年9月) が登録されています[4)]。

嘱託産業医の多くは開業医や勤務医として自身の専門分野の診療を本務としつつ、時間を捻出して活動を展開しています。また産業医学を専門とし複数の事業場での産業医活動や労働衛生機関での勤務、研究教育など、産業保健領域を本務とする嘱託産業医もいます。いずれにも一つの事業場に投入できる時間には限りがあるため、効率的な連携が重要です。産業医に求められる役割は増加する一方で、嘱託産業医自身の高齢化や働き方・背景の多様化、有資格者の偏在、事業場とのマッチングが課題となっています[5)]。

2) 嘱託産業医の活動の現状

2018年の調査[6)]では、従業員50人以上99人以下の事業場での産業医選任率は76.8%となっており、産業医未選任の事業場は少なからず存在します (図2)。また非常勤産業医の年間訪問回数は、50人以上99人以下の規模では訪問回数0回の事業場が4分の1以上を占めていました (図3)。とくに規模の小さい事業場で、嘱託産業医の選任や活動時間の確保に課題が残っています。

事業場の規模にもよりますが、さまざまな報告[7-9)]を総合すると、嘱託産業医の出務時間は1カ月あたり3時間が一つのモデル[10)]と考えられます。また、活動内訳として衛生委員会への出席は年12回と回答した産業医が最多であったほか、1カ月・1事業場あたり投入時間の最頻値が1時間以上であった活動は、職場巡視、一般健診結果確認、保健指導

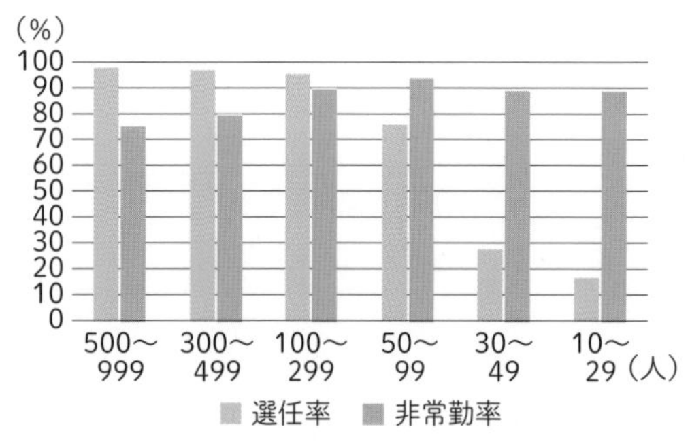

図2 産業医の選任率と非常勤率

（文献 6 より作成）

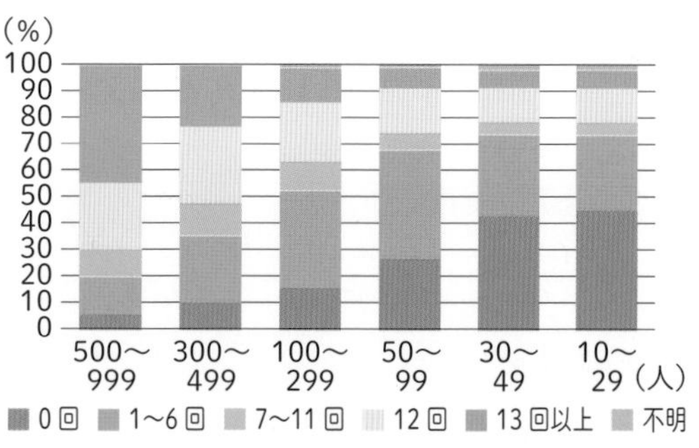

図3 非常勤産業医の年間訪問回数

（文献 6 より作成）

（いずれも 1～2 時間未満）と報告されています[11]。

One Point !

嘱託産業医の活動では、限られた時間・機会を上手に生かす工夫がとくに大切です。

嘱託産業医から見た産業看護職

嘱託産業医が実態に即した活動を行うためには、人や組織を熟知した内部者との連携が欠かせません。一方、嘱託産業医の外部専門家としての視点・指摘が、事業場の中で一定の重みをもって受け入れられることもあるでしょう。

このような連携の重要性は産業保健スタッフ全体に通じることですが、中でも産業看護職は医療の知識・技術を持ち、健康情報を取り扱うことができる特別な位置にあり、労働者を全人的にとらえ、個人と集団の双方にアプローチすることに長けています[12]。労働者側からは、ラインとは別系統にあり近しく相談しやすい存在であり、事業場にとっては最も身近な健康の専門家です。内部専門家として事業場の文化や風土を把握し、その課題にいち早く気付き改善に取り組むことも可能です。

One Point !

産業看護職は嘱託産業医から見て連携のパートナーとして非常に重要な存在です。とくに経験の浅い嘱託産業医にとっては、産業看護職は頼もしいガイドでもあります。

出務回数の少ない嘱託産業医との連携のコツ

嘱託産業医の活動は時間・機会に着目すると、定例的活動（予定されている事業場への出務）と、非定例的活動（それ以外のもの）に分けられます（表3）。限られた時間・機会で必要な活動を行うためには、2つの方向へのアプローチを考えます。

表3 嘱託産業医の活動区分

活動区分		定例的	
		十分確保できる	不足がある
非定例的	可能	その活動に最適な形態で実施	定例的な活動の効率化 非定例的な活動のフル活用
	困難	定例的活動を効率化し その中で完結させる	定例的活動の確保 非定例対応の工夫

1）定例的活動へのアプローチ：効率化を図る

産業医の中核的な職務は医学的な知識を必要とする判断です。そのため、定例的活動の中で必要な活動が行いきれない場合、それ以外の活動の整理や全体の効率化を進めます。

A 事業場内の診療活動の見直し

事業場内での嘱託産業医による診療は産業医の本務ではなく、産業医の立場と主治医の立場の区別が不明確となる恐れもあります。とくに診療に時間が割かれ産業医活動の時間が不足する場合、別の診察医確保や診療活動の縮小～廃止など、嘱託産業医が本来の産業医活動を行える体制を作りましょう。

B 情報の整理と共有

事前に嘱託産業医に必要な情報を確認してもらうことで、より短時間で質の高い活動ができるようになります。また産業看護職が活動の中で入手した人や集団の背景や所感は、嘱託産業医活動に大いに役立ちます。なお、これらの情報は機微に触れる内容であることが多く、取り扱いには十分な配慮が必要です。産業看護職が管理し、適時に嘱託産業医に提供できるようにしておきましょう。

C 諸記録の様式と流れの整備

嘱託産業医の判断はその後の措置や改善が目的です。産業看護職も関わって記録・報告書の様式とその後の流れを定めておくと、その中で必要な情報が整理され、産業医の意見が関係者間で共有できるようになり、目的を達成しやすくなります。たとえば、面談・面接指導の結果や記録は、職制が取り扱う内容（就業上の措置や労務管理に関わるもの）と、嘱託産業医・産業看護職間のみで取り扱う内容（治療内容や検査結果などの医学的情報、ほか機微に触れるもの）を分けられるように報告・記録様式を整備します（図4）。

D 定例の活動の見直し

定例の活動の中には、健康診断やストレスチェックの事後対応など、時期による繁閑の差が大きいものもあります。年間スケジュールを調整し、全体の業務の平準化を図りましょう。衛生委員会ほか会議の運営を改善し、短時間で実のあるものとすることも重要です。

所属会社	○○株式会社	面談日	年　月　日
氏名	○○ ○○	同席者	□□ □□

【産業医記入欄】

面談理由の概略		
□ 健康診断有所見	□ 健康相談・傷病対応	□ 経過観察
□ 高ストレス(面接指導)	□ 過重労働(面接指導)	□ 海外派遣
□ 新人・転入者	□ 復職	□ 他(　　　)
健康状況概略（　　　）		
本人への指導事項		
□ 受診指導（　　　）	□ 嗜好品（　　　）	
□ 睡眠・休養（　　　）	□ 食生活（　　　）	
□ 運動（　　　）	□ ストレス（　　　）	
□ 労働衛生（　　　）	□ その他（　　　）	
就業上配慮すべきこと		
【就業区分】		
□ 通常勤務	□ 就業制限	□ 休業
【健康管理上】		
□ 治療継続	□ 要受診	□ その他
【就業上配慮事項の詳細】		
□ 時間外労働（　　　）	□ 交替勤務（　　　）	
□ 運転業務（　　　）	□ 単独作業（　　　）	
□ 高所作業（　　　）	□ 重筋作業（　　　）	
□ 暑熱作業（　　　）	□ 低温作業（　　　）	
□ その他（　　　）		
【その他の配慮事項・備考】		
□ 受診機会の確保		
□ その他		
【上記措置の期間】		
□ 再面談まで　時期（　　　）	□ その他（　　　）	

【職制記入欄】

記入日		記入者	
就業上の措置(具体的実施事項)			

産業医確認　　　　印

図4 簡易的な産業医面談記録の例（産業医・産業看護職限りの情報は別紙に記載する）

2）非定例的活動へのアプローチ：活動の選択肢を広げる

非定例的活動による補完も有効な対策となり得ます。非定例的活動にも嘱託産業医の時間の投入は必要となるため、産業医との契約の中で取り扱いを整理しておきます。

A　定例外の出務を位置づけておく

嘱託産業医の契約によっては、非定例的活動として出務時間の延長や臨時出務が盛り込まれています。年間スケジュールの中で業務の増加が見込まれるときには、あらかじめ時間や出務の追加を相談しておくとよいでしょう。

B　嘱託産業医のもとを訪問するタイプの活動を円滑に行う

従業員が嘱託産業医を訪問し面談や面接指導を受けたり、担当者が相談に赴いたりする方法も考えられます。これには、従業員にとっては事業場では話しにくい内容も話しやすく、また嘱託産業医にとっても移動時間が省略できるメリットがありますが、準備不足の場合には、必要な情報なしでの活動となりかねません。そのため事前に必要な情報を嘱託産業医と共有することがいっそう重要です。

C　ツール・データや情報通信機器を活用する

個人情報の取り扱いに細心の注意が必要ですが、文書やデータを出務時間外に確認してもらうことができれば、出務時間に別の活動が可能となります。健康診断やストレスチェックの結果は実施元に依頼し電子媒体とすると、より効率的に取り扱うことができます。情報通信機器を活用しての遠隔での面談・面接指導や会議参加、労働衛生教育・健康教育も普及してきました。このような手法も嘱託産業医活動の時間確保に役立つでしょう。

One Point !

嘱託産業医の活動が量的・質的に十分でないことに早期に気づくのは産業看護職です。その場合、現状認識を他の産業保健スタッフ、管理部門とも共有しておくことが改善に向けての第一歩になります（お茶の時間の雑談、適度なゆとりも大切にしながら……）。

産業看護職と嘱託産業医の連携の事例

1）職場巡視での事例…従業員 200 人規模の化学品製造業

産業看護職も職場巡視に同行し、また産業医が作成した巡視記録を、職場の管理者および安全衛生部門に送付します。加えて、産業看護職は救急箱の点検、健康管理に関連する文書の集配などの機会を利用して職場を訪問し、変化をフォローアップしています。

2）健康診断とその事後措置での事例…従業員 500 人規模の樹脂製造業

電子化された健康診断結果を受け取った産業医は、受診勧奨や就業上の配慮が必要となり得る対象者を抽出します。産業看護職は受診勧奨票を対象者に手渡すほか、産業医との面談を設定し、また産業医が作成した意見書を職場管理者に伝えます。職場管理者や労働者からの問い合わせへの対応、嘱託産業医との連絡も行っています。

3）ストレスチェックとその事後措置での事例…従業員 300 人規模の電子材料製造業

産業看護職と嘱託産業医はストレスチェック後のデータを確認し、高ストレス者や気がかり者を抽出します。対象者は結果や本人の希望により、産業医の面接指導・健康相談と、産業看護職の面談に振り分けられます。産業看護職の面談で気がかりがあった場合は、あらためて嘱託産業医の面談・面接指導を設定します。

4）メンタルヘルス不調・復職支援での事例…職員800人規模の官公庁

嘱託産業医との面談は嘱託産業医の所属先で実施しています。産業看護職は事前に把握した対象者の情報をフェイスシートにまとめ嘱託産業医に送付します。嘱託産業医は意見書を作成し、より詳しい記録を医療職限りで産業看護職とも共有します。対象者の勤務状況や職場での様子、管理職からの相談なども随時対面やメールなどで情報交換しています。

5）疾病治療と就業の両立支援の事例…技術部門に勤務する50代男性

大腸がんの手術後に外来化学療法を受けていましたが、手のしびれや体調不良の訴えがありました。産業看護職はこまめに声掛けや面談を行い、状況を嘱託産業医に伝えました。嘱託産業医は主治医あてに文書を作成し状況を共有、また産業看護職や主治医からの情報もふまえて管理者に意見書を作成し、必要な配慮を行うことができました。

One Point !

嘱託産業医が自身の専門外、とくにメンタルヘルス領域への対応に困惑することもあり得ますが、産業医に求められるのは治療ではなく安全に健康に働けるかという判断であり、他の専門家との連携もときに必要です。このような観点から産業看護職が有用な情報を提供し、連携できる地域の医療機関ほか資源の紹介を行うと、対応も円滑に進むでしょう。

（山瀧 一）

引用参考文献

1）厚生労働省 産業医制度の在り方に関する検討会．産業医制度の在り方に関する検討会報告書．2016年12月，4.
2）日本医師会産業保健委員会．産業保健委員会答申．2016年3月，54.
https://www.med.or.jp/dl-med/teireikaiken/20160330_2.pdf
3）日医ニュース．「日医認定産業医」が10万人を突破．2019年2月20日.
https://www.med.or.jp/nichiionline/article/008418.html
4）2021年度第3回専門医制度委員会議事録．産業衛生学雑誌．64（1），2022，A2.
5）産業医需要供給実態調査事業委員会．産業医の需要と供給の諸条件と調整について：平成29年度産業医需要供給実態調査事業結果の概要．産業医学ジャーナル．41（4），2018，26-38.
6）厚生労働省．平成30年 労働安全衛生調査（実態調査）．2020年2月28日.
7）前掲書2．53.
8）寺田勇人ほか．中小規模事業場に対する嘱託産業医活動の実態と地域産業保健活動への参画に関する研究．産業衛生学雑誌．47（6），2005，259-68.
9）財団法人産業医学振興財団．産業医活動に関する調査報告書：産業医活動の実態及び小規模事業場の今後の産業医活動の在り方に関する調査．東京，産業医学振興財団，2002.
https://www.zsisz.or.jp/images/pdf/5_3_1_1.pdf
10）森晃爾編著．はじめての嘱託産業医活動．東京，労働調査会，2020（産業保健ハンドブックシリーズ9）.
11）前掲書2．57.
12）池田智子．産業看護学．東京，講談社，2016，3.

Chapter 1

7 両立支援と配慮の考え方

To advance your career

はじめに

両立支援はすでに概念として広がりを見せており、ほとんどの専門職が自らの組織で支援の体験があるのではないでしょうか。支援者として両立支援対応を行うとき、事業者にうまく伝わるときと、そうでないときがあると思います。本稿では、両立支援を構造的に理解することで専門職としての説明力を高めることをコンセプチュアルスキルとして解説したいと思います。

ステークホルダーによって見える世界観の違い

両立支援は、「治療」と「仕事」を「両立したい」と思う本人を「支援」する枠組みです。そこにはステークホルダーとして当事者（本人）、事業者（人事・上司など）、産業保健スタッフ（産業医・産業看護職）、医療機関スタッフ（主治医・両立支援コーディネーターなど）、家族が存在します。それぞれ、両立支援における認識は違います。当然ながら、主体者は当事者および事業者です。産業保健スタッフや医療機関スタッフは文字通り「支援者」です。両者が円滑に治療と仕事の両立の合意をできるように支援することが必要になります。

当事者は、本当に人によってまちまちです。最初からしっかりと仕事に全力を傾けたい人、体調優先でやっていきたい人、中にはここぞとばかりに、もともとしたくなかった仕事を外してほしいという人もいたりします。疾病利得という言葉が使われることもあります。また、一度疾病利得を得ると、なかなか離脱しがたいという指摘もあります。

事業者は、当然のことながら「仕事をしてほしい」と思っています。この「仕事」について、具体的にどのような仕事をというイメージを持っている事業者はそれほどいません。これは、日本の企業がメンバーシップ型の雇用をしていることが要因であり、状況によって都度仕事を割り振ることが行われ、傷病の発生時においても同様に、体調不良者が実践できるような仕事を割り振るという柔軟性を持たせていました。しかしながら、多くの組織では生産性向上の観点から、人員減が起きても前年度以上の成果を上げることが求められています。一人の作業をほかの人がサポートするほどの余力がない場合が多いのです。そういった組織において、産業保健スタッフだけが声高に「病気を持った人の作業を減ら

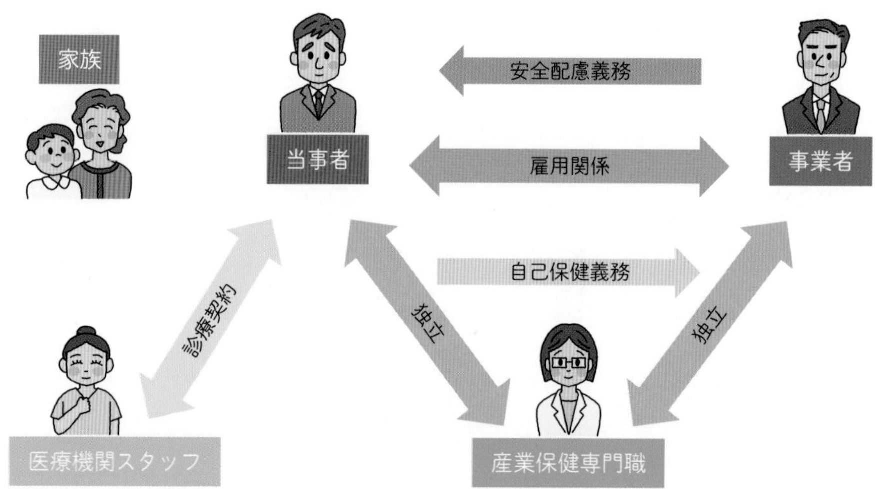

図1 当事者・事業者・産業保健専門職・医療機関スタッフ・家族の関係

せ」と号令をかけても、現場はしらけるばかりです。

当事者と事業者間には雇用契約が結ばれており、就業規則というルールに基づいてさまざまな処遇が決まります。事業者は当事者に対し安全配慮義務を負っていますが、逆に、当事者には自らが仕事に専念できる健康状態を作り出す自己保健義務があります。医療機関スタッフは当事者と診療契約を結んでいることから、当事者に利益が最大限になるように努力します。なお、医療機関スタッフと事業者間には一般的に権利・義務関係は存在しません。家族は当事者に対しては看護義務がありますが、医療機関や事業者とは（法的）権利・義務関係は一般的には存在しません（図1）。

当事者と事業者の両立支援の目的のズレ

両立支援は「事業場における治療と仕事の両立支援のためのガイドライン」[1]（以下、ガイドライン）の留意事項に記載されている通り、当事者の申し出からスタートします。つまり、当事者が配慮してほしいことをまず考えて、その申し出をもとに事業者が就業上の措置を検討するという枠組みです。したがって、当事者にとって、両立支援を受けることは、自らが職場内で処遇されたいことと方向性が一致することがほとんどです。たとえば、短時間勤務で働きたいという当事者の要望に対し、職場が認める・認めないという判断がされるので、基本的には配慮してほしいことを申し出ている限りにおいて、仕事内における本人の処遇をそのまま表現していることになり、両立支援そのものを目的としてズレが出てこないことになります。つまり、両立支援そのものを目的にすることで得られる利益が最大化します。一方、事業者は必ずしも配慮を実践することをヨシと思っていないかもしれません。

事業者にとって、両立支援の当事者は、数多くいる従業員のうちの一人です。事業者は当然のことながら、両立支援を行うために事業を行っているわけではありません。つまり、両立支援が必ずしも事業目的の延長線上にない可能性があるということを、産業保健スタッフは知っておくことが必要になります。事業者にとって両立支援を行うことは、①技能のある労働者を確保することで技能伝承をすることができる、②離職による採用コストを少なくすることができる、③安心して仕事を作る環境に資する、などのさまざまな効果があり、その効果が事業に間接的に影響を及ぼします。つまり、当事者と事業者の両立支援にかける目的がズレていることを認識し、両者の「何のために」ということを共通認識化することが最初のスタートになります。

両立支援の共通認識化

両立支援を共通認識化するためには、事前にゴールの取り決めをしておくことが必要になります。この「事前に」には2つあり、1つは「両立支援の案件が出てくる前にルール化しておく」ということと、もう1つは「両立支援において労働者をどの程度の業務の要求量まで戻すかについてあらかじめ職場復帰プランを定めておく」というものです。本来であれば両方とも実践しておくことが必要ですが、ここでは後者について解説します。

職場復帰プランは多くの産業保健スタッフが利用していることと思います。しかしながら、その作成方法は人によって多少の差異があります。プラン作成には主に2つの方法があります。「短時間勤務など負担の少ない状況から徐々に作業内容を上げていく」方法と、「一定期間後にある状態になることを想定し、そこから逆算して初期配慮を決める」方法です。どちらも善し悪しで、前者はその人なりの仕事を必要なタイミングで差配することができる半面、状況に甘えてしまい、永続的に配慮を受け続けることが必要になったり、ときには新たな配慮をどんどん要求することになったり、無限の配慮を必要とすることにつながることもあり得ます。前項で解説した両立支援の当事者と事業者の目的がズレてしまいがちになります。一方で後者は、事前に労働者の「仮のゴール」が策定されるため、職場復帰後の仕事面・体調面での問題点を整理しやすく、両者間の認識のズレが最小化されます。本稿では、多少大変かもしれませんが、後者の職場復帰プランの考え方で進める方法を紹介します。

一定期間後の現職復帰を勘案した職場復帰プランの立て方

疾病経過はさまざまですが、多くの場合、復帰直後は体力や仕事をする能力が一番落ちており、時間経過とともにある程度の回復が見込めます。職場復帰の考え方の基本は現職復帰です。先に配慮を考えるのではなく、一定期間経過後（多くは半年程度）に本来業務に戻ることを前提とした配慮を組み立てます。仕事量が一気に増えないように、1割増し

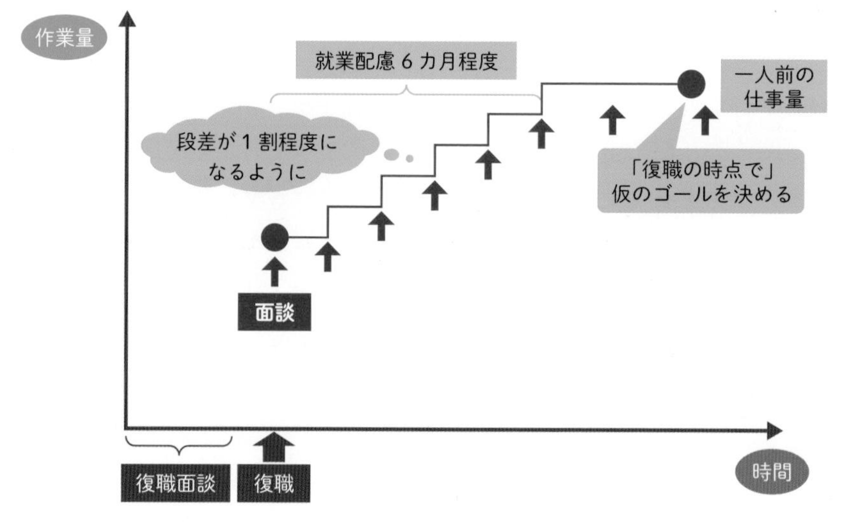

図2 職場復帰プランの立て方 （文献1より抜粋）

になるくらいの仕事量で計算すると、復帰直後の仕事量はおおよそ6~7割程度になります。職場復帰プランは最終的に本来事業者が要求するレベル「仮のゴール」を先に決めることが必要になります（図2 図3）。仮のゴールを定めておくことで、職場復帰がうまくいっているかどうか、当事者からも事業者からも明確に理解できるようになります。

現職復帰をするために、本来要求される仕事をしたいけれども最初からは困難なので、職場が本人の申し出に合わせて仕事ができるための環境整備（調整・変更）を行うことをReasonable Accommodation※と言います。

Reasonable Accommodationは、日本の安全配慮の概念とは少し異なります。たとえば、がん患者で腰椎転移している方は、過重な負荷がかかると病的骨折を引き起こします。安全配慮は事業者責任なので、「予見される」病的骨折の「結果回避」を行うために、事業者の判断で重量物作業制限を行います。このように、安全配慮義務は事業者目線であり、必須の対応であると言えるでしょう。

一方で、Reasonable Accommodationは労働者が働きやすくなるための環境調整です。たとえば、疲労蓄積がある場合には、適宜休憩を取ることができるような配慮が必要です。安全配慮は病態生理がわからなければ予見することができません。すなわち、医師（医療

※アメリカではベトナム戦争帰還兵の雇用差別を防止することを目的に1977年から概念化されており、すべての疾患が該当し、かつて筆者らは合理的配慮と呼んでいました。日本では2016年に障害者基本法で法律用語として取り上げられ、障害者や難病患者などに限定して利用されることが多く、混乱を来すので、本稿ではReasonable Accommodationとしました。

作成日：　　　　　年　　月　　日

従業員 氏名		生年月日 年　月　日	性別 男・女
所属		従業員番号	
治療・投薬等の状況、今後の予定	・入院による手術済み。 ・今後１か月間、平日5日間の通院治療が必要。 ・その後薬物療法による治療の予定。週1回の通院１か月、その後月1回の通院に移行予定。 ・治療期間を通し副作用として疲れやすさや免疫力の低下等の症状が予想される。 ※職場復帰支援プランの場合は、職場復帰日についても記載		
期間	勤務時間	就業上の措置・治療への配慮等	(参考)治療等の予定
(記載例) 1か月目	10：00 ～ 15：00 (1時間休憩)	短時間勤務 毎日の通院配慮要 残業・深夜勤務・遠隔地出張禁止 作業転換	平日毎日通院・放射線治療 (症状：疲れやすさ、免疫力の低下等)
2か月目	10：00 ～ 17：00 (1時間休憩)	短時間勤務 通院日の時間単位の休暇取得に配慮 残業・深夜勤務・遠隔地出張禁止 作業転換	週1回通院・薬物療法 (症状：疲れやすさ、免疫力の低下等)
3か月目	9：00 ～ 17：30 (1時間休憩)	通常勤務に復帰 残業１日当たり１時間まで可 深夜勤務・遠隔地出張禁止 作業転換	月1回通院・薬物療法 (症状：疲れやすさ、免疫力の低下等)
業務内容	・治療期間中は負荷軽減のため作業転換を行い、製品の運搬・配達業務から部署内の●● 業務に変更する。		
その他 就業上の配慮事項	・副作用により疲れやすくなることが見込まれるため、体調に応じて、適時休憩を認める。		
その他	・治療開始後は、２週間ごとに産業医・本人・総務担当で面談を行い、必要に応じてプランの見直しを行う。(面談予定日：●月●日●～●時) ・労働者においては、通院・服薬を継続し、自己中断をしないこと。また、体調の変化に留意し、体調不良の訴えは上司に伝達のこと。 ・上司においては、本人からの訴えや労働者の体調等について気になる点があればすみやかに総務担当まで連絡のこと。		

図3 両立支援プラン／職場復帰支援プランの作成例　（文献１より転載）

機関または産業医）に、実施したら体調が悪くなる作業とはどのようなものかを確認することが必要になります。一般的には、勤務情報提供書を当事者と共に作成し、医療機関のスタッフに提供したうえで、医療機関から発行される意見書に安全配慮に関する「させることが危険な作業」が記載されます。ただ単に意見書を受け取り、盲目的にその意見にと

表1 Reasonable Accommodation

作業場の調整に関すること
- 休憩室の整備を行う
- 椅子の配置を行う
- 暑すぎない、寒すぎない環境を整備する
- 広い作業スペースを準備する

作業内容の変更 過大・過少な仕事量を避ける
- 休憩を取りやすい環境整備
- 段階的な業務量の増加を認める
- テレワーク（在宅勤務）の推進
- 時差出勤・フレックス勤務を認める
- 残業を免除する・短時間勤務を許可する
- 交代制勤務・夜勤を免除する
- 出張を免除する
- 身体的負担・精神的負担が大きい作業を免除しほかの作業を任せる
- 業務量・業務内容について労働者の希望を聴取したうえで裁定する
- 仕事の役割・責任を明確にする
- 裁量度の高い仕事をアサインする
- ひとり作業の免除

スケジュールに関連すること
- 治療のスケジュールに合わせて勤務形態を検討する
- 納期の長い仕事を任せる
- 受診や体調不良時に休みを取りやすくする

事業場内ルールの変更
- 制服以外の衣服の着用許可
- 近い位置の駐車場を整備
- 有給休暇取得しやすい環境整備、休暇可能日数を伝える
- 職場の相談先を明確化する
- トイレに行きやすい環境整備
- オストメイト対応トイレを準備する

本人が安心できる環境整備
- しっかり休んだ後、帰ってきてほしいと伝える
- 勤務情報提供書を医療機関に提出する
- 上司などを通じて体調について定期的に確認
- 上司などを通じて必要な配慮について定期的に確認

移動に関連する調整
- 安全な移動手段を提供する・確保する
- 広い通路を準備する
- 車椅子で移動できる環境整備をする
- 移動が少なくなるよう配置する
- 段差を少なくする
- 駐車場を近くする
- エレベーターを設置する
- 通路に視覚障害者誘導用ブロックを設置する

視覚障害・色覚障害・聴覚障害に対する対応
- 拡大ソフト・拡大鏡を準備する
- 音声入力・読み上げソフトを準備する
- ハイコントラストな素材を準備する
- まぶしさを軽減するための眼鏡などの使用許可
- 夜間の業務を制限し日中の業務を準備する
- 色覚特性に応じた色を利用する
- 補聴器を準備する
- 手話ができる人を配属する
- 筆談を許可する

内服・食事・血糖管理などに関すること
- 間食・補食の許可
- 内服・血糖測定・インスリン接種・成分栄養剤（エレンタール®など）を摂取するなどの場所を提供する

アピアランスケア
- 対人業務が少なくなるよう工夫する
- メイクできる部屋を準備する
- 更衣室を一人で利用できるよう工夫する

補助具・マスクの使用
- 電動ファン付き呼吸用保護具を準備する
- 重量物に治具を用いる
- 補助員を配属する

その他
- 困ったときに申し出をしやすい環境を整備する
- 申し出を受ける人は定期的に確認する

らわれず、「なぜ危険なのか」「いつまで必要なのか」を医療機関スタッフと意見交換のうえ、安全配慮上の義務を遂行するよう事業者に提案することが必要になります。

また、Reasonable Accommodationは働きやすくするための環境調整であるがゆえに、当事者の志向性により実施してほしい配慮が異なります。厚生労働科学研究「医療機関における治療と仕事の両立支援の推進に資する研究（20JA1006）」では、企業や医療機関で実施されたReasonable Accommodationを参考に再構成したリストを作成しています

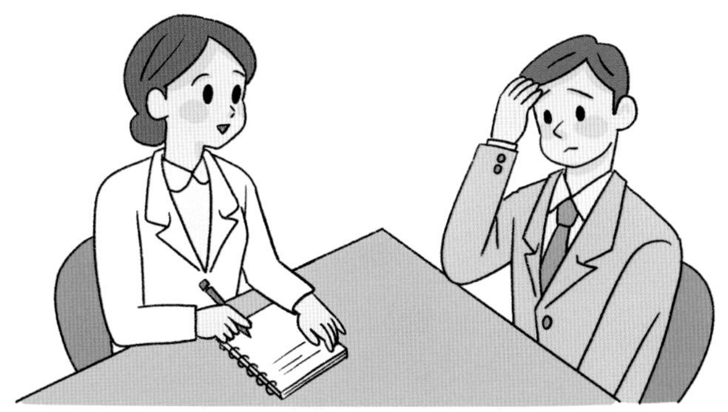

（表1）。このリストの中から本人に実施してほしい配慮を選択してもらうことで、申し出を作ることが可能になります。

現職に復帰できない場合

当然ながら、病気によっては本来の業務水準まで戻すことができない当事者の方もいらっしゃいます。ケースバイケースが多く、よりアートな側面が強くなります。ガイドラインにも「特殊な場合の対応」として記載されています。

おわりに

支援者たる産業保健スタッフは、当事者目線で物事を考えがちになります。とくに、医療現場で長く務めた経験のあるスタッフにはその傾向が強いです。しかしながら、産業保健専門職は、当事者と事業者にとって独立した立場を保っておくことが必要になります。どちらの言い分にも耳を傾け、安全配慮とReasonable Accommodationとの違いを認識しながら、両者にわかりやすく説明できるように工夫してください。支援者はときに、配慮内容を考えることばかりにとらわれてしまいがちですが、配慮そのものが目的化されないよう、細心の注意が必要になります。2020年の両立支援の本誌増刊号[2)]でも配慮については触れていますので、そちらも参考にしていただけたら幸いです。

本稿は厚生労働科学研究「医療機関における治療と仕事の両立支援の推進に資する研究(20JA1006)」（研究代表者：産業医科大学 立石清一郎）の一環として作成しました。

（立石清一郎）

引用参考文献

1) 厚生労働省．事業場における治療と仕事の両立支援のためのガイドライン．令和３年３月改定版．2021，16．https://www.mhlw.go.jp/content/11200000/000780068.pdf

2) 立石清一郎ほか編著．両立支援に欠かせない 産業保健スタッフに必要な疾患の知識と最新の治療法．産業保健と看護2020年春季増刊．大阪，メディカ出版，2020．

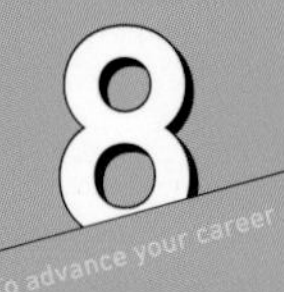

雇用に関する法律知識：休職制度と就業規則

産業保健分野になじみの深い休職制度には、復職やその可否に伴う退職など、実務上悩ましい法律的な論点が多数存在します。本稿では休職制度の法的位置づけと実務上問題になる休職制度と就業規則に関する論点について説明いたします。

休職制度とは解雇猶予制度である

1）雇用契約における義務と権利

雇用契約とは、従業員が労務を提供し、使用者が賃金を支払うことを約束したものです。簡単に言えば、従業員が働いたことに対して会社が給料を支払うことを約束した契約ということになります。そのため、従業員は使用者に対し労務を提供する義務と、使用者に対し賃金を請求することができる権利を持ちます（図1）。

2）病気欠勤は従業員の債務不履行

では、従業員が病気で会社を休むことは、法的にどのような位置づけになるのでしょうか。労働法上は、病気欠勤は従業員の労務の提供という義務を果たさなかった、すなわち従業員の債務不履行であると考えられています 。

たとえば、インターネット通販でパソコンを購入したとします。ところがいつまでたっても購入したパソコンが届きません。何度督促をしても、先方はパソコンを送ろうとしません。この場合、購入者はパソコンを購入したという売買契約を解除することができます。同じように、雇用契約においても、従業員が労務を提供することができなければ、従業員の債務不履行であり、会社は雇用契約を解除することができます。

もっとも、パソコンの売買契約と雇用契約とでは扱うものが異なり、雇用契約では人間の労働力が対象となりますので、従業員の生活に対する配慮が必要になります。以下に述べるとおり、労働契約法上は解雇を規制しています。

3）日本は解雇を厳しく規制している

経営者や会社総務担当者の中には、「30日分の解雇予告手当を支払えば解雇ができる」と誤解している人がいます。確かに労働基準法第20条は、解雇をするには平均賃金30日分の解雇予告手当を支払う必要があると定めています。しかし、これは解雇をするための最低条件であり、実はこれだけでは解雇は有効になりません。

労働契約法16条には「解雇は、客観的に合理的な理由を欠き、社会通念上相当である

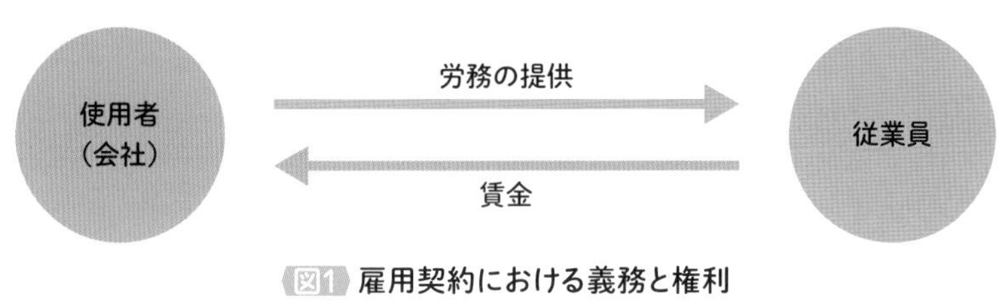

図1 雇用契約における義務と権利

と認められない場合は、その権利を濫用したものとして、無効とする」との定めがあります。つまり「合理的な理由」があり、「相当」な場合にのみ解雇が有効となるのです。この解雇規制は会社にとってとても厳しいもので、日本の解雇規制は世界的に見ても厳しいものとなっています。

4）休職制度とは解雇猶予制度である

病気で会社を休むことは誰にでも起こりうることであり、気の毒な面もあります。そのため、多くの会社は休職制度を設けており、就業規則に定める期間中は休職期間として会社を休むことができます。一見すると休暇のように見えるのですが、実は労働法上は休職制度とは解雇猶予制度であるということに相違なく、休職期間中もしくは休職期間満了時に復職することができなければ、退職扱いまたは解雇となります。もっとも、この場合も上記「3」の解雇が有効であるための要件を満たす必要があります。

就業規則の位置づけ

就業規則の位置づけについて、労働契約法には以下の条文があります。

「第７条　労働者及び使用者が労働契約を締結する場合において、使用者が合理的な労働条件が定められている就業規則を労働者に周知させていた場合には、労働契約の内容は、その就業規則で定める労働条件によるものとする」

これは、入社時に適用されていた就業規則の内容は、労働条件の内容が合理的である限り、雇用契約の内容になるというものです（その他、周知性も要件になっています。図2）。本来、雇用契約は従業員と会社が話し合って労働条件を決め、すべて書面にまとめて契約を結ぶことが望ましいのですが、従業員側に労働法の知識がないことや、採用において多くの事例でそこまで細かく労働条件について話し合わないことから、便宜的に就業規則の内容を雇用契約の内容としたものです。

就業規則はホテルなどの約款に似ていると言われます。たとえば、ホテルを予約して宿泊するとします。チェックインの際、サインをするのは自分の住所と名前くらいで、細かな宿泊条件についてホテルと契約書を交わすことはありません。ところが、ホテルで泥酔をして暴れたりした場合などは、ホテルは約款に基づいて、暴れた人に対し退去するよう命じることができます。これは顧客とホテルの間における契約内容を事前に約款にまとめ、

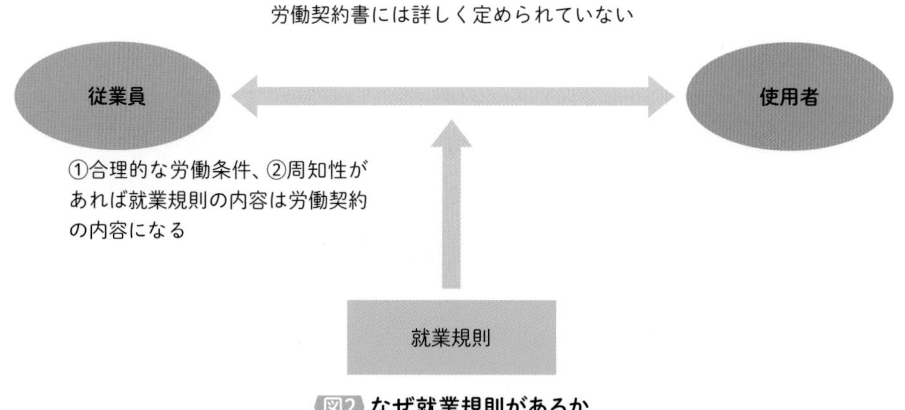

図2 なぜ就業規則があるか

約款の内容を契約内容とすることで円滑な業務遂行を可能としているため、約款に基づいて退去を命じることができるのです。就業規則もこの約款と同じように、統一的なルールを事前にまとめ、従業員と会社の間の雇用契約の内容を統一的に決めるという役割があります。

しかしながら、就業規則を入社前に詳しく確認し納得してから雇用契約書にサインをしたという人は極めて稀で、多くの場合、就業規則の内容を確認することなく入社し、入社してしばらく経ってから就業規則の存在を知らされることになると思います。そのため、就業規則の内容をすべて雇用契約の内容とすることはせず、合理的な内容に限って就業規則としての効力を認めています（労働契約法第７条）。

休職制度と就業規則

1）休職制度をそもそも設ける必要があるか

実は、労働関連法令のどこにも「休職」という文言はありませんし、休職制度を設ける義務を課す法律はありません。そのため、一部の会社は休職制度を設けていません。では、休職制度がない以上、病気で休んだ場合、すぐ解雇することができるのでしょうか。

結論から申し上げると、解雇はできません。前述の通り、「合理的な理由」があり「相当」な場合にのみ解雇が有効になりますが、日本では病気で会社を休んだとしても、しばらく休む機会を与えて、会社に復職機会を設ける必要があると解されており、病気で休んだ場合にすぐ解雇した場合、解雇は無効になります。そのため、休職制度を設ける法的義務はないものの、病気で休んだ場合はすぐに解雇をすることができず、治療の機会を与える必要があり、結果として休職制度を設けた場合とあまり変わらないことになります。

2）実は会社が就業規則を守らないことが多い

「就業規則を守らない休職命令」と言っても、何のことを指しているのか、意味がよくわからないかもしれません。従業員が「就業規則を守らない」という話はよく聞くのですが、実は会社も「就業規則を守らない」ことが多いのです。

就業規則には「休職事由」（どんな場合に休職となるか）と「休職期間」の２種類が記載されていることが多いのですが、これがいざというとき、邪魔になるのです。たとえば、休職事由によく記載されているのが「私傷病欠勤○日間」という、休職の前提となる欠勤期間です。この私傷病欠勤期間は意外と長い場合が多く、中小企業の就業規則でも「私傷病欠勤90日間」といった記載があることも珍しくありません。また、休職期間についても、6カ月は短いほうで、中小企業であっても１年や１年半の休職期間をよく見かけます。

ところが、いざ休職命令を発令するとなると、この就業規則に記載されている、前提となる欠勤期間や休職期間を守らず、独自の判断で短縮して休職の運用をするところがあります。要は、就業規則を作成・制定する際に、具体的に起こり得る休職事例を想定せずに作成してしまっているのでしょう。そのため、「何だ？　この休職期間は。なんでこんなに長いんだ。うちでは無理だ。3カ月にしろ」と判断してしまうのだと思います。このような取り扱いは違法になる可能性が高いです。就業規則は会社が作成・制定するものですから、自ら作った規則は守らなければなりません。まずは就業規則を確認して、就業規則のとおり休職命令を発令することが勧められます。

3）復職基準を会社が自由に就業規則に定めてよいか

会社が、うつ病の従業員が休職中に就業規則を変更し、「復職とは従来の業務を健康時と同様に通常業務遂行できる状態の勤務を行うことを指す」と規定して、復職条件を厳格化したところ、不利益変更に該当するため合理性なしと判断され、適用を否定された裁判例があります（東京地裁平成26年11月26日判決）。これは不利益変更の事例なので特殊なのですが、実は会社の一存で復職基準を自由に定めることはできません。

復職基準は、復職できない場合は解雇することになるため、解雇基準と裏表の関係にあ

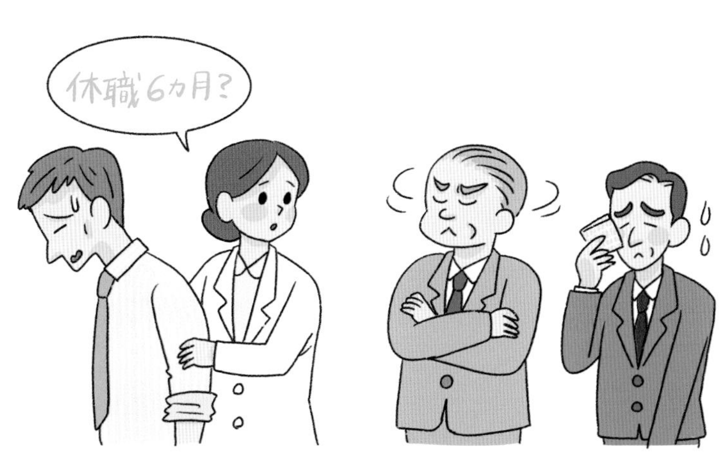

ります。そのため、復職基準を会社が会社に有利に自由に決めることができると、解雇規制にかかわらず解雇することができてしまいます。そのため、復職基準を会社が自由に就業規則に定めることはできません。

4）自然退職は解雇と同じである

就業規則に「自然退職条項」という条項が定められていることがあります。これは「休職期間満了時までに復職できない場合は、休職期間満了時に自然退職したものとする」との条項を指します。すなわち、休職期間満了時に復職できなければ、解雇をせずに自然退職したと扱う旨定めた条項です。この条項について、一部の経営者や会社総務担当者などが「休職規定に自然退職条項を定めれば、解雇したわけではないので解雇規制にかからず適法である」と誤解している場合があります。

しかし、自然退職扱いをすることができると就業規則に定めてあるからといって、容易に退職させることはできません。エールフランス事件（東京地裁昭和59年1月27日判決）では、自然退職条項があっても解雇をしたのと変わらないため、自然退職条項があっても、解雇する場合と同等の理由が必要とされました。復職可能との診断書が出ていれば、自然退職条項があるからといって退職扱いにすることはできず、主治医に情報提供を求めるなどして復職可能な体調なのかを具体的に検討をしなければなりません。

休職や復職に関する労働問題は、なかなかわかりづらいところがあると思いますが、法律や就業規則のみで解決できるわけではなく、対象従業員とのコミュニケーションが重要となり、粘り強い対応が求められます。産業看護職のみなさまにご助力いただければと思います。

（向井 蘭）

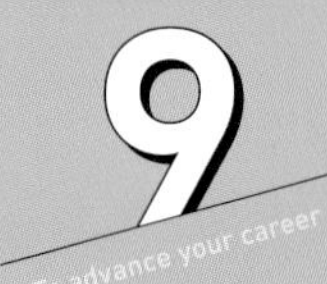

テレワーク下の健康管理

テレワークとは

テレワークは、一般社団法人日本テレワーク協会の定義によれば「情報通信技術（ICT = Information and Communication Technology）を活用した、場所や時間にとらわれない柔軟な働き方のこと」であり、「tele（離れたところ）」と「work（働く）」を合わせた造語です[1)]。テレワークには複数の種類があります。

①在宅勤務：自宅を就業場所とする働き方

②モバイルワーク：電車や新幹線、飛行機の中などで行うもの、移動の合間に喫茶店などで行う働き方

③サテライト／コワーキング：企業のサテライトオフィスや一般的なコワーキングスペースで行う働き方

④ワーケーション：リゾートなどバケーションも楽しめる地域でテレワークを行う働き方

総務省はテレワークの主な形態として、雇用型と自営型とに分けています[2)]。雇用型は企業に勤務する被雇用者が行うテレワークであり、自営型は個人事業者・小規模事業者らが行うテレワークとしています。本稿では主に雇用型テレワークについて言及します。

テレワーク実施の現状

テレワークの実施率・実施状況は、調査対象や調査日によって差がありますが、たとえば、東京商工リサーチが企業を対象に実施した2021年3月時点での調査では、38.4%の企業（大企業で69.2%、中小企業では33.0%）がテレワークを実施しているとされています[3)]。また、公益財団法人日本生産性本部による20歳以上のわが国の企業・団体に雇用されている者を対象とした調査（労働者調査）では、2021年10月時点で22.7%がテレワークを行っていると答えています[4)]。その他、学校法人産業能率大学総合研究所が実施した従業員数100人以上の上場企業に勤務し部下を1人以上持つ課長を対象とした、2021年9月時点の調査では、80.4%の職場ですでにテレワーク制度を導入済みとなっています[5)]。

テレワークは業種や地域によっても実施率が異なります。テレワークが多い業種として、情報通信業や学術研究、専門・技術サービス業、金融・保険業、電気ガス業が挙げられ、テレワークが少ない業種として、運輸業、生活関連サービス業（洗濯・理美容・冠婚葬祭

業など）、娯楽業、宿泊・飲食業が挙げられます。地域については、首都圏のテレワーク実施率は27.6％ですが、近畿圏では16.0％、中京圏では13.7％、地方都市圏では9.4％です[6]。

テレワークの実施頻度は新型コロナウイルス感染症の流行状況によって変動があります。テレワークをしている人を対象とした2021年10月時点での週当たりの出勤日数は、0日が12.4％、1〜2日が28.8％、3〜4日が38.4％、5日以上が20.4％となっており、前年同月時点と比較すると出勤日数が増加しています[4]。オフィス回帰が進み、テレワークは縮小傾向にあると考えられます。

テレワークのメリット・デメリット

テレワークは場所や時間にとらわれない柔軟な働き方ですが、その特性がメリットに働くこともあれば、デメリットになることもあります（表1）。労働者にとってのメリットの一例として、通勤負担の軽減（通勤時間の短縮、通勤に伴う精神・身体的負担の軽減）、労働時間の短縮（業務効率化、時間外労働の削減）、ワークライフバランスの充実や育児・介護などとの両立のしやすさなどが挙げられています。企業にとってのメリットの一例として、生産性向上（業務効率化）、離職防止（育児・介護など）、遠隔地の優秀な人材の確保、オフィスコストの削減などが挙げられています[7]。

労働者にとってのデメリットの一例として、「同僚や部下とのコミュニケーションが取りにくい」「上司とのコミュニケーションが取りにくい」「在宅勤務で可能な業務が限られる」「OA機器がそろっていない」「仕事と仕事以外の時間の切り分けが難しい」「家族がいるときに仕事に集中しづらい」などが上位に挙げられています[8]。企業が感じる課題としては、「できる業務が限られている」「従業員同士の間でコミュニケーションが取りにくい」「紙の書類・資料が電子化されていない」「テレワークできない従業員との間で不公平感がある」「労働時間の申告が適正かどうかの確認が難しい」「オフィスで勤務する従業員へのしわ寄せが生じている」「情報セキュリティの確保が難しい」「評価が難しい」などが

表1 テレワークのメリットとデメリット

	メリット	デメリット・課題
労働者	通勤負担の軽減 労働時間の短縮 ワークライフバランスの充実 育児・介護等との両立のしやすさ	コミュニケーションの取りづらさ 可能な業務が限定される 仕事と仕事以外の時間の切り分けが困難 家族がいるときに集中しづらい
企業	生産性向上（業務効率化） 離職防止（育児・介護等） 遠隔地の優秀な人材の確保 オフィスコストの削減	対象者の選定 労働時間の把握・管理 人事評価に苦慮 ペーパレス化不十分 情報セキュリティの確保が難しい

挙げられています[8)]。

このようにメリット・デメリットはありますが、テレワークについての満足度は高い状態です。2021年10月時点でのテレワーカーに対する調査では、「満足している」と「どちらかといえば満足している」の合計は66.1％であり、「どちらかといえば満足していない」と「満足していない」の合計の33.9％を上回っており、満足度は調査回数を経るごとに高くなっています[4)]。

テレワークの主観的な生産性は賛否両論の状態です。テレワーカーに対する調査では、「効率が上がった」と「やや上がった」の合計は53.7％であり、「効率は下がった」と「やや下がった」の合計の46.3％と拮抗しています[4)]。とはいえ、満足度同様に調査回数を経るごとに効率が上がったと回答する割合が高くなっている傾向があり、労働者がテレワークに慣れ、効率的に働くことができるようになっている様子がうかがえます。生産性については、コールセンターで働く従業員を対象とし、9カ月間のテレワークにより13％の生産性向上があったとされる論文があります[9)]。なお、前述の調査では上場企業に勤務する課長の理想のテレワーク頻度は「週に2〜3回」が46.7％と最多で、次に「週に1回」が19.4％と続きます[5)]。

これらの調査結果は参考になりますが、業務の内容や社内制度、個々の労働者の働くスタイルなどによって差があります。筆者はそのたとえとして「学生時代の試験勉強など、はかどる場所が人によって違いましたよね。自宅がよい人、図書館がよい人、にぎやかな場所を好む人、友人と一緒に勉強する人など、さまざまです」と説明しています。

テレワークにあたり産業看護職が理解しておくべき法・通達

労働者がオフィスで働く場合でも、テレワークを行う場合でも、労働基準関係法令は適用されます。つまり、労働基準法や労働安全衛生法、労災保険法などは遵守する必要があります。テレワークは新型コロナウイルス感染症が流行する以前から、労働者の柔軟な働き方を促すことや通勤弱者への対応、事業継続計画（BCP；Business Continuity Plan）といった目的で実施されていました。2017年には働き方改革実行計画の中で行政もテレワークの普及を推進し、同計画を受けて厚生労働省は2018年に「情報通信技術を利用した事業場外勤務の適切な導入及び実施のためのガイドライン」を策定し、その後2021年3月には同ガイドラインを「テレワークの適切な導入及び実施の推進のためのガイドライン（通称テレワークガイドライン）」に改定しています[7)]。

ガイドラインの内容は多岐にわたり、労働基準法の視点（労務管理、就業規則の整備、労働時間管理など）、労働安全衛生法の視点、労災補償の視点、ハラスメント対応、セキュリティ対応が記載されています。以下に、テレワークガイドラインの中で産業看護職が理解しておくほうが望ましい事項を解説します。

労働時間管理は、労働時間の適正な把握のために使用者が講ずべき措置に関するガイドラインを踏まえた対応が必要です[12]。具体的には、客観的な記録による把握（情報通信機器の使用時間の記録など）が原則であり、自己申告制で労働時間を把握するのはやむを得ない場合に限ること、中抜け時間（労働時間の中で休憩以外に私用のため労働から離れる時間）の取り扱いに規定を定めることなどが記載されています。長時間労働対策として、メール送付の抑制、システムへのアクセス制限、時間外・休日・所定外深夜労働についての手続き、長時間労働などを行う労働者への注意喚起、勤務間インターバル制度の導入などが挙げられています。

安全衛生の確保として、健康相談体制の整備やコミュニケーションの活性化のための措置を実施することが望ましいとされています。そのツールとしてテレワークガイドラインでは、「テレワークを行う労働者の安全衛生を確保するためのチェックリスト」の活用が推奨されています。こちらは事業者用と労働者用のチェックリストが用意されています。また、自宅などでテレワークを行う際の作業環境の整備についての項目があり、事務所衛生基準規則や2021年に改正された情報機器作業における労働衛生管理のためのガイドラインを紹介しつつ、良好な作業環境の整備を促しています[13]。

その他、詳細は割愛しますが、テレワークに関連する重要な行政の文書類として、テレワークモデル就業規則やテレワークセキュリティガイドラインがあります[10,11]。自営型テレワーカーを対象としたものとして、自営型テレワーカーのためのハンドブックや、自営型テレワークの適正な実施のためのガイドラインがあります[14,15]。自営型テレワーカーに産業看護職が接することは少ないとは思いますが、副業は拡大傾向にありますし、開業している産業看護職にとっては自身のことでもあるので、関心がある方は目を通してみてください。

テレワークの健康影響

テレワークの健康影響については種々の論文が示されています。論文により結論の異なる点がありますが、一部をご紹介します。

Nijpらのオランダの金融・保険会社で働く労働者を対象とした研究において、勤務地や勤務場所に縛られない働き方に移行した群では、週当たりの労働時間がやや増加したものの、その効果は小さいものでした（週当たり36.06時間から36.56時間への増加）[16]。また、主観的な健康観が低下していることが示されていますが、ストレスに有意差はなく、疲労感についてもほとんど差はありませんでした。組織へのコミットメントや職務満足についての変化はありませんでした。

日本人を対象としたNiuらの研究では、新型コロナウイルス感染症の流行下でオフィスからテレワークに移行した調査対象者のうち、67.3％が運動量が減少したと答えていました[17]。

Xiaoらは、新型コロナウイルス感染症の流行下でオフィスからテレワークに移行した主にアメリカで働く人を対象にした調査において、精神的幸福（mental well-being）の向上は、身体運動の増加、同僚とのコミュニケーションの増加、ジャンクフード摂取の減少と関係しており、加えて、家庭に幼児がいることが正の影響を、仕事中に気が散ることが増加することによって負の影響を受けていることを報告しています[18)]。また、ワークステーションにいる時間が長い、仕事量が多い、ワークステーションを調整するための知識がないことは、身体的な不調を訴えることと関連しつつも、精神的不調とは関連がなかったと報告しています[18)]。

また、Oakmanらのレビューでは、組織的な対応や支援の違いによりテレワークにおける健康影響を増大または軽減させる重要な要因となっていることが示唆されています[19)]。

テレワーク下で留意すべき健康課題

新型コロナウイルス感染症の流行とともに、テレワークが突然開始された労働者が発生する中、保健指導や復職などで種々の影響を見聞きしていることでしょう。産業看護職自体がテレワークに移行する中で、自らのこととして初めてテレワークを経験した方も多いのではないでしょうか。

テレワークの健康影響で言及したように、テレワークが健康に正・負いずれの方向に影響を与えるかについては議論が分かれており、環境を含めた種々の要因によって規定されるものだと推察されます。以下、筆者が経験した事例をもとに解説を進めます。

1）筋骨格系の訴え

テレワークの環境が不良であることが多いですが、長時間労働やストレスが背景にあることも多い印象です。テレワークガイドラインの労働者用チェックリストを活用することで状況を把握することができます。また、ポピュレーションアプローチの視点も重要です。

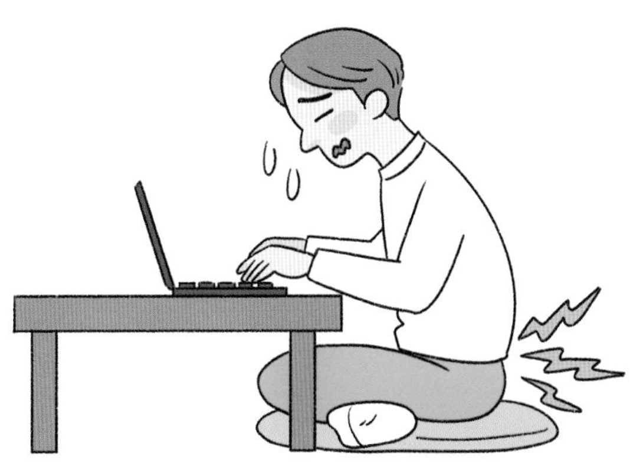

健康診断の問診票を活用するなどして、コロナ前に比べて種々の愁訴が増えたかどうかを確認する方法もとれます。

2）長時間労働

テレワークに移行する中で、電子化が進んでいない、機材が整っていないなどの種々の理由から、労働時間が増える場合があります。また、労働時間を自己申告する労働時間管理を行っている場合、過少申告をしている可能性があり[8)]、これによって長時間労働が見えづらくなることがあります。労働時間管理は労務部門の担当ではありますが、産業看護職のもとにそのような報告があった場合には、労務部門と連携し課題を共有化することも検討する必要があるでしょう。

3）コミュニケーション不良

テレワーク以前から上司や同僚との関係性ができている職場では、テレワークに移行しても悪影響は少ない印象を筆者は持っています。一方で、新入社員や畑違いの部署に異動してきた社員は、職場内の関係性がない状態でテレワークに移行したため、パフォーマンス不良や体調不良につながる可能性が高い印象があります。また、営業職では既存・新規顧客との関係性の築き方が異なるため、営業スタイルの変更に苦慮されている従業員がいます。

4）精神疾患

環境の変化から精神的な不調を訴える従業員が発生することがあります。また、従来の出社形態ならば体調不良による年休取得の増加や欠勤の発生によって精神疾患の発生が顕在化されるところが、テレワークによって顔色が見えないことや、日々の業務成果が見えづらいことで潜在化し、重症化・著しい業務遂行能力の低下が発生してからでないと周囲が不調に気づけないことがあります。対人関係でストレスを感じている従業員の場合、テレワークにより心理的負荷が少なくなることがありますが、出社頻度が増えるタイミングで精神的不調を訴える場合もあります。

まとめ

テレワークについて、法律や健康影響について解説しました。新型コロナウイルス感染症の流行による急速なテレワークへの移行は、個々の労働者にとっても労働者集団として考えた場合でも大きな変化ですので、健康影響を引き起こす場合があります。産業看護職として、テレワークの法的な位置づけや、現在判明している健康影響を理解したうえで、個々の従業員と対面することが求められます。

（森本英樹）

9
Chapter 1
テレワーク下の健康管理

引用文献

1) 一般社団法人日本テレワーク協会．テレワークとは．
https://japan-telework.or.jp/tw_about/
2) 総務省．テレワークの意義・効果．
https://www.soumu.go.jp/main_sosiki/joho_tsusin/telework/18028_01.html
3) 総務省．令和 3 年情報通信白書．
https://www.soumu.go.jp/johotsusintokei/whitepaper/ja/r03/html/nd123410.html
4) 公益財団法人日本生産性本部．第 7 回働く人の意識に関する調査．
https://www.jpc-net.jp/research/detail/005529.html
5) 学校法人産業能率大学総合研究所．上場企業の課長のテレワーク利用状況調査．
https://www.sanno.ac.jp/admin/research/tel_kachou2021.html
6) 国土交通省．令和 2 年度テレワーク人口実態調査．
https://www.mlit.go.jp/toshi/daisei/content/001392107.pdf
7) 厚生労働省．テレワークの適切な導入及び実施の推進のためのガイドライン．
https://www.mhlw.go.jp/stf/seisakunitsuite/bunya/koyou_roudou/roudoukijun/shigoto/guideline.html
8) 三菱 UFJ リサーチ＆コンサルティング．テレワークの労務管理等に関する実態調査（速報版）．
https://www.mhlw.go.jp/content/11911500/000694957.pdf
9) Bloom, N. et al. Does Working from Home Work? Evidence from a Chinese Experiment. The Quarterly Journal of Economics. 130, 2015, 165-218.
10) 厚生労働省．テレワークモデル就業規則．
https://telework.mhlw.go.jp/wp/wp-content/uploads/2019/12/TWmodel.pdf
11) 総務省．テレワークセキュリティガイドライン　第 5 版．
https://www.soumu.go.jp/main_sosiki/cybersecurity/telework/
12) 厚生労働省．労働時間の適正な把握のために使用者が講ずべき措置に関するガイドライン．
https://www.mhlw.go.jp/stf/seisakunitsuite/bunya/koyou_roudou/roudoukijun/roudouzikan/070614-2.html
13) 厚生労働省．情報機器作業における労働衛生管理のためのガイドライン．
https://www.mhlw.go.jp/content/000539604.pdf
14) 厚生労働省．自営型テレワークの適正な実施のためのガイドライン．
https://www.mhlw.go.jp/content/000742895.pdf
15) 厚生労働省．自営型テレワーカーのためのハンドブック．
https://www.mhlw.go.jp/content/000735434.pdf
16) Nijp, HH. et al. Effects of new ways of working on work hours and work location, health and job-related outcomes. Chronobiology International. 33 (6), 2016, 604-18.
17) Niu, Q. et al. Health effects of immediate telework introduction during the COVID-19 era in Japan: A cross-sectional study. PLoS One. 16 (10), 2021, e0256530.
18) Xiao, Y. et al. Impacts of Working From Home During COVID-19 Pandemic on Physical and Mental Well-Being of Office Workstation Users. The Journal of Occupational and Environmental Medicine. 63 (3), 2021, 181-90.
19) Oakman, J. et al. A rapid review of mental and physical health effects of working at home: how do we optimise health?. BMC Public Health. 20 (1), 2020, 1825.

Chapter 1

10 個人情報管理

To advance your career

事　例

「ここだけの話だけど、とても精神的に辛くて死にたいんです。でも誰にも言ってほしくない。看護職のあなたにだけお伝えします」。

健康相談で面談した従業員から、唐突にこのように言われました。あなたは常勤の看護職ですが、産業医は嘱託契約で次の来訪日は３週間後になります。職場には他にすぐに相談できる産業保健スタッフや心理職はいません。上司は非専門職の人事の課長になります。明日出勤するとこんな場面が待っていたら、あなたならどうしますか？　まず、なんと答えましょうか？

個人情報保護というと、健診結果や意見書をどう保管するかなどの基本的な内容を思い浮かべがちですが、中堅の看護職である読者のみなさまには、より具体的かつ妥当な対応を即座に求められる、応用問題としての個人情報を扱っていこうと思います。このような状況に遭遇することは多くはないかもしれませんが、産業看護職として仕事をしていると、経験することは十分にあり得る事例だと思われます。このような事例を前にして慌てることなく、他のメンバーを巻き込んできちんと対応することで、産業看護職として職場からとても認められることになりますし、何よりご自身が辛い思いをすることを防止できると思います。本稿では、精神的な対応については別項にゆずり、個人情報保護という観点から本事例への対応を示しつつ、関係する法令や考え方についてまとめてみます。

対応とその根拠

1）同意を取る

まず、産業保健実務において、個人情報の取り扱いに迷ったら、図1[1]のフローチャートを振り返ることがとても有用です。本事例においては、産業保健活動が目的であり、個人識別情報（誰が死にたいと言っているか）を外すことはできず、機微な情報であるので、本人の同意を得る努力をすることが大切です。たとえば以下のような内容になります。

「よく辛いお気持ちを私に伝えてくれてありがとう。今のお話はもっと多くの人から助けてもらうと、あなたの力になれると思うから、信頼できる産業医の先生には伝えてもいいでしょうか？」

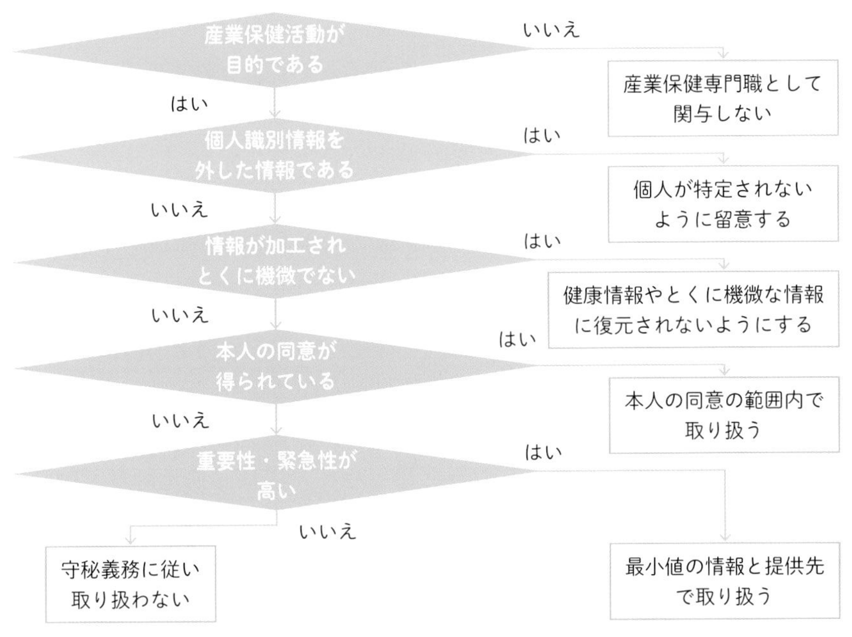

図1 労働者の健康情報の取り扱い方 （文献1より転載）

「上司や同僚で、今の話を伝えてもいい、信頼できる人はいませんか？」

「そういう辛いときは、ご家族が支えになってくれることが多いので、ご家族にお伝えしてもいいですか？」

「今あなたが死にたいと思っているのは、病気が原因でそうなっている可能性が高いし、治療することで今の辛い状況が改善すると思う。そのためには家族や上司へ連絡する必要があるから連絡してもいいですか？」

このようにお話ししながら、ご本人から、現在の状況を上司や家族に伝える同意を取るべく努力をする必要があります。同意を得ることができれば、図1のフローチャートに則り、本人が同意する範囲で取り扱いを行い、家族への連絡や上司への連絡をしながら、精神科受診まで本人を一人にしない対応を行うことになります。

2）同意を取れない場合でも緊急性が高いので最小限の情報と提供先で取り扱う

なるべく本人の同意を取ったほうが、後々の治療やその後の対応もスムーズであるのは自明ですが、どうしても本人が同意しないという状況もあり得ます。その際は、本人の同意がなくても上司や家族に連絡して対応することが可能です。専門職としての守秘義務や個人情報保護を考えるとためらいがあるかもしれませんが、後述する個人情報保護法第23条に基づき、人の生命や財産を守る必要がある場合には、守秘義務や個人情報保護よりも生命の保護が優先されます。

具体的には「上司やご家族にお伝えするのは嫌かもしれないが、あなたの命を守るためには周囲の人の協力が必要で、私もあなたの命を守るように行動する必要があるので、必要な人に伝えさせてもらいますね」と、本人に説明することになろうかと思います。精神科で医療保護入院となる場合には、配偶者や家族の同意が必要となるので、家族に連絡して、緊急事態でありすぐに会社に来てもらいたい旨を伝えると同時に、家族が到着するまでの間、上司や会社の人間が精神科受診に付き添うなど、本人を一人にしないことが大切です。この際、家族や親族がいない場合や、家族が遠方にいるなどで協力を得るのが難しい場合で、自殺の危険が高いと考えられる場合には、最後の手段として警察に通報し、保護を求めることも可能であることを覚えておきましょう[2)]。

3）背景となる法律や考え方

上記の対応について、整理しておくべき法律として、保健師助産師看護師法第 42 条の 2[※1] と、同法 44 条の 4[※2] とがあり、正当な理由なく秘密を漏らすと、法的に罰則付きの守秘義務があることはご存知のとおりです。一方、表1のとおり、個人情報保護法第 23 条では第三者提供禁止の除外条件が記載されていて、人の生命や財産の保護のために必要で本人の同意を得ることが困難な場合には、第三者への提供が可能であることが明示されています。

つまり、看護職のみなさんは法的に守秘義務がありますが、自傷他害など命の危険がある場合には、保健師助産師看護師法第 42 条の 2[※1] にある、正当な理由に該当することから、守秘義務違反にはならないことになります[3)]。もちろん、なるべく本人の同意を得て治療に結びつけることができるのがベストではありますが、同意が取れない場合には本人の生命を優先して、毅然とした行動を取ることが、専門性を世の中から認められている専門職として忘れてはならないことだと思います。個人情報というと保護のことばかりを考えてしまいがちですが、除外規定があることをきちんと理解した上で、必要な場合に必要な情報を適切な相手に提供することを考えておきましょう。あまり遭遇したくない緊急事態ではありますが、こういう場合にきちんと対応できると、会社からの看護職への信頼はとても高まると思います。

表1 個人情報保護法第 23 条

個人情報取扱事業者は、次に掲げる場合を除くほか、あらかじめ本人の同意を得ないで、個人データを第三者に提供してはならない。

1　法令に基づく場合
2　人の生命、身体または財産の保護のために必要がある場合であって、本人の同意を得ることが困難であるとき
3　公衆衛生の向上または児童の健全な育成の推進のためにとくに必要がある場合であって、本人の同意を得ることが困難であるとき
4　国の機関もしくは地方公共団体またはその委託を受けた者が法令の定める事務を遂行することに対して協力する必要がある場合であって、本人の同意を得ることにより当該事務の遂行に支障を及ぼす恐れがあるとき

このような事例に対処するために普段から準備しておくべきこと

とはいえ、何の準備もなしに、上記2（同意が取りづらい場合）のような対応を取るのはなかなかハードルが高いと思います。実際にこのような事例が起きる前に普段から以下の点を準備しておくとよいでしょう。

1）ルールや体制を整備する

2019年4月から適用となった労働安全衛生法第104条第3項に基づき、各事業所ではいわゆる健康情報等の取扱規定が策定されていると思います。まず、自社のこの規定を確認しましょう。この法改正を解説した手引き[4)]には、健康管理規定のモデル文書があります。このモデル文書通りに策定されていると、第三者提供の部分に「本人の同意なく健康情報等を第三者へ提供してはならない。ただし個人情報保護法第23条第1項に該当する場合を除く」と記載されていると思います（表1）。前述のとおり、この規定があれば、自傷他害の恐れがある際に本人の同意なく情報提供することが可能となります。おそらく衛生委員会など労使の意見を経て健康管理規定が策定されていると思いますので、この規定がきちんと存在するかをあらかじめ確認しておくとよいでしょう。

続いて、看護職のみなさんが相談業務にて「自傷他害の恐れがある」と認めた場合に、会社側の誰に連絡するか、緊急の相談窓口をあらかじめ決めておきましょう。当社グループでは、外部EAP機関と契約する際、グループ企業の人事労務責任者の連絡先をEAPと共有し、万が一の緊急事態には各責任者に連絡できるようになっています。人事労務の責任者である理由は、前述のとおり医療保護入院などを想定した際、家族など身元引受人と連絡を取ることと、家族の到着まで上司や社員が同行することを指示できるためです。

2）関係者とあらかじめ対応準備をしておく

これらの規則や相談先を決めることができたら、自分の所属長や産業医など関係者に、万が一の際にはこのような対応を取ることになっていることを共有しましょう。この事例であれば、自分の所属長である人事の課長はもちろん、月一回来る嘱託産業医との間でも、緊急事態対応について、あらかじめ会社の対応について共有しておきましょう。

ひょっとすると、上司は看護職がそのような対応をしてくれると理解していないことがあるかもしれませんが、これら緊急事態対応を説明することで、「看護職はそこまで対応してくれるのか！」と看護職業務への理解が深まるだけでなく、嘱託産業医からも「常勤看護職がそこまでしてくれると心強い」と信頼を得ることができると思います。逆に、パワーのかかる緊急対応の際、味方であるはずの上司や産業医から対応について異論を唱えられるほど心の折れることはないので、あらかじめの相談がお勧めです。

3）看護職一人で抱えこまない

この事例だけに限った話ではありませんが、さまざまな困難事例の勘所みたいなものは専門職同士のコミュニケーションで深まっていくものだと思います。同僚に産業保健スタッフが複数いる場合にはぜひ積極的に同僚と事例対応について会話する機会を設けるとよいでしょう。本事例のように、同僚に産業保健スタッフがいない職場は多いと思われますが、その場合は日本産業衛生学会や産業保健総合支援センターの研修会などに参加し、知り合いの産業保健スタッフを増やして相談するとよいでしょう。一番のお勧めは、日本産業衛生学会の産業保健看護専門家制度[5]に登録して、ロールモデルとなる指導者の元で指導を受けるのがベストかと思います。また、ご家庭の事情などでそこまでのパワーがない場合には、SNSのFacebookで「産業保健オンラインカフェ」[6]や「産業保健オンラインコミュニティ」[7]などのグループができており、情報交換もなされているようです。

この事例に限った話ではありませんが、対応困難な事例をすべて一人で完璧にできる専門職はほとんどいないと思います。むしろ一人だけでできることの限界を知った上で、職場内外に複数の相談可能な仲間を作っておくことをお勧めいたします。

おわりに

ここではより実践的な事例を取り上げましたが、機微な健康情報の入った棚にはきちんと鍵をかける、情報と出す目的と提示する範囲を考えるなど、普段の地道な活動は、会社や従業員との信用を得るためにとても重要なものです。産業保健活動で個人情報保護を正しく意識し、目的や利用範囲などを明確にしていきましょう。

本稿がみなさまの産業保健活動の一助になれば幸いです。

（山本 誠）

引用参考文献

1) 産業保健版 個人情報の保護と活用の手引き．産業医科大学産業生態科学研究所編．東京，法研，2007.
2) 厚生労働省．自殺に傾いた人を支えるために．相談担当者のための指針．2009.
https://www.mhlw.go.jp/bunya/shougaihoken/jisatsu/dl/02.pdf
3) 厚生労働省．医療・介護関係事業者における個人情報の適切な取扱いのためのガイダンス．2020.
https://www.mhlw.go.jp/content/000681800.pdf
4) 厚生労働省．事業場における労働者の健康情報等の取扱規定を策定するための手引き．2019.
https://www.mhlw.go.jp/content/000497426.pdf
5) 日本産業衛生学会．産業保健看護専門家制度委員会.
http://hokenkango.sanei.or.jp/
6) 産業保健オンラインカフェ.
https://www.facebook.com/groups/543427799399164
7) 産業保健オンラインコミュニティ.
https://community.camp-fire.jp/projects/view/310020

法令引用

※1 保健師助産師看護師法第 42 条の 2
保健師、看護師又は准看護師は、正当な理由がなく、その業務上知り得た人の秘密を漏らしてはならない。保健師、看護師又は准看護師でなくなった後においても、同様とする。

※2 保健師助産師看護師法 44 条の 4
第 42 条の 2 の規定に違反して、業務上知り得た人の秘密を漏らした者は、6 月以下の懲役又は 10 万円以下の罰金に処する。

Chapter 1

11 健康経営

To advance your career

はじめに

企業などの法人が、健康経営導入による成果を上げる（成果の上がる健康経営の）ために、産業看護職がどのような貢献をし、そのためにどのようなスキルを身に着ける必要があるか、検討してみたいと思います。そのためには、健康経営のコンセプトを正しく理解することから始めなくてはなりません。健康経営研究会は、「健康経営とは『企業が従業員の健康に配慮することによって、経営面においても大きな成果が期待できる』との基盤に立って、健康を経営的視点から考え、戦略的に実践することを意味しています」と定義しています。この定義は、かなり練られて作られたものと考えられ、健康経営が目的とする成果をどのように位置づけ、成果を上げるにはどのようなアプローチが必要か、そのポイントを検討するうえでの大きなヒントを与えてくれます。

健康経営が目的とする成果

まず、従来の産業保健との対象の違いから始めてみたいと思います。産業保健は、作業環境や作業方法、その他の働くことと関連した要因による健康障害を防止することを基本的な目的としています。具体的には、仕事側に存在する健康障害リスクの低減を図ることと、仕事を行ううえでの労働者の健康上の適性を評価し、就業配慮によって健康障害を防止することが基本的な活動目的になります。そのうえで、健康診断や健康相談などを介して明らかとなった従業員の疾病リスクの管理を行ったり、さらに運動習慣やその他の生活習慣を改善することによって健康増進を図ることも産業保健活動の対象とされています。このような産業保健をなぜ行うか、それは事業主側に法的な責任、契約上の責任、社会的責任があるからです。そのため、「どうしても人を雇って事業を行うにあたり必要なコスト」として見なされる傾向にありました。

一方、健康経営では、目的とする成果を、前述の定義からもわかるように、従業員の健康配慮を通した経営面における成果としています。ここでいう経営面での成果とは、医療費が削減された、病気による長期休業や在職中の死亡が減ったなど、これまでの産業保健の取り組みでも想定されていた内容も含まれますが、体調が悪くて休みがちになったり、職場に出てきても体調不良で能率が低下しているといった、アブセンティーイズムやプレゼンティーイズムによる生産性低下の改善を中心的に扱います。さらには、意欲をもって高い成果を上げることができるように、ポジティブメンタルヘルスも健康経営の重要な柱となります。

このような目的とする成果の拡大によって、アプローチ方法にも変更の必要性が生じます。高リスク者を選別して介入するというアプローチから、すべての従業員を対象としたアプローチを中心にしていく必要があり、またプログラムの優先順位にも大きな変更が必要になるはずです。

健康経営では、従業員の健康を投資の対象として位置づけています。投資である以上、その資金の出し手に対する説明責任が生じ、取り組みを介して企業価値向上につながるようなリターンを求めることになります。また、そのリターンも短期的に表れる成果だけでなく、ストックとして蓄積される成果も想定することになります。このストックは、経済産業省が公表した「健康投資管理会計ガイドライン」では健康資源と呼ばれ、人的健康資源と環境健康資源に分けられます。さらに環境健康資源は、有形健康資源と無形健康資源に分類されます。

しかし、経営上の成果を上げるために従業員を健康にするという考え方は、果たして成果を上げるうえで妥当なのでしょうか。経営上大切なので「運動をしてください」「禁煙してください」という説明で、従業員の行動変容が生じるのでしょうか。一方、健康経営が投資行動であれば、株式会社では株主資本を使うことになりますが、仮に株価が下がっている状況で「従業員が大切なので、健康に投資します」という説明で納得が得られるものなのでしょうか。「健康が従業員の人生にとって大切なものであり、そこに投資をすれば、結果として経営上の価値が生じます」と「企業の存続発展上、従業員の健康は重要であるため、従業員の健康に対して投資をします」という目的の主従が異なる２つの説明をどのように使い分けるかが重要となってきます。

「成果が上がる健康経営」のポイント

健康経営に取り組む際、目的の定義とともに大切なことは、同じ投資を行っても、いくつかの要因によってその成果に大きな違いが出てくる可能性を理解することです。その要因は、体制の要因、プログラムの要因、システムの要因に分けることができます。

1）体制の要因

体制の要因は、産業保健では、産業保健専門職の配置やその質など、専門部門の重要性が強調されますが、健康経営は経営の一環で行われる健康づくりであるため、経営トップの従業員の健康確保へのコミットメントとリーダーシップの発揮を基盤として、その取り組みを業務ラインに包含していくことが重要となります。業務ラインへの包含とは、健康経営の事業責任者（Chief Health Officer；CHO などの名称で呼ばれる）を選び、各管理

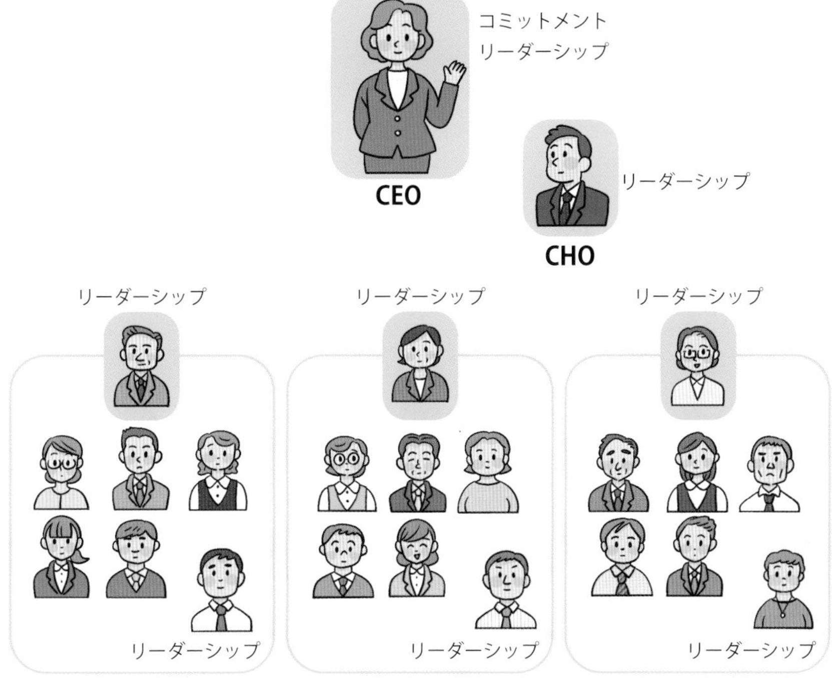

図1 「成果が上がる健康経営」に必要な体制

職が従業員の健康づくりを事業活動の一環としてとらえ、自らの役割を果たしていくことを指します。

さらに、各職場において、健康づくりのリーダーを配置するなど、多段階のリーダーシップ支援が、健康経営が成果を上げるうえで、極めて重要であることがわかっています。そして、産業保健の専門部門も、これまでの労働安全衛生法をもとにした事業場ごとの活動から、小規模な事業場も含む、企業または企業グループ全体での取り組みを可能とするような体制づくりが必要となります（図1）。

2）プログラムの要因

プログラムの要因についても、大きな見直しが必要となります。心筋梗塞や脳血管障害、そして悪性腫瘍のような、将来の重篤な疾病の発生の予防を目的とした取り組みでは、疾病発生のリスクとなるような要因を健康診断で調べて、ハイリスク者に対して治療導入や生活習慣の改善を促す、いわゆるハイリスク・アプローチが重要です。しかし、健康経営では、すべての従業員に発生する可能性があるアブセンティーイズムやプレゼンティーイズム、そしてすべての従業員に高めてほしいワーク・エンゲイジメントなど、業務パフォーマンスの向上につながる健康問題を大きな課題として扱います。これは疾病予防を目的とした疾病モデルに加えて、パフォーマンスモデルを取り入れた新たなプログラム設計が必要となることを意味します。

たとえば、プレゼンティーイズムの改善を図ろうとすれば、プレゼンティーイズムにつながっている主な健康課題を明らかにして、それに合ったプログラムを提供していく必要があります。当然、ハイリスク・アプローチだけでは成果を上げることができず、集団を対象としたポピュレーション・アプローチや、ウェアラブル機器などのIT技術を使った個人ごとに合った健康づくり、すなわちインディヴィデュアル・アプローチと呼ばれる手法の導入が必要となってきます。

3）システムの要因

最後にシステムの要因について説明します。健康経営では、経営トップの方針と存在する健康課題を明確にして、目的に合った健康づくりプログラムを設計・企画し提供していくことになります。さらに、構築されている体制や提供されたプログラムを評価し、改善を継続的に図っていくことが重要となります。これを一般にPlan-Do-Check-Actの頭文字を取って、PDCAサイクルと呼びます。PDCAサイクルにおいては、目的に応じた評価指標と目標を定め、活動の中で評価指標をモニタリングし、目標の達成状況を評価し、さらには評価結果をもとに経営トップまたはCHOが参加してマネジメントレビューを行い、次の改善に結び付けていくことが重要です（図2）。その際、目的に合った評価指標を選択する必要がありますが、前述の健康投資管理会計ガイドラインでは、健康経営戦略マップを作成することが推奨されています（図3）。

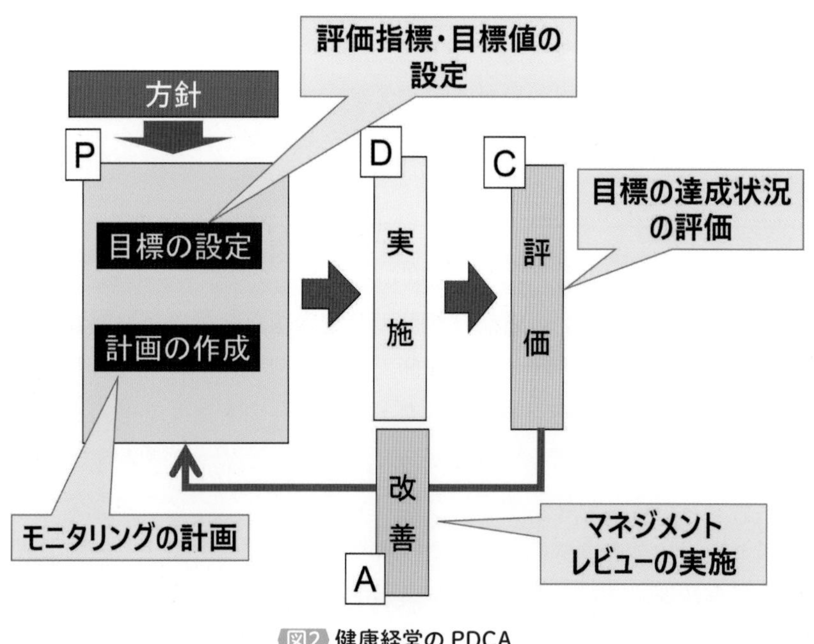

図2 健康経営のPDCA

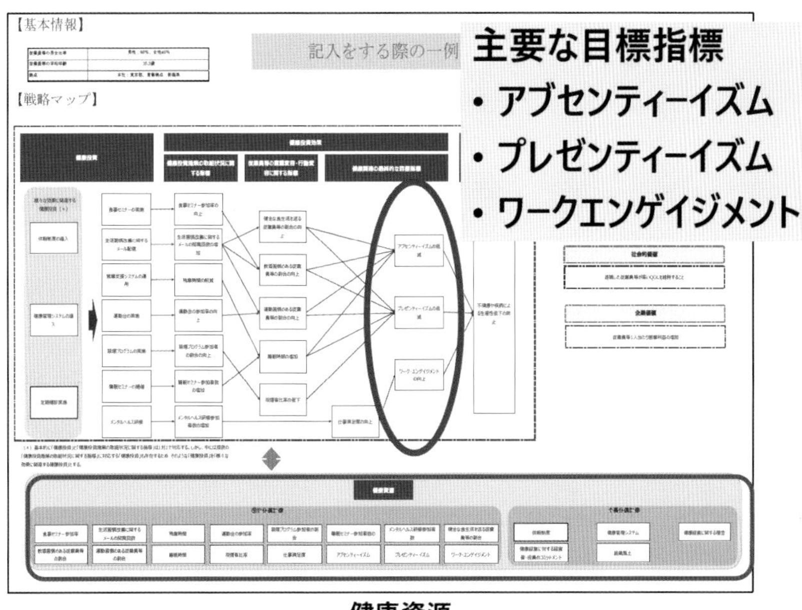

図3 健康経営戦略マップ

「成果が上がる健康経営」に貢献できる産業看護職のスキル

健康経営においては、保健指導や健康教育など、産業看護職を含む産業保健専門職の役割が明確なプログラムがあり、当然、質の高いサービスを提供できるスキルが必要です。産業保健専門職の存在は、疾病リスクの改善に大きな価値がありますが、従業員全体に行動変容や業務パフォーマンスの向上につながるような指標の改善を継続的に図るためには、体制、プログラム、システムの要因を整える必要があります。すなわち「成果が上がる健康経営」に貢献しようとすれば、これらの要因に貢献するための、より幅広いスキルが必要となってきます。

まず、「健康経営が目的とする成果」で挙げた健康経営の成果の二面性、すなわち「健康が従業員の人生にとって大切なものであり、そこに投資をすれば、結果として経営上の価値が生じます」と「企業の存続発展上、従業員の健康は重要であるため、従業員の健康に対して投資をします」の２つを矛盾なく説明できることが必要です。この２つのことは、いわゆる「たまごが先か、にわとりが先か」の議論ですが、前者の説明こそが組織の本音であると従業員が認識することは、健康経営への従業員の参加を促すためにはたいへん重要です。また、健康経営で想定されるいくつかの無形資源は、組織、上司、同僚などへの信頼が生じて初めて蓄積されると考えられます。それぞれの立場で、またそれぞれの場面で、この二面性をうまく説明できるためには、そもそも「企業とは？」に関して、幅広い知識が必要となります。

次に「『成果が上がる健康経営』のポイント」の体制、プログラム、システムの要因への幅広い関わりが期待されますが、管理職が従業員の健康と事業成果との関係を「腹落ち感」をもって理解することは、たいへん重要なポイントですので、そのための管理職研修の設計と実施ができるようになるとよいでしょう。また、健康づくりリーダーなどの職場の推進役をどのようにサポートし、エンパワーメントするかも、産業看護職の腕の見せどころでしょう。そのためには、これらのリーダーシップが期待される人たちが、健康づくりが自分自身の人生にとって高い価値があると認識できることがとても重要だと考えられます。

企業などの健康経営の方針と、従業員の実状に合ったプログラムの企画に貢献するためには、生産性と関連した従業員の健康指標に影響を与える要因を理解し、幅広い健康経営プログラムの選択肢を持っていることは不可欠でしょう。たとえば、「プレゼンティーイズムを引き起こす主な症状やその背景に関する知識を持っていますか」。また、プログラムの選定の前提となる従業員の実状は、従業員から得られるデータの量的および質的な分析によって明らかになりますので、その分析力は健康経営に貢献する産業看護職にとって、不可欠なスキルです。さらにPDCAサイクルを回すスキルも必要ですが、その中でも健康経営戦略マップ上の各種成果指標を設定し、そのモニタリング方法を計画の中に盛り込むことが必要です。たとえば、「プレゼンティーイズムはどのように測定していますか」「健康経営で蓄積する無形資源はどのような指標を用いていますか」。そして定期的にマネジメントレビューのために成果評価と改善課題を、経営層にわかりやすく提示できるスキルが重要です。

おわりに

健康経営のような日々動いている取り組みでは、書籍などから得られる基本となるべき知識に加えて、実践で明らかになる知識と、研究成果として新たに追加される知識とが必要です。学会や研修会に積極的に参加して、知識を収集する努力を怠ることはできません。また、自分の取り組みや考察を学会などの機会で発表すれば、各段に多くの新しい知識を得ることができます。健康経営におけるスキルアップには、そのような習慣こそ、産業看護職が身に着けておくべきスキルと言えるでしょう。

（森 晃爾）

Chapter 1

12

To advance your career

知識集約型産業における産業看護職への期待

はじめに

少し前までは、「パラダイムシフト」「イノベーション」といったキーワードをよく目にしていました。これらのキーワードは、さまざまな場面で変化を感じる機会が増えたこと、とくに既成概念の一部としての価値観が劇的に変化していくさまを目の当たりにすることが多いことからも、変革の時代を生きているということを感じさせられることに通じていると思われます。

産業保健の分野でも、その変化は間違いなく起きています。産業構造の変化、労働人口の減少や高齢化、働き方改革とコロナ禍での働き方の変化、DX の推進や AI の発展など、変化が起こらざるを得ない条件がそろっていることからも、変化から逃れることはできない状況です。そこで、次世代の産業保健を考えるにあたり、知識集約型産業における産業保健をテーマに、産業看護職に求められていくと考えられる事柄を整理し、変化に対して乗り遅れないための提案とさせていただきました。

産業保健活動を行ううえでの背景

知識集約型産業と言われる頭脳労働や知識労働を中心とした事業（たとえば、研究、商品やソフトウェア開発、マーケティング、コンサルティングなどの事業）を行っている企業においては、従来の産業保健の核である有害業務や危険作業はほぼ認めないため、産業保健活動を行う際にはこれまでの産業保健活動とは視点を変えて臨む必要があると考えられます。新たな視点に関連のある事柄として、以下のようなものが挙げられます。

①高度な業務内容

高度な専門知識に加えて、高い実践力が期待されます。そのため、二つと同じ仕事があるわけではなく、常に進化が求められます。また、業務の方向性やゴール設定などの業務に曖昧な要素が含まれ、それらを関係者の合意を得ながら進めていくことが多く、一つひとつの業務がオーダーメイド的です。

②自己管理

裁量権が大きい傾向にあるため、労働時間管理や健康管理も自己管理によるところが大きい傾向にあります。

③キャリア

必ずしも終身雇用や正社員という枠組みを重要視しているわけではありません。そのため、自分の仕事観に合った仕事を求める傾向にあります。

④健康意識

プロフェッショナル意識の一部としての健康意識は基本的に高く、ときに高度な知識を持っています。

これらの特徴を持ち、比較的平均年齢が若い集団、あるいは個人に対して産業保健活動に取り組むことは、次世代の産業保健活動を考えるための大きなヒントになると考えます。

産業保健活動のポイント

1）高度な業務内容

高度な業務内容を求められることから、大きな精神的負荷と脳疲労を起こしている可能性が高いと考えて差し支えありません。そのため、メンタル面でのコンディションを整えることの重要性や、脳疲労を回復させることがいかに大切であるかという点について知っておく必要があります。

さらに、業務上、高いコミュニケーション能力を必要とします。すでによく知られた製品を売るわけではなく、新しい製品を開発したり、企画を考えたり、専門的な知識をもとにしたアドバイスやサポートをビジネスとしていることから、コミュニケーション能力は非常に重要です。しかし近年、知識集約型産業ではとりわけリモートワークが進み、ツールを介したコミュニケーションがベースとなったことで、これまでとは異なるコミュニケーション能力が必要になってきたと考えられます。たとえば、対面で相手の表情や空気を感じながらコミュニケーションを取るということよりも、相手の反応が見えない状況下では、相手に言葉で問いかけ、共通認識をどれくらい得られているかという点を能動的に確認するスキルが必要になってくるといった具合です。このようなコミュニケーション能力が適正であるかどうかは、業務のアウトプットに影響を及ぼし、それがメンタル面での負荷になる可能性があります。

また、工場労働のように比較的繰り返し作業が多く、ある程度労働時間が予定通りに進むような労働条件とは異なり、非定型業務・非繰り返し業務であるために、代わりがきかない、すなわち、労働時間の調整が困難であるという特性もあることから、体調と業務のバランスを取ることが難しい側面もあります。一方で、業務遂行に対する達成感や成長感は非常に強いとも言えます。

2）自己管理

製造業のようにシフトが組まれ、おおよその労働時間が決められていることは少なく、各人の裁量に任せて労働することが多い傾向にあります。そこにリモートワークの拡大が拍車をかけて、裁量が増した感があります。

裁量が増すと、日々の労働時間についても業務開始・終了連絡や、月ごとの労働時間管理についてアラートを促すという取り組みはあったとしても、基本的には自ら業務進捗とともに労働時間を管理することになります。

加えて、健康状態についても自己管理の要素が増大し、上位職が「顔色が悪そうだから今日は早く帰宅してはどうか」と助言してくれる状況下にないこともあり、コンディションが不安定になれば、それを安定化させるための行動を自ら取らなければならなくなります。そのため、レジリエンスの向上などが求められるようになってきました。

3）キャリア

日本企業においては、少しずつ終身雇用の文化が薄れつつありますが、知識集約型産業では全般的に、もともと終身雇用という概念がかなり低いと思われます。プロアスリート、とくにメジャーリーガーやNBAプレーヤーのように、より自分が望む条件の企業に次々と転職していく風潮があります。それは、必ずしも給与面だけではなく、仕事での自己実現といったことを含みます。それらのキャリア形成の過程で、健康に対する意識に変化を生じることも多く、われわれはその変化に気づくことも非常に大切です。

従来の産業保健活動を考えると、終身雇用をベースとした長期的な目線での産業保健活動も視野に入れていると思います（たとえば、数十年先の50～60代になった後を見据えた産業保健のことを指します）が、このような長期的な視点での産業保健活動というよりは、キャリアの途上・成長途中のサポートという視点を重視する傾向にあります。

4）健康意識

上記と一部重複しますが、健康意識は全般的に高いと思われます。それは、健康というキーワードというよりもコンディションというキーワードのほうがしっくりくるかもしれません。コンディションが安定していなければ、良いパフォーマンスが上げられないことは明白で、そのことを強く意識している人は多く、結果として健康への意識は高いと考えられます。さらに、インテリジェンスが高いために、ひとたび健康への意識が高まると、急速に健康知識を得て、自分自身に反映させようとします。

産業看護職に求められること

1）産業保健活動方針の明確化

これまで述べてきたような状況の中で、産業看護職として産業保健活動を展開するのは、あまり前例がない中で試行錯誤しながらの活動となります。その際に、まず、企業がどのような方針で産業保健活動を行おうとしているのかという方針について理解しておく必要があります。健康経営に理解のある企業であれば、方針が明文化されており、それを理解することが必須となりますが、明文化されていない中でも、日々の活動を通して、人事や経営サイドの方々と対話を積み重ねていく中で、産業保健活動の根幹となる方針を明確化したいところです。

2）多角的な視点

産業保健活動を行う環境や条件は上述の通りです。そのため、単に健康管理の視点だけで活動していても、なかなか社内に受け入れられないということはよくあります。その理由のいくつかには、上述のポイントを抑えきれていないということが挙げられます。

まず、健康管理以外に、業務の視点と人事労務の視点で考えることが必要になってきます。たとえば、健診事後措置において保健指導を行うとしても、単に健診の見方や、生活習慣改善に向けた指導を行ったところで、なかなか響かないし、ともすると、社員との距離がさらに開くことがあるかもしれません。もしかすると、単なる情報はインターネットを介し、われわれよりも詳しく情報を得ている可能性があり、そのような人にすでにわかっている情報を提供しても、あまり有益とは言えない可能性があります。それよりは、この人がキャリア上何を大切にしていて、健康管理はその中でどのように関わっているのかを理解し、既知の情報ではなく、同じような境遇（リモートワーク下で非常に忙しい日々を送っているなど）の人は、どのように生活習慣改善に取り組んでいるかの紹介を複数行うなどのほうが、満足度が高いかもしれません。もちろん、従来の保健指導がフィットするケースもあると思いますが、いずれにしても、多角的な視点、とくに業務の視点と人事労務の視点は重要になってきます。

3）合理性と信念と誠意のバランスを

医療機関で勤務していると、患者が施設の門をくぐったそのときから、医療従事者と患者は「治療する」という統一された方向に向かって一緒に歩みます。しかし、産業保健の現場ではそうはいきません。それぞれの業務を日々一生懸命こなしていく社員をサポートする側にいます。そこでわれわれは、そんな社員を支えたり、ときには必要なブレーキをかけたりといった活動を行う立場にいます。社員には、なぜそのような活動を行っているかという信念や合理性がなければ、説得力がありません。そして、そこには、やはり医療従事者であるということから、社員への誠意や思いやりが必要不可欠になってきます。これらがなければ、人間味がなく、単に専門的な業務をこなしているという空気を見透かされ、信頼関係の構築が険しくなります。

活動例「復職後のウォームアッププログラム」

これまで記載してきた内容を踏まえた好事例として、アビームコンサルティング株式会社で行われている「復職後のウォームアッププログラム」について紹介します。当社には保健師が6名所属しており、どのような活動を行えば、会社にバリューを提供できるのかを常に意識し、また研鑽を積みながら業務を行っています。保健師が復職者と向き合う中

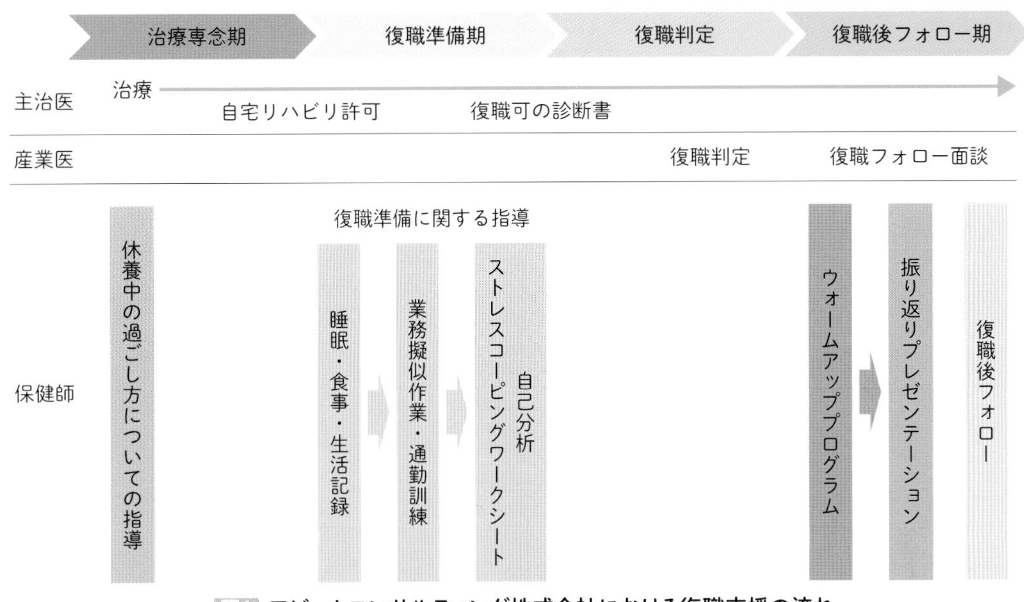

図1 アビームコンサルティング株式会社における復職支援の流れ

で企画した活動の一つがこのプログラムです。

復職した社員の「何を目指して復職したのか？」という疑問に対する答えは多くの場合、明白で、「第一線で安定して働きたい」となります。しかし、非常に高度な知的労働において、第一線で働くというのは容易ではありません。しかし、人生においてキャリアも非常に大切なものであることも理解しています。一方で、復職者の健康への意識は非常に高く、さらに病態理解や自己の振り返りをロジカルに行う冷静さを持ち合わせていることも多いため、医療機関などによるリワークプログラムに加え、業務特性を理解した企業内でサポートする活動が必要であるということから企画されました。

当社における復職に関する保健師の業務を図1に示します。その中で、復職が決まった社員に対する復職直後の再発防止を目的としたプログラムを1カ月間実施していますが、このプログラムを「ウォームアッププログラム」としています。表1に活動の概要を示します。プログラムの目的は以下の通りです。

①ウォームアップ

体内リズムの安定性を維持しながら、メンターや産業保健スタッフのフォローを受けながら業務に従事し、仕事の勘を取り戻す

②目標設定と実践

休業経験から見えてきた心理的・業務的・ライフスタイルなどの自分自身の課題を整理し、現実的な解決策を考え、実践する。利用できるリソースの再確認を行う

表1 ウォームアッププログラム内容：復職後１カ月間

	プログラム内容	目的・方法
1	保健師面談	体調確認・マインドセット支援　１回／週
2	定時勤務	規則正しい生活の維持。フレックス勤務禁止
3	本社勤務	出張・クライアント先での勤務禁止
4	必須研修	再発防止。40〜60分／回・1〜2回／週
	①価値観の分析	仕事における価値観の確認
	② Strength Finder	強みの確認
	③アサーションダイアローグ	コミュニケーションスタイルの見直し
	④アライメント・ストレッチ	姿勢・脊柱起立筋の安定、自律神経の理解
	⑤アクティブスリープ	睡眠の基礎知識と睡眠力を高める生活習慣
	⑥マインドフルネス	集中力向上、感情・ボディスキャン
	⑦レジリエンス	回復力の向上、変化への対応力強化
5	振り返りプレゼンテーション	今後のセルフケアについての発表

③セルフマネジメント能力の向上

頭・心・体の日々のコンディションの重要性の理解と方法の習得

これらの目的のもと、会社の理解を得て、業務の一部として、価値観分析ワーク、アサーション・ダイアローグ、アライメント・ストレッチ、レジリエンス、アクティブスリープ、マインドフルネスといったテーマを設定し、ディスカッションやワーク、指導を保健師が実施しています。最終的にこのプログラムで整理された、今後のセルフケアについて、復職者本人による15分のプレゼンテーションを行っています。

まとめ

このように、知識集約型企業における産業看護職による産業保健活動は新たな局面を迎えています。業務の特性だけではなく、キャリアや自己管理力の向上といった多角的な視点で産業保健を見つめ直す必要があります。これまでの既成概念に良い意味でとらわれることなく、新たな産業保健を生み出していくことが期待されています。

（河下太志）

Chapter 1

13 研究へのアプローチ

To advance your career

はじめに

私は企業の保健師として10年間勤務した後、縁あって大学教員となり、現在は学部レベルでは主に保健師課程の教育に携わり、大学院レベルではさらなるキャリアアップを目指す産業保健看護職の方々の個々のニーズに沿った支援をしています。東海大学大学院健康科学研究科に進学される多くの方は、自律的に効果的な産業保健活動を展開できるようになりたい、そのためにも評価のスキルを上げたい、研究力を身に着けたい、などのニーズをお持ちの方が多いように思います。

私自身は企業への入職前に大学院修士課程に進学しました。大学院進学に際して、そもそも研究に興味を持ったのは「面白そうだから！」です。知らなかったことがわかるのはシンプルにとてもワクワク・ドキドキすることで、これまで科学的（客観的）に明らかでなかったことを明確化することは、大変かもしれないけれどやりがいがありそうだと感じました。その後、就職したのは常勤産業保健スタッフが私一人だけのIT企業でしたが、振り返ってみますと、入職前に研究の基本的なスキルを身に着けていたことがとても役立ちました。一人職場であっても、社内外から得た情報を基に自律的な活動を行うことや、職場に大量に蓄積されている健診データや問診データなどを活用して、従業員の健康課題のアセスメントや保健事業の評価を行うことが自然にできたと思います。

本稿では、私自身の産業保健師として実践経験、ならびに、大学（院）教員として教育・研究を行ってきた経験から、「研究（力）」について考えていることを整理したいと思います。お読みくださる産業保健看護職のみなさまが、「研究」と向き合う際のヒントとなれば幸いです。

なぜ「研究（力）」が必要なのか？

みなさんは「研究」に興味はありますか？　あるいは、「実践の質向上」に興味はありますでしょうか？　本稿をお読みくださっている方には研究に興味をお持ちの方も少なくないと思われますが、一般にはとくに「研究」に興味はなくても、「実践の質向上」には関心のある方が多いと思います。研究と実践はときに区別して語られますが、実はつながっていて、実践の質向上には、研究（力）が大きな鍵を握っているのです。

みなさんご承知のとおり、産業保健看護の実践は、情報収集、アセスメント、計画、実施、評価、さらなる改善、というPDCAサイクルの繰り返しのプロセスから成っています。このPDCAサイクルのうち、とくにアセスメントと評価の質に、研究の視点やスキルの有無が大きく影響すると考えられます。アセスメントと評価を行う際には、さまざまなデータを集めて適切に分析することが必要です。データ収集や分析には、大きく分けて、数値データを収集し統計手法を用いて分析する量的方法と、対象者の語りや専門職による観察記録など数値以外のデータを収集・分析する質的方法の２つがあります。いずれも、基本的な研究手法が身に着いていると比較的容易に質（信頼性）の高いアセスメントと評価を行うことができます。その意味でも、研究は実践の質向上と表裏一体であることがご理解いただけると思います。

別の観点ですが、産業保健看護の仕事にやりがいを感じている人は多いと思われるのに対し、自分たちの専門性を他職種にわかりやすく説明できる人は、残念ながら多いとは言えないようにも感じています。それはなぜなのか考えてみますと、他職種に通じる客観的な論拠や共通言語を十分に持っていない、あるいは活用しきれていないことが関連しているように思います。産業保健関連の各種学会が発行している学会誌に掲載される研究論文のうち、産業保健看護職が筆頭者となっている論文数、産業保健看護の視点を活かした論文数は、まだまだ少ないと感じます。産業保健看護職の雇用に関する法整備を急ぐべきという意見も多いと思いますが、施策立案者に産業保健看護職の専門性や貢献可能性を客観的事実として伝えるためにも、きちんとした学術論文の形で産業保健看護職が果たし得る役割を可視化することが必要と思われます。

以上のことから、私たち産業保健看護職も研究力を身に着け、科学的根拠に基づいた知見、中でも産業保健看護職の専門性や貢献可能性につながる研究成果を公表することに注力することが重要だと思われます。志は大きく、小さなことから一歩ずつ地に足をつけて前進すれば、少しずつでも産業保健看護職が果たしている役割の大きさが、関連他職種や社会に伝わっていくと考えます。

研究をどう始めたらいいのか？

では、これまで研究になじみがない方は、どのように始めればよいのでしょうか？　お勧めしたいのは、まずは第１ステップとして、学会や研究会などに参加して、先輩たちの研究成果に触れる機会、興味ある研究をしている方々と交流する機会を作ることです。実際に研究に携わっている方々の様子を間近に見たり聞いたりすることで、研究の面白さややりがいが伝わってくると思います。学会発表の、とくにポスター会場などは、一歩先を行く研究に挑戦した方々と交流するのに最適な場だと思います。

第２ステップとしては、第１ステップでの見聞を参考に、職場にすでにあるデータを簡単にできる方法で整理してみることです。先にも述べたように、職場はデータの宝庫です。たとえば、まずは健診データの年次推移を確認するために、年代別・性別にエクセル集計するなどに挑戦してみることで、職場の健康課題が見えやすくなると思います。実際に手掛ける前に、まず何を明らかにしたいのか、データ分析の目的を明らかにしておくことで、分析の一貫性を保ち、分析結果の活用もしやすくなると思います。すでにまとめられた研究成果をお手本に、手法やまとめ方をまねてみることもお勧めです。

第３ステップとして、研究について気軽に相談できる人、困ったときに頼れる人を探すことが大切です。社内のデータ分析に関しては、各部署の方々に協力してもらうことが不可欠な場合もあります。また社外の研究会・勉強会などに入って相談しやすい友人や先輩を見つける、出身大学などの教員を頼るなどの方法もあると思います。まだ産業保健系の学会に入会していない方は、業務内容と関連が深く興味関心を持てる学会に入会するとよいでしょう。学会では学会誌を発行して研究成果を共有する、年単位の学術大会などを開催し研究発表の場を作るなど、会員同士が相互に啓発し合う機会を設けています。また、各種の研修セミナーなどの形で、研究手法を学べる場を設けている学会もあるようですので、そうした機会を活用することもお勧めします。

このように、まずは学会発表や論文などの形ですでにまとめられている研究成果（先行研究）に触れて興味を持って内容を理解できるように努め、次に自分が手がける際には身近なデータ収集を活用する、分析の方法やまとめ方などは先行研究のまねをする、さらに相談しやすい人から助言を受けるなどに留意し、無理なく始めると進めやすいと思います。

研究の種類と取り組みやすさ

研究には、いくつかの種類があり、それぞれ取り組みやすさの違いがあります（表1）。まず、大きく分けて、観察研究と介入研究があります。観察研究というのは、対象者に働きかけることはせずにデータ収集のみを行う研究です。観察研究の中にも記述的研究（事例研究や実態調査など、現象そのものを記述する研究）と分析的研究（横断調査や縦断調査を行い、変数間の関連などを分析する研究）があります。

記述的研究のうち、初心者でも取り組みやすいのは、質的データを扱うものとしては、観察した情報を丁寧に記述・整理する事例研究や症例報告などです。たとえば、特徴のある事例に関する情報・保健指導記録をまとめることで事例研究にもなり得ると思います。量的データを扱うものでは、アンケートや健診データの集計などの実態調査も取り組みやすいでしょう。たとえば、アンケート結果を設問や従業員の層別（性・年代・職位など）に集計（度数分布など）する、健診項目ごとに層別の平均値を求めるなどです。これらは、研究ということは意識せずに、日常業務で行っていることもあると思います。アンケートの自由記述などを、似たものを集めてグループ化するKJ法を用いて分類し、全体として

表1 研究の種類と取り組みやすさ

研究の種類			実践者としての取り組みやすさ
大分類	中分類	小分類	
観察研究	記述的研究	事例検討・症例報告（観察、インタビュー結果の記述）	○
		KJ 法	△
		本格的な質的研究（エスノグラフィーなど）	×
		実態調査（アンケート集計など）	○
	分析的研究	単変量分析（2 つの変数間関連分析、ケースコントロール分析など）	△
		多変量分析（多くの変数間の関連分析、コホート研究など）	×
介入研究	前後比較研究（介入前後にデータ収集）		△
	非無作為化比較対象試験		×
	無作為化比較対照試験（RCT）		×
	メタアナリシス（複数の RCT の統合）		×

の見通しをつけやすくするのも、比較的取り組みやすい手法だと言えるでしょう。

観察研究の中でも、分析的研究の中には、2つの変数間の関連を見る単変量分析と、多くの変数間の関連を見る多変量分析があります。単変量分析でも、学術的に非の打ち所がない統計分析を行うことは簡単ではないのですが、エクセル統計などを活用して一定の分析を行うことは、比較的取り組みやすいと思います。ただ、健康に関わる要因は多数ありますので、それらの間の複雑な関連を解明するには多変量分析を用いることが望ましいのですが、一人で習得するのは難しく、大学院などで基本を学ぶことをお勧めします。

一方、介入研究は、対象者に働きかけを行って、その効果を検証するタイプの研究になります。介入研究にも、対照群を置くか否かを軸に、いくつか種類があり、対照群を置かない前後比較研究は、実践の場でも比較的取り組みやすいと思います。たとえば、肥満度の高い従業員を集めて、食生活や運動などに関する健康教育を行い、その効果を1年後の健診データを用いて検討するなどの試みです。これは、別の言葉で言うと、保健事業の評価と言うこともできます。保健事業（たとえば、肥満度が高い人への健康教育）の前後での評価指標（この場合は、健康意識や生活習慣、体重やBMI、各種血液データなど）の変化を見て改善の有無を確認する（健康教育の効果評価をする）ことは、通常の保健活動の中でも経験されていると思います。研究を意識していなくても、実際には同じような作業をしているのですが、きちんとした評価計画を事前に立てていないと、適切なタイミングでデータ収集できずに、後になって比較分析できずに困るということが少なくありません（事前の健康意識・生活習慣調査を忘れてしまった……など）。比較的取り組みやすいとはいえ、留意点をしっかり確認し、前後比較の際の統計手法の用い方についても助言を得て行うことをお勧めします。

その他、介入研究には、表1にあるように、完全無作為化はできなくても対照群を置く研究（非無作為化比較対照試験）、介入群と対照群に無作為割り付けを行う研究（無作為化比較対照試験：RCT；randomized controlled trial）、複数のRCTを統合するメタアナリシスなど、さまざまなタイプがあります。対照群を置く研究に関しては、大学院などできちんと指導者につきながら研究手法を学ぶことをお勧めします。

研究力を磨くには？

これまで述べてきたように、自分自身の努力や仲間同士の助け合いも大事ですが、本格的に水先案内をしてくれる指導者を得ることで、研究力を大きく伸ばすことができます。たとえば、学会発表より本格的な、論文化のプロセスを考えてみましょう。論文の種類には原著論文から、調査報告、資料など、さまざまありますが、いずれに関しても一定の査読プロセスが入ります（原著論文の査読が最も厳しい）。やっと論文をまとめて投稿しても、一人では対応が難しい査読結果が返ってくることが少なくありません。そのような査読システムは、当該分野に詳しい者同士のピア・レビュー方式をとっており、忙しい方々が無償で確認・助言してくれる素晴らしい仕組みです。論文の質を高めるのに極めて有用で欠かせないプロセスですので、厳しめのコメントが返ってきても意気消沈して諦めたりせずに、指摘点をしっかり受け止めて修正することが必要です。査読結果を受けて修正した論文を再投稿する（査読者宛ての修正方法についての回答書を添えます）、また査読意見が返ってくる、というプロセスを何度か繰り返して、やっとブラッシュアップされた論文になり、無事に採択されると印刷された学術誌あるいは電子ジャーナルとして出版されることになります。

なぜ、ここまで苦労して論文化することが必要かというと、研究というのはスモールステップで少しずつ進んでいくもので、次にバトンを渡す必要があるからです。1回の研究で明らかにできることは非常に限られます。これまでの研究でわかっていることを踏まえて（これを研究論文の序論・背景として記載します）、未解明の疑問点を明らかにすることを自分の研究の目的とし（目的を焦点化して記載）、きちんとした手順を踏んで、他者が追跡できるように研究方法（対象者、データ収集・分析方法など）を過不足なく記述、結果（主要なものは図表として提示）や考察（研究の意義や限界、今後必要な研究を含む）

をきちんと記載する必要があります。これらを伝えるには、学会発表だけでは不十分です。学会発表の抄録は非常に限られた字数のため、要点しか伝えられず、研究の継続性や今後へのつなぎの観点からは、十分な情報が掲載できません。もちろん、学会発表にも速報性や他の研究者との交流機会としての価値は大いにあると思いますが、論文化の意義を知り、研究の発展のためにも論文化に向けて努力することが大切だと思います。

この論文作成と査読対応のプロセスを乗り越えるには継続的な多くの助言が必要になりますので、大学院に進学するなどして、きちんと指導を受けることを推奨します。大学院の教育に関しては、指導教員からの個人指導のウエイトが非常に大きいので、大学院選びの際にはとくに注意が必要です。大学としてのブランド価値や通学の利便性以上に、指導者として頼れる教員がどの大学（院）にいるのかをしっかり調べ、事前相談を行ったうえで受験することをお勧めします。叶うならば、産業保健師の実践経験もあり研究にも精通した教員に師事することで、産業保健看護職としての視点を活かした研究力を磨くことができると思います。大学院に入学することで、研究方法論を体系的に学べますので、統計の勉強や質的研究についての学習も進み、他の院生や指導教員とともに文献を精読する抄読会や各種の研究プロジェクトに参画する機会を得ることができるでしょう。大学院修了後も、そこで培った貴重な人脈は長年にわたり大きな支えになりますので、研究力を磨きたいと思うならば、大学院進学を真剣に考えてみるのもお勧めです。

おわりに

私の夢は、職場から信頼され、実践力と研究力を併せ持ち、その能力を活かして事業場内外の課題を把握し対策を練ることのできる、産業保健師・産業看護師の育成支援、そして科学的・客観的根拠を踏まえて、自分たちの専門性や存在意義を、他職種にもわかりやすく説明できるバランス感覚のすぐれた人材が増えることです。とくに、博士の学位を持つ産業保健師・看護師が各エリアに複数育ってくると、広い見識を持ちながら、多職種と協働しつつ、産業保健看護職としての視点を活かした勉強会や研究会を自律的に展開することができると思います。そうすることで各地域の若手育成はもちろん、関連多職種に産業保健師・産業看護師の役割をきちんと認識してもらえる、などの波及効果も期待できると思います。ぜひ、みなさんもできるところから、研究にチャレンジしてみませんか？研究を行うことや、その考え方を身に付けることで、きっとこれまで以上に、ご自身が大事にされている実践内容を可視化・整理することができ、今後進むべき方向性も見えてくると思います。新たな仲間・人脈も増えて、楽しみながらこの仕事を続けられる鍵にもなり得ると思います。みなさまのさらなるご発展を願っております。

（錦戸典子）

Chapter 1

14 新型コロナウイルス感染拡大と産業看護職

To advance your career

はじめに

産業保健職（ここで「産業保健職」というとき、産業医と産業看護職を含みます）として「こんなときこそ頼りにされる」という期間がもう2年以上続いています。そう、コロナ禍による職場の混乱です。新型コロナウィルスは、感染拡大と退潮を繰り返しながら、あまねく全国に広がりました。産業保健に関係する全員が、社内のコロナ対策に奮闘し、文書やガイドラインの作成、保健所との連絡、濃厚接触者からの相談対応、回復者の就業の可否判定など、息つく暇もなくこの期間を過ごしてきたことと思います。振り返れば、2021年6月には職域でのワクチン接種が解禁され、大企業や大規模接種会場にて産業医をはじめ産業看護職が慣れないワクチン接種に取り組んだこともありました。2022年度以降も職域接種が運営されて、ワクチン接種に産業保健職として関与せざるを得ない状況が続くかもしれません。

職域でのワクチン接種が当時メディアでも連日取り上げられたことから、産業医や産業看護職が職場の感染対策に重要な役割を担っていることが伝わり、産業保健職への社会認知も一気に広がりました。皮肉にもコロナによって社会が私たちの存在と活動を知り、産業保健への理解を広げる機会になったことには複雑な思いもしますが、産業保健職という医療の専門集団の存在を知っていただけたことを、まずは素直に喜びたいと思います。しかし実のところ、産業医も産業看護職も職場での医療提供が主な職務ではありませんので、そのあたりの誤解は今後解いていく必要もありそうです。とにもかくにも、職域接種が功を奏して就業年齢層のワクチン接種率を急速に上げることができましたので、直後に襲った2021年7～8月のデルタ株急拡大という事態が思いのほか短期間で収束できたことの要因として、実はこの職域接種が大きく貢献しているのではないかと指摘する識者もいます。私たち専門職の活動が、いくらかでも働く人の安全と健康の確保に役に立ったのであれば望外の喜びとするところです。

本稿では、今回のコロナ禍を通した体験的な視点から、専門性の所在や組織活動への関与について議論したいと思います。

ワクチン接種と産業保健職

危機だからこそ専門職が期待される

予期せぬ災害が起こり、その影響が従業員や職場の安全を脅かすとき、必然的に事業にも悪影響が及ぶと直感する事業者は、事態収拾と事業維持に向けた緊急対策組織を立ち上げます（いわゆるBCP）。その組織のやることは、まず全部門や全職場における被害状況の把握であり、従業員の健康安全の確保です。今ある職場リスクが次の事故や事件、損害につながらないようにリスク低減のための対策を立てて、その行動を始めなければなりません。対策は、対策できるものとできないものとを判別し、列記した対策すべきものの中からプライオリティを決定します。産業保健で言えば、労働者がプライベートでコロナ陽性にならない方法を追求するのではなく、職場でのクラスターが起こらないために作業環境の改善と作業手順の安全衛生化を進めることが優先されることになります。しかしながら実際には、コロナ陽性者となった場合や濃厚接触者となった労働者に対して、体調維持のための医療情報を提供したり、個別に心理ケアを行ったりする3次予防も当然求められますので、現場の要求に合わせた対処力が必要です。

危機に際してその専門性ゆえに周囲から頼られ、また実際に役に立つことができれば、専門職としての生きがいにもつながります。担当する企業や職場ごとにリスクの特性は異なりますが、職場と従業員の人となりをよく知る看護職であればこそ、その専門職性が活用される場面も多かったことと思います。

ワクチン接種は産業保健職の業務なのか

2021年、ワクチン接種の要請が職場に舞い込んできました。社内に診療所機能のある企業なら、日頃の診療活動の延長として人も機材も運営できそうですが、大多数の企業には診療所がありません。すでに感染者の把握や社内情報の整理で多忙のところに降ってわいたワクチン接種に一部の産業保健職は混乱し、拒否的な態度をとった産業医や看護職も少なくなかったと聞いています。彼らの意見の背景には、「ワクチン接種は、そもそも産業保健職の業務なのか？」という疑問があったようです。「ワクチン接種は医療行為であるので、労働安全衛生法により業務している産業保健職には筋違いの指示ではないか」、また「会社との職務契約書にも医療行為の提供という内容は盛り込まれていない」という意見を言う人もいます。あげく、「ワクチン注射を担当して、何かの医療トラブルになったら私の責任はどうなるのか」なども出てきたりで、議論に収拾がつかなかったというところもあったようです。

みなさんの中にも、そうだと思う方、あるいは逆にこれらの意見に違和感を感じた方もおられたかもしれません。社会から見たとき、このような私たちの疑問や逡巡、業務への懸念は、とくに事業者から見れば、職場の危機に際して労働者の健康危機を救うために協力を求めているにもかかわらず、職務範囲にこだわるばかりで機能を果たそうとしない専門集団にしか見えないことも事実でしょう。かたくなな態度は今までの信頼を一気に崩壊させかねません。

専門職としての産業看護職

産業看護職の専門性はどこに記載されているのか

産業保健職に関する安全衛生上の立場や資格基準、法的職務などは労働安全衛生法（以下、安衛法）・労働安全衛生規則（以下、規則）に記載されています。とは言っても記載されているのは医師や産業医についてのもので、産業看護職を対象にしたものではありません。産業看護職に関して条文に出てくるのは「保健師」という資格者であり、それも業務は保健指導（安衛法 66 条の 7）、健康管理等（規則 15 条の 2）に限定されています。法律には看護職全般を指す「産業看護職」という名称はなく、職務についても記載はされていないことから、産業看護職に関する定義や職務を法律から読み取るとすれば、それは産業医に関する条文（安衛法第 13 条、同 13 条の 2、同 13 条の 3、規則第 14 条第 2 項）を産業看護職の立場から読み換えるか、あるいは、産業医活動の補助または補完する職務として読み込むことで理解を進めることになります。

一方、安衛法第 3 条には、「事業者は、単にこの法律で定める労働災害の防止のための最低基準を守るだけでなく、快適な職場環境の実現と労働条件の改善を通じて職場における労働者の安全と健康を確保するようにしなければならない」とあることから、事業者には、「労働者の安全と健康を確保する」実施義務があります。この実施義務を遂行するために事業者は産業看護職を雇用しているわけですが、法律に書かれたこの事業者の実施義務と、法律に書かれていない産業看護職の職務や専門性との距離感ゆえの整合性を理解しておかないと、日常の産業看護職としての健康管理活動にも、また危機に際しての判断や行動においても整理がつかず、自分を見失ってしまうことになります。

では、産業看護職の専門性はどこを探せばいいのでしょうか。お勧めの方法は、すでに多くの専門家たちが知恵を出し合い、知恵を絞り合って紡ぎ出した「職務倫理」を深読することです。一般に倫理は、法律の上位概念ですから、行動規範に応用され法律精神の根拠となっています。さらにその上流には社会的使命感があるかもしれませんが、ここでは差し置くことにします。

日本産業衛生学会に「産業保健専門職の倫理指針」が公開されています。そこには、産業保健活動の目的として、「産業保健活動の主目的は、労働条件と労働環境に関連する健康障害の予防と、労働者の健康の保持増進、ならびに福祉の向上に寄与することにある」とあり、産業保健専門職の立場のところには、「2. 科学的判断に基づき専門職として独立的な立場で誠実に業務を進める」や「5. 労働者個人を対象とすると同時に、集団の健康

表1 産業保健専門職の倫理指針

第一章　産業保健専門職の役割と専門性 3. 産業保健専門職の立場
産業保健専門職はその役割の遂行にあたって、以下の立場で臨む。 1. 専門職であることと所属組織の一員であることを両立させる心構えを持つ。 2. 科学的判断に基づき専門職として独立的な立場で誠実に業務を進める。 3. 事業者・労働者が主体的に産業保健活動を行うよう支援する。 4. 労働者の健康情報を管理し、プライバシーを保護する。 5. 労働者個人を対象とすると同時に、集団の健康および組織体の健全な運営の推進を考慮し、総合的な健康を追求する。 6. 職業上のリスクおよびその予防法についての新知見は、事業者・労働者に通知するとともに関連学会等に報告する。 7. 関連分野の専門家に助言を求める姿勢を持つ。 8. 環境保健および地域保健に対する役割を自覚する。

（文献1より抜粋）

および組織体の健全な運営の推進を考慮し、総合的な健康を追求する」と書かれています（表1）[1]。倫理指針の底流に流れている精神は、専門職は「何をするか」の集団ではなく、「なぜそれをするのか」を理解している集団であるとの矜持です。ワクチン接種を例に取るなら、「実施すること、しないこと」について、誰が、どのように、を議論するのではなく、この危機において「なぜそれをするのか、しないのか」について専門的見地から判断し、決定し遂行する集団である、ということになります。

コロナ対応を含めたサービス業産業看護職への期待

コロナ禍は社会全体に影響を及ぼす災害ではありますが、産業保健職はこれを公衆衛生上の問題としてとらえる前に、労働衛生上の問題としてとらえるべきです。なぜなら、コロナ罹患は労災になるからです。この対処フレームが理解できれば、労災を予防し対策し撲滅するのは産業保健職の本来業務ですから、資格を与えられている医療職者として持てる技量を発揮してワクチン接種に携わることの必然性はもとより、職場クラスターを発生させないための、労働衛生対策に全面協力すべき道理もまた理解できることになります。

労災の状況を見てみましょう。厚生労働省の資料「新型コロナウイルス感染症に関する労災請求件数等」（2021年12月31日現在）によると、大半の「コロナ労災」は医療機関での感染例ですが、よく見ると、それ以外の一般職場においても数多くの事例が認定されています。全体の4割が医療従事者以外での発生であり、サービス業である「運輸業、郵便業」「卸売業、小売業」「宿泊業、飲食サービス業」での認定数が目立ちます。サービス業は一般に接客機会の多い業種であり、人と人との間のディスタンシングが守りにくいことや、小売り業、飲食業においては、空間的にも狭い場所で事業が運営されていることが多いので、換気不十分な場所での労働環境も増悪因子になっている可能性があります。

産業看護職は労働者との接触機会も多いことから心理的距離も近く、また詳細な労働環境や労働態様についても詳しいことから、労働者ごとにあるいは職場ごとにその罹患リスクについても直感的な懸念を持っていることと思います。ぜひそれらを整理して部門ごとにリスクマッピングをしたり、どのリスクを優先対策すべきかなどの意見をまとめて対策本部に報告してはいかがでしょうか。そしてリスクに対しては、労働衛生の５管理を応用して検討を進めれば、知識と技量をそのまま役に立てることができます。たとえば、各職場の部屋換気や作業環境は問題ないのか（1－作業環境管理）、作業者の保護備品や職務先での行動に感染リスクはないのか（2－作業管理）、基礎疾患のある労働者はどこに何人いるのか（3－健康管理）、情報の提供や教育ガイドはどの内容をどのタイミングで伝えるべきなのか（4－労働衛生教育）、施策全体を動かすには職場にどのようなしくみが必要なのか（5－総括管理）、に分解しながら進めるのです。

サービス業に係わる労災事例について認定に至った背景や条件例が厚生労働省より公開されているので、以下に２例を記しておきます。労災対象についての基本概念は表2[2]をご覧ください。

・販売店員Ａさんの場合：感染経路は特定されなかったが、Ａさんは発症前14日間に、日々数十人と接客し商品説明等を行う等感染リスクが相対的に高いと考えられる労働環境下での業務に従事しており、私生活での行動等から一般生活では感染するリスクが非常に低い状況であったことが認められたことから、支給決定された。

・タクシー運転手Ｂさんの場合：感染経路は特定されなかったが、Ｂさんは発症前14日間に、日々数十人の乗客（海外や県外からの乗客を含む）を輸送・接客する等感染リスクが相対的に高いと考えられる労働環境下での業務に従事しており、私生活での行動等から一般生活では感染するリスクが非常に低い状況であったことが認められたことから、支給決定された。

労災認定基準に関する行政見解は、「感染経路が特定されない場合であっても、感染リスクが相対的に高いと考えられるような労働環境（複数の感染者が確認された労働環境下、顧客等との近接や接触の機会が多い労働環境下）にて業務に従事していた労働者が感染したときには、業務により感染した蓋然性が高く、業務に起因したものと認められるか否か個々の事案に即して適切に判断する」[3]とあり、職場での感染経路の相当性が否定されない限り認定されることになります。労災を起こさないという観点から言えば、産業保健職

表2 新型コロナウイルス感染の労災保険給付対象（厚生労働省／東京労働局）

・感染経路が業務によることが明らかな場合
・感染経路が不明の場合でも、感染リスクが高い業務※に従事しそれにより感染した蓋然性が強い場合
　※（例1）複数の感染者が確認された労働環境下での業務
　※（例2）顧客等との近接や接触の機会が多い労働環境下の業務
・医師・看護師や介護の業務に従事される方々については業務外で感染したことが明らかな場合を除き、原則として対象

（文献2より作成）

全員が認識を共有して労災対策に取り組むべき状況であることを理解すべきです。

働く人の健康と安全を守る産業看護職

産業看護職の活動テーマは、労働者の健康管理だけが対象ではありません。安全衛生活動の一環としての専門家として職場と労働者に目をやる必要があり、その意味で職場の事故にも関心を寄せる必要があります。

近年、製造業や建設業は機械化や省力化が進み、死傷事故数が減少していますが、逆に小売業や、とくに社会福祉施設での労災事故が増加しています。労災が増え続ける理由の一つに高齢化があります。「総務省の労働力調査によると、65歳以上で小売業で働く人数は21年に96万人と、01年から5割以上増えている。身体機能が低下した高齢者ほどケガしやすく、事故件数の高止まりを招いている」と報道されています[4]。小売りやサービス業は製造業ほどに機械化が進んでいないことに加えて、「人」によるサービスが基本となっているので、慢性的な人手不足の状況があります。体力のある高齢の方々は就業には積極的であり、勢い小売り職場には高齢者が集まる傾向となります。高齢集団では、転倒やつまづき、ふらつきなどによる腰痛や打撲、切り傷などが多く、死亡に至る重大災害というよりは軽症なものが目立ちます。しかし高齢であることから、小さなケガでも治癒が長引いたり、ケガ入院が基礎疾患の悪化要因になったりで、特有の病状経過となることもあります。

そもそも高齢化とともに健康診断の有所見者数は増加し、各種疾病の罹患率も上がりますので、それへの保健指導や医療管理上の配慮も必要となります。とくに疾患を持つ労働者はとっさの事故回避行動ができなかったり、急な症状発生もあって、職場でのケガや事故につながりやすい現状があります。産業看護職は労働者個人の健診結果の不調程度や疾病情報を把握していることが多いので、各人のリスクを踏まえた個別の指導ができる場面も少なくないでしょう。このような継続的で丁寧な健康管理活動の実践があれば、労働者の身体機能の低下や体力の低下にも配慮できる産業保健活動とすることができると思います。結果として、労災事故低減にもつながる産業看護職の活動と貢献にますますの期待が高まります。

（浜口伝博）

引用参考文献

1) 日本産業衛生学会．産業保健専門職の倫理指針．
https://www.sanei.or.jp/?mode=ethics
2) 厚生労働省／東京労働局．職場で新型コロナウイルスに感染した方へ（リーフレット）．2020年11月．
https://jsite.mhlw.go.jp/tokyo-roudoukyoku/newpage_20201130.html
3) 厚生労働省．新型コロナウイルス感染症の労災補償における取扱いについて．厚労省基補発0428第1号．2020年4月．
https://www.mhlw.go.jp/content/000797792.pdf
4) 日本経済新聞．“小売りの労災事故、建設超え”．2022年2月11日朝刊．

Chapter 2

第2章

ヒューマンスキル：対人能力や指導力をどう上げていくか

Chapter 2

1 教育設計

To advance your career

はじめに

①妄想してみよう

いきなりですが、あなたはある組織の産業看護職で、自分で企画したある研修の講師をしたとしましょう。ところが、その研修の受講者アンケートの多くが「つまらなかった」「眠くて仕方なかった」という意見だったとします。そこで、実際に行っている（あるいは行う可能性のある）研修のテーマ・対象者・内容を挙げ、さらには不満の理由を妄想して、記入フォーム①に書いてみてください。

②本稿のゴール

産業看護職の仕事の一つに教育があります。みなさんはおそらく職場で希有の、もしかするとたった一人の医療職＝健康のプロですから、衛生教育・健康教育のプロでもあってほしいと思っています。その教育技術をワンランクアップしていただくために、本稿のゴールを表1のように定めたいと思います。

何やら聞きなれない言葉も出てきたかもしれませんが、このあと、順次説明していきますので、しばしお許しください。

記入フォーム① 妄想の整理

テーマ	
対象者	
内容	
不満理由の妄想	

表1 本稿のゴール

- 本稿の記述を参照しながら
- 文中の※印の注意事項をすべて満たして
- 自分が行う研修の「分析」が書ける

③前提の確認：「中身」のプロから「教える」プロに

みなさんは、メタボや熱中症、外傷の手当など、その教育の「中身」についてはみっちり勉強をし、国家資格まで持っているプロです。しかし「教え方」についてはいかがでしょうか。私が知る限り、看護職のみなさんの教育課程には「教え方」のプログラムは寡聞で、どうやら「センス」「見よう見まね」「自分の経験」で研修を行っていることが多いようですが、いかがでしょうか。仮に「教え方の研修会」を受講しても、ロールプレイの時間はあるものの、それはクラスのごく一部の人が代表で行うものがほとんどで、大多数はそれを見て感想を述べるくらいが関の山、というのが現実ではないでしょうか。

たとえば臨床で、採血や滴下の調整などを訓練もせず「見よう見まね」「代表者がやるのを見るだけ」で現場に出てしまうのであれば、患者さんはたまったものではありません。それと同様に、教育技術もしっかりと身に着けて実施しないと、受講者はたまったものではありません。プロとは、資格保持だけではなく、「素人との圧倒的な差がある人」とも言われます。みなさんも本稿を契機に、素人とは圧倒的に違う教育技術を身に着けている、ワンランク上の産業保健師になってください。

なお、冒頭にお示ししたように、よい教育を行うには、

・中身の専門性の高さ
・教育技術の高さ

の２面が求められます。本稿では後者を主に扱います。

教育技術を体系的に学ぶ

④教育設計学（Instructional Design；ID）とは：その３つの目的

本稿で扱う教育技術のベースが「教育設計学」（Instructional Design、以下 ID）です。ID とは、「教育活動の『効果・効率・魅力』を高めるための手法を集大成したモデルや研究分野、またはそれらを応用して学習支援環境を実現するプロセス」を指します[1)]。

少し分解してお話ししましょう。ID の目的、目指すところを表2に示します。「効果」とは、ゴールにたどり着くことですから、あらかじめゴールを決め（ゴール分析）、さらにはゴールにたどり着いたかどうかを見極める方法も決めておく必要があります。「効率」とは、楽に、つまり投入を少しでも少なくゴールにたどり着くことです。時間、お金、労力の最小化などが挙げられます。これもゴールにたどり着くことが前提です。「魅力」と

表2　ID の３つの目的

1	効果：あらかじめ決めたゴールにたどり着くこと
2	効率：少しでも楽にゴールにたどり着くこと
3	魅力：もっと先を学びたくなる、学んだことを使いたくなる

は、その教育が「楽しい」「面白い」ということもありますが、一歩先、その教育が終わった時点で「さらに学びたくなる」あるいは「学んだことを活用してみたくなる」ことを意味します。

プロセスモデル「ADDIE」

IDの知見の一つに、教育を効果・効率・魅力的に行うためのプロセス（工程）のモデル「ADDIE」があります（図1）。これは教育を行う際、分析－設計－開発－実践－評価の順に各々を明確化していくことを勧めるものであり、ADDIEとはこの5ステップの英語の頭文字をつなげて読んだものです。残念ながら提唱者は不詳です。

本稿ではこの5つのステップの1番目「分析」に焦点をあて、ご紹介していきます。「設計」以降については、参考書籍をご参照ください。分析とは、「なぜ」「誰・どんな人に」「何を目指して」教えるかを明確にすることです。

1）なぜ＝「教育目的」をはっきりさせる

教育の分析の1つ目は、実施目的＝なぜその教育を行わねばならないか、の明確化です。これは、以降の話題である「受講者を誰にするか」「目標を何にするか」の根源になるので、大変重要な事項です。

メタボの1要素である肥満を例に挙げましょう。医療職からすれば、肥満が現在・将来にもたらすリスクは山ほど挙げられるでしょうから、それが教育目的になることに何の抵抗もないと思います。しかし、組織、つまりは決裁権限者もそう考えるとは限りません。「（多くは）私傷病であろう肥満のケアを、自己保健義務を乗り越えて、（しかも、執務時間中に仕事から抜け出させて）『なぜ』組織が実施しなければならないか」を、関係者が納得できなければ、教育実施の合意・許可が得られないかもしれません。

組織内で教育を行う場合、その目的に、受講者本人のメリットはもとより、組織のメリットもあわせて明記することが不可欠です。たとえば、職場がスーパーマーケットで、

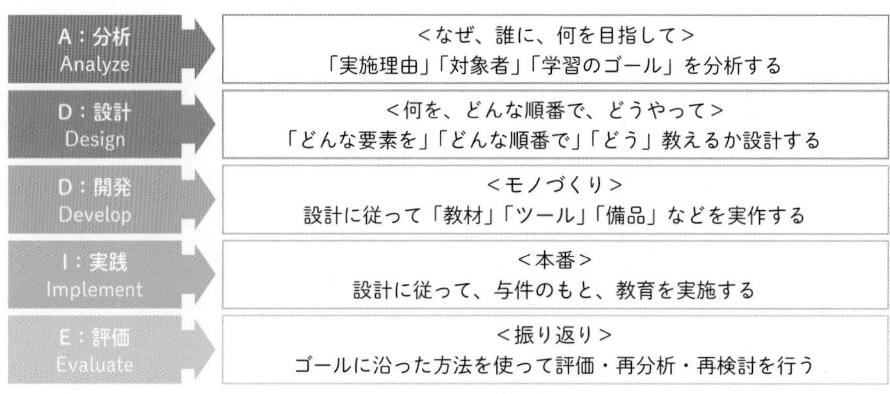

図1 ADDIEモデル

表3 対象者分析の視点と例

視点	説明	メタボ教育の例
既有能力	テーマに関して、どんな知識・技能、学習履歴があるか	個人差はあるが、多くは「肥満はカッコ悪い」程度
日常生活	どんな日常生活（生活リズム・業務内容）を送っているか	店舗販売・レジ早番（8～16時）、遅番（13から22時）があり、売れ残りの揚げ物での夕飯も多い
受講意欲	その教育に関心・興味はどの程度か	一部はダイエット失敗で興味大だが、「まだ若いので余計なお世話」が大半

「『健康生活のお手伝い』という会社のスローガンを掲げながら、店員がメタボではイメージに影響する」「在職者が脳心血管疾患や糖尿病などで欠勤・退職すると、生産性のみならず、採用などにも影響する」などが挙げられるかもしれません。

2）誰・どんな人に＝「対象者」をはっきりさせる

教育の目的が決まったら、次は対象者です。たとえば、健診で有所見になったハイリスクの方に対策を講じたいのなら有所見者だけを対象にすべきでしょうし、肥満の予防も目的にするのなら、全員が対象となりましょう。

さらには、対象層の全員を強制にするのか、希望者だけにするのかも重要な点です。

対象者が誰かが決まったら、次に行うのが「どんな人か」の分析です。私は、性別・年齢などのほかに、表3のような視点で対象者分析をお勧めしています。

3）何を目指すか＝「ゴール」をはっきりさせる

分析の3番目は、教育のゴール＝学習目標をはっきりさせることです。これは、受講者が教育を受けた後にどうなっているかを定義したもので、IDで最も重要視していることの一つです。なぜなら、ゴールが曖昧だと、内容の検討もしようがないですし、また「IDの3つの目的」でも触れたように、効果も測りようがないからです。

よく「メタボを理解する」といったゴールを見かけますが、これでは「理解した」か否かが曖昧です。そこで、IDではゴールの記述に、どんな条件下で（評価条件）、どのくらい（合格基準）、何をできる（目標行動）の3要素を求めます。表4[2)]は、この3要素の説明と例示を、ブルームが行った教育課題の分類（アタマ、カラダ、ココロ）別に表したものです。ゴールを設定する際の参考にしてください。

また、IDの一つのお作法として、ゴールの決定とともに評価方法を決めます。決定したゴールにたどり着いたかどうかは、ゴールの裏返しをその評価方法・基準にすればよいことになります。これは、学習課題の分類により方法が異なりますので、同表の最右欄を参照してください。

表4 ブルームによる教育課題の分類と禁煙教育における例示

分類名	概　要	例　示			評価方法の例
		評価条件	合格基準	目標行動	
認知領域（アタマ）	知識の再生（学んだことを覚えているか）	資料を見ずに	3つ以上	肥満の害を挙げられる	ペーパーテスト 口頭試問
	知的技能（既習事項を新場面で応用できるか）	資料を見ながら	2つ以上	自分の好みに合わせ肥満によいメニューを挙げられる	
精神運動技能領域（カラダ）	運動技能・操作技能（筋肉を使って求めることをできるか）	ビデオを見ながら	3つのポイントに則り	腹筋運動ができる	チェックシートに基づく実技テスト
情意領域（ココロ）	興味・態度・価値観の変容、適応力（望ましい選択をできるか）	他者の督促なしに	週に4日以上	ジョギングが継続できる	追跡調査 面接 作文

（文献2を参考に作成）

⑤ここまでのことを使ってみよう

さてここまで、「IDとは」「ADDIEモデルとは」「その中の分析とは」、に触れてきました。これだけでは、単なる知識の細切れの詰め込みにすぎません。本書は産業看護職という職業人の教育を企図して作っています。職業人教育で大事なことは、学んだことを使える、そして使うことです。言い換えれば、仕事の仕方が変わることが、その教育の価値だと思っています。そこで、みなさんが日常行っている教育やその環境を使って、この知識をもって「実践の計画」へと歩を進めてみましょう。次項⑥がその練習です。

自分のものにする

⑥実際に作成してみよう

自分の研修の「分析」をしてみましょう。記入フォーム②の各項目を埋めてください。テーマや対象者は冒頭の記入フォーム①と異なってもかまいません。ただし、表中の※印を満たすことが必須です。もちろん、本稿をもう一度読み直しながらでかまいません。

⑦記入したものをコメントし合う

記入フォーム②ができたら、どなたかに見せてコメントをもらってください。見てもらう方は、なるべく多岐にわたるほうがよいと思います。とくにおすすめを挙げます。

・ほかの産業看護職・産業医

・人事など関連部門の方

・対象者、または対象者と似た状況にある方　など

これにより、さまざまな視点・立場、そして価値からあなたの教育プランに助言をいただくことができます。また逆に、上記の方々にもこの作表を促し、今度はあなたがコメン

記入フォーム② 「分析」を活用した教育プラン

テーマ	※自分が行っているまたは行う可能性があるもの
実施理由	※受講者本人と組織双方のメリット
対象者	※テーマに対する既有能力、日常の様子、受講意欲・関心の３点
ゴール	※評価条件、合格基準、目標行動の３点
評価方法	※ゴールの裏返しになっているか、学習課題の性質に合致するか

トしてみることをお勧めします。他人にコメントするには、正しい知識を持っていることが望まれますので、学びの精度が深まります。

成果を確かめ、活かそう

⑧成果を評価してみる

記入フォーム②に記入した内容を、冒頭に表1として示した「本稿のゴール」に則って評価してみましょう。本稿の記述を参照しながら、※印の注意事項をすべて満たして、自分が行う研修の「分析」が書けているでしょうか？　合格基準は、※印の指示をどれほど満たしているかです。また、前項⑦でご一緒した方々と評価し合うのもよいでしょう。

⑨忘れずに使ってみる

ここまで、理屈を学び、練習をし、評価をしてきました。そして、ご自身が行っている（または行う可能性のある）テーマ・対象者を挙げ、その練習をしていただきました。つまり、この営みは仕事そのものと言えましょう。学びと仕事を合体させ、「仕事の仕方を変える」のが職業人教育の要諦であることは先述の通りです。早速実務に活用してみてください！

9 教授事象と本稿

本稿は、IDの開祖と言われているロバート・M・ガニェ先生が提唱した９教授事象に則って組み立てています（表5）。これは、講師による学習支援を９種類の働きかけに整理したもので、いわば「うまい教え方」としてもよいかもしれません。本稿の冒頭で、「よ

表5 ガニェの９教授事象と本稿（各見出し数字は本文と対応）

大項目	9 教授事象	本稿での活用例
1. 導入 【新しい学習の準備】	①学習者の注意を獲得する	「妄想」による作表で始める
	②目標を知らせる	ゴールを宣言する
	③前提条件を思い出させる	「教育技術の教育歴」の確認
2. 情報開示 【新しいことに触れる】	④新しい事項を提示する	ADDIE モデルや「分析」の説明
	⑤学習の指針を与える	ここまでの知識の活用の提案をする
3. 学習活動 【自分のものにする】	⑥練習の機会を作る	フォームを使い自分の研修を分析する
	⑦フィードバックを与える	作成したものにコメントをもらう提案
4. まとめ 【成果を確かめ忘れない】	⑧学習の成果を評価する	ゴールとの照合をする
	⑨保持と転移を高める	忘れずかつ実践することを勧める

ろしくないアンケートが押し寄せた」ことを妄想してください、などと奇妙な書き出しをしました。これは、みなさんに少しでも「注意・関心」を持っていただきたいという私なりの工夫でしたが、いかがでしたでしょうか。以降、表のような意図と組み立てをしました。

おわりに

ここまで、産業保健看護職のみなさんの教育に少しでも参考になればと記してきました。また限られた紙幅で、とりわけ ID の ADDIE モデル、その中の「分析」に焦点を当ててきました。その理由は、ここを間違えるとどんなに素敵なスライドを作っても、必要とするゴールに達しなければ講師のトークが鮮やかでも、また、趣向を凝らして感動し合うワークを行っても、職業人教育としては意味をなさず、残念な結果になることがあまりにも多いためです。ADDIE モデルの STEP2「設計」以降は、下記の拙著をはじめ、多数公開されている ID に関する書籍やセミナーをご活用ください。

（柴田喜幸）

引用文献

1) 鈴木克明．総説 e-Learning 実践のためのインストラクショナル・デザイン．日本教育工学会論文誌．29 (3)，2005，197-205.
2) 鈴木克明編著．"3 章 5 節 学修課題の性質と適切な評価方法：ブルームとガニェ"．詳説インストラクショナルデザイン：e ラーニングファンダメンタル．東京，日本イーラーニングコンソシアム , 2004，3-14.

参考文献

・鈴木克明．放送利用からの授業デザイナー入門：若い先生へのメッセージ．東京，財団法人日本放送教育協会，1995.
・柴田喜幸．産業保健スタッフのための教え方 26 の鉄則：イケてる健康教育はインストラクショナル・デザインで作る！．東京，中央労働災害防止協会，2018.

Chapter 2

2 動機づけ面接

To advance your career

はじめに

動機づけ面接（Motivational Interviewing；MI）は、1980年代に臨床心理学の研究者であるウィリアム・R・ミラーとステファン・ロルニックによって確立された面接技法です。当初はアルコール依存症の治療面接に適用されましたが、その後、広範な対象に応用され、現在に至っています。動機づけ面接は「ヒトはなぜ行動変容するのか？」という疑問から始まりました。行動療法家でもあったミラーは、人が行動を変えるには、「変わりたい、一方で、このままでいたい」という両価性の解消が必要だと考えました。そして、来談者中心的要素を基礎として、目標志向的要素を組み合わせた動機づけ面接というスタイルを作り上げたのです。

動機づけ面接の流れ

動機づけ面接は、4つのプロセス・4つのスピリット・4つのスキルから構成される、単純な面接スタイルです。一方、単純ということと、習得が容易ということとは、必ずしも一致しません。まず初めに、産業看護職のみなさんがこのエッセンスを取り入れることで、日々の面接がどのように変わるのか、健康診断事後指導の場面を例にとって考えてみましょう。精密検査受診や生活習慣改善というゴールを目指して面接を実施しますが、動機づけ面接では、あらゆる面接のスタートを関係作りから始めます。

4つのプロセス：面接者の基本的進め方

動機づけ面接では、プロセスを意識して来談者の少し後ろを歩みます。

① Process 1…関係を作る

この段階では、対象者に、安心して話すことができる環境を保証することが目標です。面接に方向性を持たせず、ある程度自由に話してもらうことが大切です。

保健師「健康診断結果を確認していただいたと思いますが、いかがでしたか？」**［開かれた質問］**

労働者「どうって、あんまり気にしていません」

保健師「あんまり気にしてない……と、いうと？」**［聞き返し＋開かれた質問］**

労働者「いくつか、精密検査って書いてあるけど、体調は問題ないし、毎年こんな感じですから」
保健師「毎年精密検査に引っかかっているけれど、自覚症状はないし……」**［聞き返し］**
労働者「それに、精密検査って言われても、ピンとこないんですよね、どんな検査かよくわからないし」
保健師「検査の内容を知りたい気持ちもある感じですかね」**［聞き返し］**

関係作りの段階での注意点は、いきなり「精密検査って書いてあるのに気にならないんですか？」とか「ほとんどの病気は、重症化しないと自覚症状なんてないですよ！」などと、相手の間違いを指摘しないことです。これを「間違い指摘反射（正したい反射）」と言い、来談者との関係を崩す大きな原因となります。受容の精神で、開かれた質問や聞き返しを使い、対象者の状況・思考・感情を確認していきます。

② Process 2…焦点を決める

関係作りができたら、面接の方向性を確認します。動機づけ面接では、焦点の決め方として「環境が決める」「来談者が決める」「中立的」という３つのパターンがあります。健康診断の事後指導においては、ある程度焦点は絞られています。

労働者「まあ、そうですね、この検査の数字って、どういう意味ですか？」
保健師「HbA1c が 8.2 ですね。これまで聞いたことはないですか？」**［引き出す］**
労働者「ええ。糖尿って書いてありますけど」
保健師「そうですね。少し説明させてもらってもいいですか？」**［許可をとる］**
労働者「はい」
保健師「（HbA1c についての一般的説明に続いて）説明を聞かれて、いかがですか？」**［情報提供＋引き出す］**
労働者「結構、危ない状況なんですね。やっぱり、一度きちんと検査を受けたほうがいいんでしょうね。でも、仕事も忙しいしな……」

面談の焦点が精密検査受診に定まりました。ここから、次のプロセスに移ります。

One Point！「情報提供」

動機づけ面接で、情報提供が許されるのは、対象者から質問された場合と、対象者の許可を得た場合です。情報提供を行う場合にも、E（Evocation：引き出す）－P（Provide：提供する）－E（Evocation：引き出す）という手順を踏み、最後に選択権を対象者に渡します。

③ Process 3…引き出す

保健師「仕事が忙しくて時間が取れない……」
労働者「そうなんですよ。最近、残業も多いし、土曜出勤もあるんですよね」
保健師「一方で、検査を受けたいという気持ちも、多少はあると……」**［弱めの聞き返し］**
労働者「そうですね。先ほどのお話だと、結構ヤバい状態みたいだし」
保健師「放置しておくのはまずいかなと」**［聞き返し］**
労働者「やっぱり、時間を作ってでも、受診しないとまずいですよね」
保健師「そうすると、お仕事は忙しい、一方で、ご自身の健康は大切だと考えておられて、放置して糖尿病が悪化することは避けたいという気持ちもあって、受診の機会を作りたいと思っていらっしゃる。それでは、どうしましょうか？」**［総要約＋鍵の質問］**

引き出す段階では、対象者の発言の中から、行動変容に向かう言葉＝チェンジトークを選択的に聞き返していきます。この事例では、焦点を決めるステップの最後の発言を受けて、最初だけは現状維持の言葉＝維持トークをそのまま聞き返していますが、その後はチェンジトークのみを選択的に聞き返しています。チェンジトークが十分に引き出され、維持トークが消去されたところで、総要約を行います。総要約では、それまでに語られたチェンジトークを集めて、「チェンジトークの花束」を作るようにまとめます。維持トークを含める場合は、維持トークを前に、チェンジトークを後に置いて、両者を「だが」や「しかし」を避け、「一方で」や「そして」で結ぶことが望ましいとされています。総要約に続く「どうしましょうか？」という言葉は、鍵の質問といわれるもので、計画の段階に進む合意を求めるものです。

④ Process 4…計画する

労働者「やっぱり受診しようと思います」
保健師「受診先はどうされますか？」
労働者「かかりつけの内科がありますから、そこで大丈夫ですか？」
保健師「もちろん。いつごろ行かれますか？」
労働者「そうですね、この週末はもう予定が入っているので、来週の土曜日に行ってみます」
保健師「来週の土曜日ですね。それでは、受診後に結果を教えていただいてもよろしいですか？」
労働者「わかりました。受診したら、報告に来ますね」
保健師「ありがとうございます。それでは、また、お待ちしていますね。今日は貴重なお時間をいただき、ありがとうございました」

鍵の質問に対して「受診しようと思う」という発言が返ってきました。これは、チェンジトークの中でも、コミットメント言語といわれる特別な発言です。具体的な行動について言及するもので、決意の表明や、準備の開始、ステップを踏むといった発言があります。もし、ここでコミットメント発言が聞かれず、「でも、やっぱり時間が取れそうにない」といった維持トークが出てきた場合は、引き出す段階がまだ十分に進んでいないサインですので、さらに引き出す段階を継続します。

計画の段階では、具体的な行動を目標や期限を含めて対象者に決めていただきます。また、必要に応じて、先に述べたE-P-Eの作法で情報提供を行うこともあります。

上のやりとりでは4つのプロセスを順調にたどってきましたが、実際の面談では、関わる段階を基礎として、対象者との関わりを常に確認しながらプロセスを進めていきます。ときにはプロセスが行きつ戻りつすることもありますし、面接によっては、計画にまで達しない場合もあります。

4つのスピリット：面接者のとるべき態度

動機づけ面接を実施する際に面接者がとるべき態度を「MIのスピリット」と呼びます。

①協働（パートナーシップ）

面接者と対象者が対等な関係に立って、共にゴールを目指すという考え方です。対象者は、自分自身の専門家であると考え、対象者の思考・感情・価値を、対象者から教えてもらうという態度です。

②受容

対象者の価値観を尊重し、対象者自らの問題解決能力を信頼するという態度です。受容の4要素として、「正確な共感」「（対象者の）絶対的価値」「是認」「自律性の尊重」が挙げられます。面接者が、自身の価値観をいったん棚上げし、間違い指摘反射（正したい反射）を封印することが重要です。

③思いやり（コンパッション）

来談者の幸福を思いやる態度です。面接を面接者自身の利益のために利用しないということです。

④喚起（引き出す）

対象者自身の内的動機を引き出すという態度です。教えたり説得したりするのではなく、対象者自身の価値観を引き出すことで行動変容につなげます。

One Point！「共感」

心理学的共感とは、対象者の状況・思考・感情を、その言葉に表れていない部分も含めて推測し、言葉に表して対象者に確認する行為です。典型的には「あなたのおっしゃりたいことは～ということですね」という平叙文の形をとります。同感や同情とは全く異なる概念です。

4つのスキル：面接者の使用する技術

動機づけ面接で使用するスキルは、まとめるとわずかに4つです。

①開かれた質問

「はい」「いいえ」で答えられない質問です。特定の情報を尋ねる、いわゆるアセスメントの質問は「閉じた質問」に分類されます。動機づけ面接では、開かれた質問が閉じた質問より多いことが望ましいとされます。

②是認

来談所の長所や強みを具体的に述べる発言です。内容を伴わない「すごいですね」「素晴らしいですね」という発言は、是認とは見なされません。

③聞き返し

対象者の発言を、平叙文の形で確認することです。共感の基本的スキルであり、対象者の発言をそのまま、あるいは、単なる言い換えで返す単純な聞き返しと、言葉に表れていない意味を含めて聞き返す複雑な聞き返しがあります。内容が聞き返しであっても、語尾が上がっているものは、質問として扱います。動機づけ面接では、聞き返しが、質問の2倍以上であることが望ましいとされています。

④要約

来談者が述べた言葉を簡潔にまとめて確認することで、面接の節目などに行われることが多いでしょう。

動機づけ面接の効用

動機づけ面接を身に着けることの効用は、まず、日々の保健指導で対象者の行動変容を引き出すことが容易になることです。また、面接による疲労感が軽減されることも明らかになっています。動機づけ面接は、ミラーが「あなたはレスリングをするのではない、ダンスを踊るのだ」と述べているように、対象者を組み伏せるように説得するのではなく、対象者をパートナーとして、その内的動機を汲み出す面接です。したがって、面接者側の疲労感も少ないのです。

一方、面接以外の対人関係でも、動機づけ面接を身に着けることのメリットは大きいのです。動機づけ面接は、いわゆる「面接法」ではなく「面接スタイル」と言われます。間違い指摘反射を抑え、対象者の強みや行動変容に向かう発言に注目することは、定型的面接の場面にとどまらず、あらゆる対人関係に応用することが可能です。

産業看護職には、保健指導の対象者以外にも、産業医、人事・労務担当者、対象者の職制など、さまざまな関係者と協力することが求められます。そうした対話の場に、動機づけ面接のスタイルを使うことで、関係性を改善することが可能となります。

たとえば、私傷病で休業を余儀なくされた労働者にネガティブな感情を抱く上司に対し

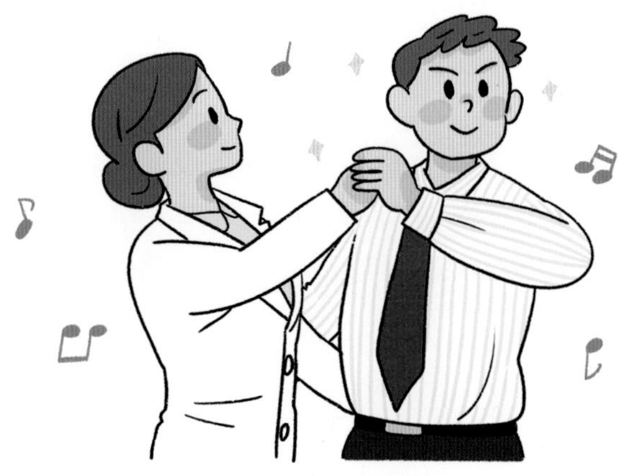

て、こちら側の間違い指摘反射を抑える一方、業務遂行の責任を果たしたいという上司の思いに共感し「業務に支障が出ることがご心配なのですね」と声をかけるのと、「彼だって好んで病気になっているわけではないんですよ（そのくらい理解してください！）」と発言するのでは、受け取る側の反応が違ってきます。こうした、日々のちょっとした声掛けにも、動機づけ面接のスタイルが使えるのです。

動機づけ面接を身に着ける

それでは、どうすれば動機づけ面接を習得することができるのでしょうか？　その一例として、私の同僚である看護職がどのような学習方法をとっているのかをご紹介しましょう。

1）3日間の集中ワークショップ参加

動機づけ面接に興味を持たれたら、その全体像を集中的に学ぶために、3日間の集中ワークショップに参加することをお勧めします。現在、寛容と連携の日本動機づけ面接学会が主催する集中講座が、年1～2回開催されています。この講座は、受講者2～3名ごとにファシリテーターがついて演習補助を行うという手厚いもので、ファシリテーターもこの集中講座修了者から構成されています。動機づけ面接習得のスタート地点に立つための講座と言ってもよいでしょう。

2）ケースフィードバックプログラム受講

上記の集中講座を受講した人に対し、次の集中講座までに、実際の面接事例をもとに上級者からフィードバックを受ける、ケースフィードバックプログラムを実施します。このプログラムを受講すると、次の集中講座にファシリテーターとして無料参加が可能です。

3）ファシリテーターとして集中講座参加

ケースフィードバックプログラムを修了し、集中講座にファシリテーターとして参加します。演習補助者として参加するとともに、知識や技術の復習、そしてレベルアップを図ることができます。

4）近隣の動機づけ面接学習会参加

現在、全国各地で定期学習会が開催されています。コロナ禍の影響で活動休止を余儀なくされている学習会もある一方、リモートに切り替えている学習会もあります。私自身、現在の職場を会場にして、参加資格を問わない形で年6回の学習会を開催しています。また、日本産業衛生学会総会や産業医・産業看護全国協議会でも、自由集会としてワークショップが開催されています。

5）トレーナーによるスーパーバイズ

上の1～4に挙げた学習機会を利用して、動機づけ面接の熟達者であるトレーナーと知己を得ることができれば、継続的なスーパービジョンを受けることも可能です。また、寛容と連携の日本動機づけ面接学会では、会員向けにスーパーバイザーとのマッチングサービスを実施しています。

私の同僚である看護職は、集中講座受講、ケースフィードバックプログラムの終了、集中講座へのファシリテーター参加に合わせて、私が主催する定例学習会への参加や、私からのスーパービジョンを受けながら、動機づけ面接の学びを深めています。興味をお持ちの方は、学会のwebサイト（https://gadjasmine.wixsite.com/jasmine）にアクセスしてみてください。

おわりに

動機づけ面接において、最高のトレーナーは来談者であるとされています。産業看護職のみなさんは、臨床において多数の面接や対話を行われていることでしょう。その対象者がすべて、みなさんのトレーナーです。面接がうまくいっているか否かを教えてくれるのも、そうした対象者であり、みなさんは常に最高のトレーナーに恵まれているということです。動機づけ面接は単純ですが、容易ではありません。創始者のMillerは、“Be MI”を目指すこと、そして“Do MI”と“Be MI”の間にあるものを問われて“10 years”（10年間）と答えました。みなさんが“Do MI”から始まる“Be MI”への道へと、一歩踏み出されることを期待しています。

（後藤英之）

引用参考文献

1）ウイリアム・R・ミラー，ステファン・ロルニック．動機づけ面接：上．第3版．原井宏明監訳．原井宏明ほか翻訳．東京，星和書店，2019.

2）ウイリアム・R・ミラー，ステファン・ロルニック．動機づけ面接：下．第3版．原井宏明ほか翻訳．東京，星和書店，2019.

Chapter 2

3

To advance your career

1 on 1ミーティングに必要な「傾聴力」と「質問力」

はじめに

第1章2では心理的安全性の重要性について解説しました。本項ではその心理的安全性を下支えにして、部下と組織の成長につなげることを狙う「1 on 1ミーティング」について触れていきます。

心理的安全性を土台にした成長の機会：1 on 1ミーティング

心理的安全性を高めていくうえで、対話は必要不可欠だと感じています。それは、対話を行っていくことが、相手の考えや価値観を理解するきっかけになるからです。組織の中での対話というのはどういう状態を指すのか、あらためて考えてみましょう。

「縦」と「横」のコミュニケーション

職場でのコミュニケーションならとれている、と言われる方も多いと思います。事実、組織の中ではひんぱんにコミュニケーションをとられているかと思います。そのコミュニケーションを分解してみると、図1のようになるのではないでしょうか。

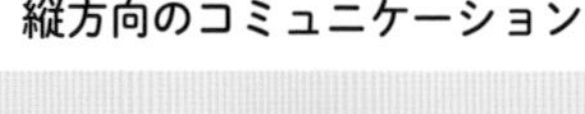

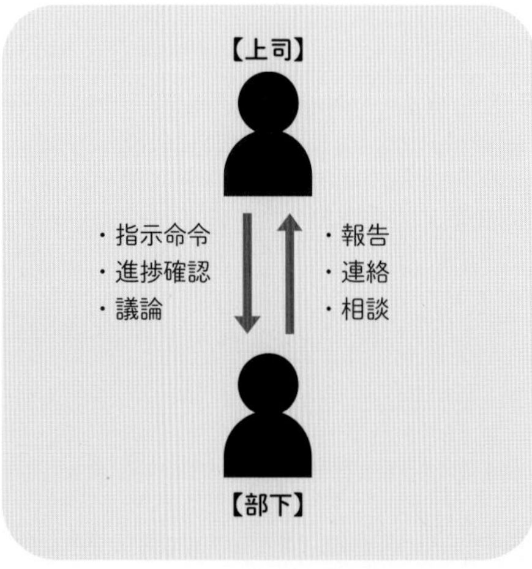

横方向のコミュニケーション

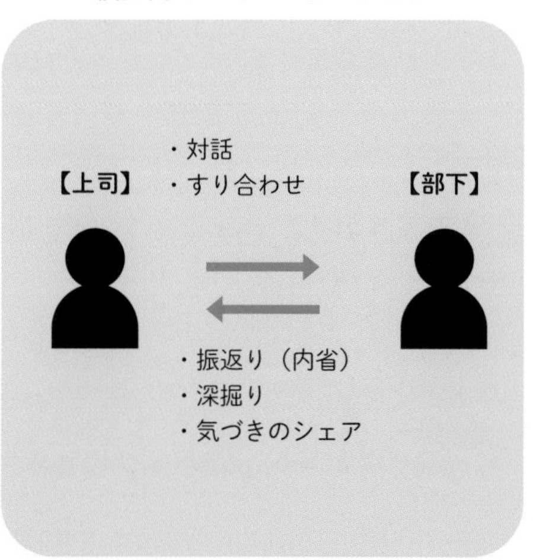

図1 縦方向と横方向のコミュニケーション

表1 1 on 1 ミーティングの方法（例）

1 何を話せばよいか
仕事の進捗や、困りごと、成長課題、上司として支援が必要なこと、その他自由に
2 どのくらいの周期で行えばよいか
仕事の進み具合にもよるが、できれば週に 1 回、少なくとも 2 週間に 1 回が望ましい
3 1 回あたりの時間
ラポール（関係性）づくりなどを考えると 30 分は必要だと思われる
4 話に詰まったときはどうすればよいか
目的に照らして、部下の成長についての「これまで」「現時点の認識」「これからの課題やプラン」など、いくつか、話題を用意しておくとよい

左側の、縦方向のコミュニケーションが組織内では中心になっているかと思います。もちろん、組織が成果を上げていくうえで、縦のコミュニケーションはとても重要です。ですが、縦だけではなかなかうまくいかなくなってきていることも事実です。対話という点でお伝えしたいのは、横方向のコミュニケーションも、現在の組織には同時に必要になってきているということです。縦と横、両方のコミュニケーションを使うことが、健康経営の掲げる「従業員の心身の健康」と「事業成果」の両立につながると考えます。

横方向のコミュニケーション：1 on 1

最近ではこういった横方向のコミュニケーションを「1 on 1 ミーティング」として組織に導入している企業が増えています。1 on 1 ミーティングとは、広義では「1 対 1 のミーティング」のすべてを指しますが、最近ではとくに「上司・部下間で定期的に行う対話」という意味合いで使われることが多くなっており、ここでもそれについて触れます。

1 on 1 ミーティングの目的は、それを導入する組織によってさまざまですが、多くの場合、「部下の成長を通じた組織の成長」です。とくに個人の成長に関して、1 対 1 で対話を行うことで心理的安全性を高めるきっかけとしたり、経験を振り返る内省の時間にあて人財育成のきっかけとするという考え方のミーティングであるとも言えるでしょう。1 on 1 ミーティングのやり方・方法はさまざまですが、よく出る話題を**表1**にまとめました。

2020 年の『人事白書』では、4 割近い企業が 1 on 1 ミーティングを導入しているという調査結果があります[1)]。組織の中で、横方向のコミュニケーションが重要だととらえている証拠なのだろうと推測されます。

心理的安全性・鈴木さんの事例から

第 1 章 2 で取り上げた、ブレスト会議後の鈴木さんの発言を思い出してみてください。
「実は自分の頭の中で一生懸命に考えていたんです。自分は考えを言葉にすることが苦手なので、どのように発言しようか考えていたら時間が過ぎて、会議が終わってしまったのです。その後に田中さんから私に対しての発言があり、正直びっくりしました。確かに私も発言できなかったことは反省ですが、貢献していないと決めつけられてしまうのは残念でなりません」。

メンバーのこういった心情を理解するためには、縦ではなく横を意識したコミュニケーションがとても重要です。縦の関係で接してしまうと、それこそ「なぜ発言しないのだ！」というように、相手を責める状況になりかねません。横方向のコミュケーションを使うことで、相手がなぜそのような行動をとるのか理由を聞き、どのようにしていけば双方にとってよいのか、対話によって考えていくことが重要です。こうした深い考え・感情の表出を促すのが「横の関係」であり、それを偶然ではなく、必然的に、つまりは仕組みとして定期的に行うのが1 on 1ミーティングです。1 on 1ミーティングをより充実したものにするためには、「傾聴力」と「質問力」というスキルが望まれます。次項で詳しく解説していきます。

1 on 1ミーティングを円滑にする2つの対話スキル

1 on 1、つまりは横方向のコミュニケーションを円滑にしていくためには、何が重要なのでしょうか？　それには組織に所属するみなさんが、対話のスキルを向上させることが必要不可欠だと思っています。では、そのスキルとはどういったものでしょうか？　対話を円滑にしていくスキルとして、傾聴力、観察力、質問力、承認力、伝達力が挙げられます。以下に、それらの中でもとくに重要な、傾聴力と質問力について解説します。

1）傾聴力

傾聴力の必要性については多くの方が理解されており、先ほど挙げた『人事白書』の中でも、1 on 1ミーティングを成功させるために必要な要素は傾聴力であると、4割以上の人が回答しています[1)]。私自身も傾聴力はとても大事な要素だと思っています。では、傾聴とはつまりどのような状態を指すのでしょうか？　また、なぜ傾聴が必要なのでしょうか？

傾聴が必要なのは、それが対話を促進させるために必要な手段だからです。聞き手の側が、話し手に対し「あなたの話を聞いていますよ」という意思表示をすることは大事です。よく勘違いされるのは、私は相手の話を聞いているから傾聴ができていると思ってしまうことです。傾聴ができているか否かは話し手が判断することであり、聞き手が判断することではありません。話し手が話しやすいように、聞き手が環境を整えて聞く、それが傾聴力を発揮しているということです。

うなずきを意識しよう

では、どのようにすれば話し手は、聞き手が聴いてくれていると思うのでしょうか？

傾聴で重要なことは、まず反応（うなずき）をするということです。たとえ聞き手がちゃんと聞いていたとしても、反応（うなずき）がないと、話し手は相手が聞いてくれているとは感じません。自分の話を聴いてくれているなと話し手が感じるためには、聞き手がしっかりとうなずきを行うことが重要です。ぜひ、これまでの3倍くらい意識してうなずきながら、話し手の話を聞いていただければと思います。そうすると、話し手は安心して話をするようになっていきます。このことは、話し手との信頼関係をつくるうえで重要な要素ともなります。みなさんはいかがでしょうか？　話を聞いてくれない人に信頼を寄せようと思うでしょうか？　横方向のコミュニケーション、1 on 1ミーティングを効果的にするためには、適切に話し手との信頼関係を構築していくことが何よりも重要です。そのためにも、反応（うなずき）を普段よりも強く意識し、対話を進めていきましょう。

2）質問力

心理的安全性を高めるためには、話し手の話をより深い点で理解することが重要です。話し手の話をより深く理解するためには、質問力が必要不可欠です。傾聴は、話し手の話を聞くことだけが目的ではありません。質問力とセットで傾聴力を使うことが大事になってきます。聞く・質問するという2つのスキルを高めることで、相手の思考をより深掘りしていくことができます。

きっかけはビッグワード

では、どのように傾聴力と質問力を使っていくとよいのでしょうか？　組織の中でのコミュニケーションでは、ある言葉が非常に多く出てくることがわかっています。それらはビッグワードと呼ばれます。

・戦略
・戦術
・積極的に〇〇する
・自律／自立
・コミュニケーション
・スキル
・知識

これらの言葉は、日本語としてもちろん理解はできますが、それぞれの受け取り方で認識が異なってしまう言葉でもあります。第1章2で「犬をかいてください」という例を挙げましたが、まさに同じです。ただし、こういった言葉が悪いということではありません。こういった言葉こそ、深堀りのための重要なポイントともなります。つまり、傾聴力を駆使して相手にたくさん話をしてもらい、そこからビッグワードになりそうなキーワードを見つけ、そのビッグワードに対して質問をしていくのです。ビッグワードを深堀りすることで、相手が本当に言いたいことが見えてくるということになります。

では、深堀りのためには、どのように質問すればよいでしょうか？　ここにコーチングスキルで使われる、チャンクダウンというスキルが活きてきます。要は大きなものを分解するということです。深掘りをするための具体的な質問として、「具体的には？」と投げかけてみましょう。前に挙げたビッグワードが出たとき、「それって具体的に言うと、どういうことでしょうか？」、このように質問をしてみてください。この質問があることで、話し手は具体的に言い換える形になります。そのことが話し手の思考を深堀りし、聞き手は話し手の深い点を聞くきっかけになります。

また、ビッグワードは抽象度が高い言葉でもあるため、答えは一つではない可能性があります。「具体的には？」と深掘りをした後に、ぜひ「ほかには？」という質問もセットで使ってみてください。より話し手の思考を深めていくことになります。

具体的な例

話し手「最近、自分のキャリアについて悩んでいます。自律しなさいとよく言われるのですが……」。

この話し手から見えてくるビッグワードは「キャリア」と「自律」です。この２つを傾聴で聞き出し、「具体的には？」「ほかには？」と質問していきます。

具体的な質問の例

聞き手「先ほど、キャリア（もしくは自律）という言葉がありましたね！　あなたの考えるキャリア（もしくは自律）を、もう少し具体的に聞いてもいいですか？」

どうでしょうか？　この質問をするだけで、話し手は考えを深めていきます。

話し手「そうですね。私の考えるキャリアとは、働く上での目的なんだろうと思っています」

ただ、これだけではまだ考えが深くまで到達していない可能性があります。そこで「ほかには？」という質問も使うことで、相手の思考をより広げていくことも重要です。

聞き手：「なるほど、働く上での目的ととらえているのですね。ほかにはどんなことがありますか？」

こうした形で、思考を広げるような質問を投げかけることで、話し手が自身の思考を深めていきます。では、質問によって、思考を深めていくと、どんなよいことがあるのでしょうか？　それは、思考を深堀りして、広げていき、話し手自身がビッグワードを自身で考えて言語化することにあります。言語化することで、自分がこれから何をするべきなのかを具体的に考えるきっかけになるのです。深掘りを言語化するにあたり、重要な言葉があります。

「人はイメージできないことはマネージできない」

つまり、人は具体的にイメージできないことを、行動に移すことはできないということです。だからこそ、質問によって話し手のビッグワードを深掘ることが重要なのです。行動しなければ、成果を出すことにもつながりません。そのためにはまず、ビッグワードを具体的にすることが重要です。

また、思考を深掘るプロセスを、聞き手が傾聴と質問を使って伴走することで、話し手がどこに悩みを抱えているのかも同時に見えてきます。思考のプロセスを知り、相手が言語化した内容を知ることで、相手の状況も見えてくるかと思います。

対話のスキルを向上させるために

このように、傾聴と質問の両方を駆使することが、対話においては重要になります。ぜひ、この2点を意識して、両方のスキルを高めていただければと思います。では、この2つのスキルをどのように上げていくとよいのでしょうか？　方法の一つとして、フィードバッカーを入れたロールプレイを行うことをお勧めします。第3者の視点であるフィードバッカーを入れ、自分自身の対話がどのようになっているかを見てもらい、良い点や課題点を指摘してもらう機会をつくることです。

自分の行動は、自分では認識しづらいものです。しっかりやっているつもりでも、他者から見るとできていないというのはよくあることです。だからこそ、フィードバッカーの視点を借りて、自分の対話がどのようになっているかを見て、評価をしてもらう機会が重要になります。とはいえ、実際の対話の場にフィードバッカーを入れるのは難しいでしょう。疑似的なロールプレイの場を設け、参加者で模擬対話を行い、みなさんで傾聴力、質問力を高めるきっかけを作っていただければと思います。

また、このロールプレイは他者の質問を「見る」きっかけにもなります。他者の良い質問方法を理解できると、自分も使ってみようという気持ちになります。対話のスキルを向上させるために、ぜひロールプレイの機会を設けて有志で集い、実践していただければ幸いです。

（堀井耕策）

引用参考文献

1）『日本の人事部』編集部．日本の人事部 人事白書 2020．東京，株式会社 HR ビジョン，2020．

参考資料

・堀井耕策．心理的安全性をふまえた 1on1 ミーティング入門．産業医大首都圏プレミアムセミナー（オンデマンドコース），2021．https://premium.med.uoeh-u.ac.jp/service/course/number16/

Chapter 2

4

To advance your career

人と関わるとは何か：面談を「面接指導」から「人生を豊かにするための関わり」に

はじめに

私たち産業保健職は、職場で日々従業員の方と面談をしています。面談の技術を上げ、従業員ご本人にも、会社側にも感謝される面談を行いたいですね。ただ、どうすればいいのかは必ずしも明らかではなく、面談の対象者（この項では「クライアント」と呼ぶことにします）にどのように働きかければよいのか、難しさを感じられている方もおられるのではないでしょうか。

ここでは、産業保健の面談の中でも大きな位置を占める保健指導と職場適応支援の２つの文脈における面談のあり方について、一緒に学んでいきましょう。

保健指導の難しさ

保健指導はとても重要な仕事で、従業員の健康管理の大本になる活動かと思います。血圧の高い人、タバコを吸っている人、肝臓の数値が悪い人に正しい生活習慣を勧めるのは、会社の安全配慮義務の履行であるとともに、何よりご本人のためになります。

ただ、保健指導でクライアントは、往々にして何か間違ったことを言われます。「タバコの害は大したことはない」「私は健康だ」「これくらい食べてもいいよね」「運動はしたいが、時間がない」……こういったセリフを聞くと、「そうじゃないでしょう」とつい言ってしまいませんか？　私たちは、どう健康をとらえて何をすればいいのかについて勉強していますので、「そう思われる人も多いんですが、そうじゃないんですよね。医学的には……」という反応をしてしまいがちです。

これには名前がついていて、「間違い指摘反射」もしくは「正したい反射」righting reflex と言われます。人間には間違ったことを言われると反射的に正したくなる本能があります。厳しい自然環境の中で生き延びなければならなかった祖先にとって、「このキノコは食べても大丈夫だ」と言われて「違うよ、食べたら死んじゃうよ」とすぐに答えることが重要だったのですね。

ただ、保健指導でこれをやると、かえってクライアントが「引いて」しまうだけで、むしろ事態は悪化することが多かったりしませんか？　単にうるさがられるだけだったり、保健指導に来なくなったりということもあるかもしれません。正しいことを言うと、かえってこちらの言うことに耳を貸してくれなくなることがあるのです。

傾聴という方法

米国の心理学者で「来談者（患者）中心療法：Client-Centered Therapy」[1)] を創出したカール・ロジャーズは、「傾聴」という方法を提唱しました。研修を受けた方もおられると思います。ロジャーズは、人は誰でも、受容され、安心できる雰囲気の中では、自己を成長させようとする力を持っていると考え、そのことを真摯に聴こうとする態度こそ、その人の行動変容を促す最も強力な方法であると考えました。

ロジャーズの「傾聴」は、次の３つの要素からなるとされます[2)]。

①共感的理解

相手の話を、相手の立場に立って、相手の気持ちに共感しながら理解しようとする

②無条件の肯定的関心

相手の話を善悪の評価、好き嫌いの評価を入れずに聴く。そのことによって、話し手は安心して話ができる

③自己一致

真摯な態度で、話がわかりにくいときはわかりにくいことを伝え、真意を確認する

上の立場から「治療」や「指導」をするのではなく、クライアントを一人の人間としてとらえるということですね。ロジャーズの方法は、それまでの主流であった精神分析的な臨床的態度と大きく異なり、人間性心理学と呼ばれました。

保健指導で、クライアントが間違っているように思えることを言い出しても、すぐに否定せず、「ああ、そういうふうにお考えなのですね」と受け止め、なぜそう考えるようになったのか、その背景にあるものは何かといったことを、クライアントの目線でものごとを見ながら読み解いていくというお話の聴き方といってもいいでしょう。これをすることで、クライアントとの関係を醸成し、ひいてはクライアントの中から自ら変わろうとする力を引き出せるという考え方です。

Column　子育ての中での「傾聴」

子どもと接するときなど、徹底的に聴くことにすると、子どもとの関係がぐっとよくなるという話はよく聞きます。正したり叱ったりせず、子どもがどう認識してどう感じたかに焦点を当て、ただただ聴くようにすると、子どもの心が解けて、本音を話し合える関係に近づくと言われます。これを四六時中やるのは難しいと感じた人が、「プレミアムタイム」というのを設けて、子どもと約束したその時間だけはとにかく徹底的に聴くことを始めたところ、子どもとの関係に「劇的な変化を経験した」と言われたのをうかがったことがあります。

傾聴は確かに人間というものの本質をとらえた、洞察に富む方法なのですが、私たちの

保健指導の現場でそのまま使うのは若干しんどいですね。限られた時間で「指導」を行わなければならない立場にあり、ただ黙って聴いているだけでは仕事をしたことにならないという側面もあるからです。聴くという行為をより能動的にし、眠くなったり疲れたりする代わりに、クライアントの中にある行動変容への芽を見つけ、引き出せないのか？と考えますよね。いわゆるアクティブリスニングです。

オールでクライアントのボートを漕ぐ

OARS（オールズ、「櫂」の意）という傾聴のスキルがあります[3, 4]。これは開かれた質問 Open question、是認 Affirmation、聞き返し Reflection、要約 Summary の 4 つの頭文字をつないだものです。聞き返しには、相手の言葉をそのままおうむ返しに聞く「単純な聞き返し」SR；Simple Reflection と、真意を尋ねるなど言い換えて聞き返す「複雑な聞き返し」CR；Complex Reflection とがあります（図1）[4]。

これは動機づけ面接 Motivational Interviewing[3] という手法の中で示されているもので、アルコールに関する問題を抱える人に治療者が面談を行っているさまを実際に観察し、良い結果を得ている治療者がどのような面談スタイルをとっているのかを解析するという、極めて実証的な研究から体系化されたものです。つまり、このスキルにはクライアントの行動変容というアウトカムレベルでのエビデンスが（もともと）ある、ということですね(具体例など詳しくは本書第 2 章 2「動機づけ面接」の項をご参照ください)。

これらはすべて会話の中でクライアントに投げかけるものなのですが、これがなぜ「聴く」技術なのでしょうか？　それは、人は相手の話を聞くとき、人間同士なので

- 相手が正確に（本当のことを）表現していない
- 相手が表現した言葉を正確に聞き取っていない
- 聞き取った言葉を適切に解釈していない

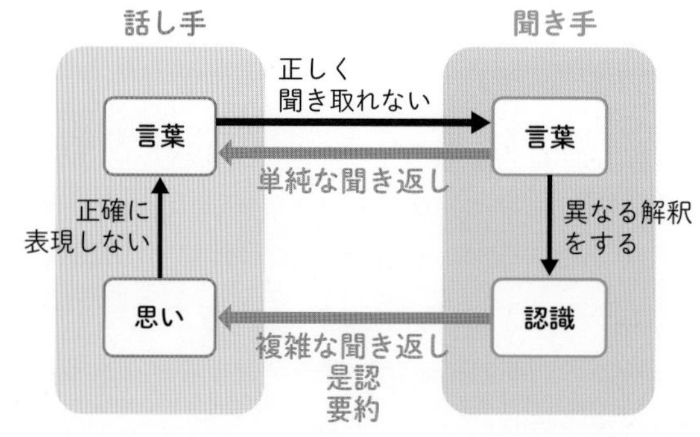

図1 Thomas Gordon のコミュニケーションモデルと OARS

（文献 4 より改変）

ことがあるからです[5]。質問・是認・聞き返し・要約の4つの投げかけは、クライアントの言っていることを的確に理解するためであり、まさにクライアントのことをわかろうとし、その気持ちを認めるために投げかけているということですね。

人にとって、「私の言ったこと、私の気持ちを理解してくれている」と感じることは、とても重大なことです。そのことだけでその人を好きになってしまうことすらあります。OARSは、さまざまなシーンで有効な、応用の広い「聴く方法」であり、心理療法の面談スキルの基本であるという人もいます。習得しておきたいもののうちの一つですね。

相手に共感するということ

クライアントに「自分を理解された」と感じてもらうこと、共感することは、手法のいかんを問わず、働きかけを効果的にすることが知られています[6]。

共感は、同感や同情とは区別されます。あからさまな賞賛（「素晴らしいですね」「それはすごい」といったもの）とも違いますね。たとえばロジャーズは、クライアントに対する「肯定的関心」と「自己一致」を挙げていますが、面談者自身が納得できるクライアントの理解（自然な是認）があって「共感」だと言えるということです。

ただ、これは決して簡単なことではありません。たとえば、クライアントの言うことが自分を攻撃するものだったり、価値観としてあまりに違うものだったりすると、陰性感情も生まれて「全然共感できない！」ということがあります。現実に、面談を続けるべきかを検討せざるを得ないケースすらありますが、共感する方法がないわけではありません。

リネハン[7]は、ヴァリデーション Validationといわれる手法を提唱しました。これは、クライアントの行動（面談者に対する態度を含めて）は、現在の状況の中では当然のことで、理解可能である、と明瞭に伝えることを言います。「なるほど、そういう事情であれば、腹が立つのも無理はないですね」「そりゃそうしたくなるのもよくわかります」といった形でしょうか。クライアントの発する言葉だけでなく、声、しぐさ、その他の状況などからクライアントの状態を把握し、クライアントの現在の環境への反応が一定の合理性を持っているということを、言葉にして伝えるということです。

クライアントの言っていることをそのままその通りだと同意しているのではなく、「あなたがそのように感じたり行動したりするのは理解できます」と伝える（ただし明確に言葉で）ということですね。この二つの違いは非常に重要です。そしてValidationは、クライアントがそれまで自分のつらさをわかってもらえる機会の乏しかった人であった場合に特に効果があることが知られています。

職場適応と認知行動療法

私たちが行う面談の中で、「職場適応支援」をテーマとするケースについて考えてみましょう。メンタル不調者面談などで、職場でのちょっとしたミスについて誰かに言われたことを気にしすぎてしまう人や、周囲とやたらぶつかってしまってうまくいかなくなっている人などを見ると、ご本人のメンタルケアや職場環境への働きかけとともに、なんとかご本人の職場適応力を上げることができないかと考えますよね。ただ、何らかの助言をしても、反応が鈍かったり、できない理由をいろいろ言ってくるということも起こり得ます。

組織という複雑系の中で自己を位置づけ、適切な行動をとれるようにするといったクライアントの行動を促すには、どうしたらよいでしょうか。

認知行動療法を勉強された方なら、「この人の感じ方、考え方の中にいわゆる『自動思考』がないだろうか」という探索をする方がおられるかもしれません[8,9]。上司のちょっとしたしぐさで「私は嫌われている」と思い込んでいるとしたら、コラム法などを活用しながらそのことに気づいてもらい、「思い込みかもしれない」「次には話しかけてみよう」といった、より適応的な認知や行動につなげられないか、とトライされている方もおられるかもしれません。

そもそも人間は、何か強い感情や思考が生じたとき、そのことが頭から離れなくなったり、行動を強く制約して動けなくなってしまったりすることがあります。誰もが経験したことがあるかと思いますが、そういった症状が長期化して、いつもその感情や思考にとらわれているようになると、生きづらくなってしまいます。

職場のメンタル不調者と面談したとき、そうしたとらわれがあるのではないか、そのとらわれへの対処の仕方がうまくいっていないのではないかと感じた場合、それを即「認知の歪み」として扱うというより、同時にご本人の中にある、大事だと思っているもの（「価値」と呼ばれます）にも目を向け、さまざまな思い、感情、感覚などを含めて、総体としてクライアントをとらえ、またクライアント自身が自分をそのように総体としてとらえられるように促そうという考え方があります。

「今、この瞬間」との接触
（今、ここに、いる）
アクセプタンス
（オープンになる）
価値
（何が大切かを知る）
心理的
柔軟性
脱フュージョン
（思考を観察する）
コミットされた行為
（必要なことを行う）
文脈としての自己
（純粋なる気づき）

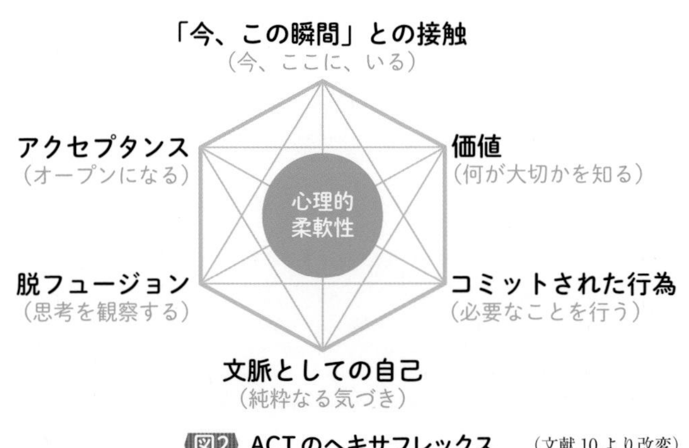

図2 ACTのヘキサフレックス　（文献10より改変）

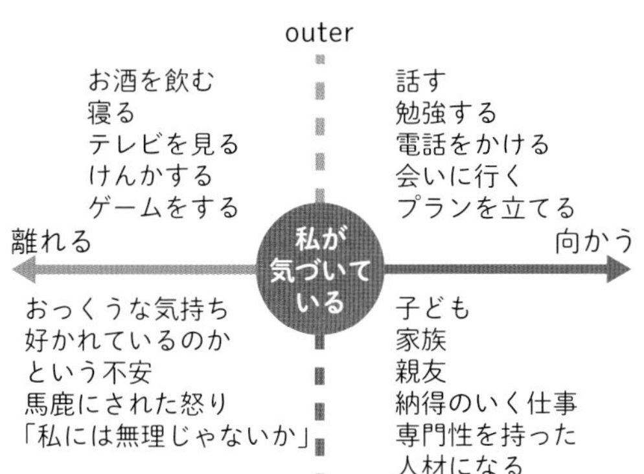

縦軸は、下が内面（皮膚の内側で起こっていること：思考、感情、身体感覚、記憶など）であり、上が外面（カメラで撮ったら映るような、外から見てわかる行動）です。横軸は、右が自分にとって大事なものに「向かう」、左がそのことから生じるしんどさや不快感とそこから逃れようとする「離れる」です。4つの象限のどこか1つ（たとえば右下）から書き始め、4つの象限を埋めながら、その全体を見ている自分を意識します。そして、左上の行動を取るときの短期的効果と長期的効果を考えてもらいます。さらに、左下から右上へクロスできる手立てがないかを考えるよう促し、言葉にしてゆきます

図3 ACT マトリックスの例（文献14より改変）

ACT アクトという手法

第三世代の認知行動療法とされる ACT；Acceptance & Commitment Therapy は、そうしたアプローチの一つと言えます[10, 11]。

ここでいう「価値」とは、ご本人が人生の中で大事にしていること、大切だと思っている人、そのために自分がやっている（あるいはやろうとしている）ことといったものです。これは、ご本人の考えの中にまさにあるのですが、表立って話すことが少ないので、ご自身でもよく認識されていないことがあります。これを丁寧に言語化し、ご本人にとってそれが大事なものであることを実感してもらいながら、ある落ち着いた気持ち（「マインドフル」な状態）でその「とらわれ」をあらためて眺めてみて、そうする中で「とらわれ」への新たな向かい合い方（「ウィリングネス」や「脱フュージョン」と言われます）や、今までと違う行動が生まれる（あるいは決意される）ことを促すという方法です。

これらは、6つのコアプロセスと呼ばれる座標軸で整理され（図2）[10]、それぞれの心理的スキルを体験的に上げてゆくことで、「とらわれ」から心理的距離をとって価値に基づいた行動をとれるよう（「心理的柔軟性」が高まるよう）支援してゆきます。

クライアントへの働きかけのためにさまざまなエクササイズ、メタファー、ツールなどが開発されており[12, 13]、産業保健の現場でも活用できるものが多数あります。その中の一つに ACT マトリックス（図3）があり、初めて触れる人にも導入しやすいツールとされます[14]。面談で、こうしたツールをそのまま使うことが適切かどうかはケースによって異なりますが、たとえばツールに表される考え方の枠組みを持って面談に臨むことで、クライアントと「戦う」のではなく、クライアントとともに考え、進む方向をクライアントが見出すのを支援することがやりやすくなると考えられます。

ACT は、疾病を持つ方だけでなく、元気に頑張っているけれど悩みも持っているといった方にもユニバーサルに意味のある方法の一つとして注目されており、狭い意味でのセ

ラピーを超えているという意味でAcceptance & Commitment Trainingとも言われ、企業での集合研修などにも応用されています。筆者らは、産業保健活動の中でACTが活かせると考え、ACTを体験的に学ぶワークショップや産業保健専門職のための実践的プログラムを開発・実施しています。

おわりに

産業保健の現場で人と関わるとき、どのような知見があり、どのように活かせそうかについて見てきました。新しい手法を学んで効果を自分で確認することは、クライアントに対して納得感のある手法を使うこと、そのことをクライアントに説明できることにつながり、そのことだけで介入の効果が高まることが知られています[15]。ワンランク上の保健師・看護師を目指すとき、さまざまな手法を学び、直面する課題の性質に応じて使い分けられるようになることには、大きな意味があるのです。

これからも、人が生き生きと働く職場づくりを目指して、学んでいきましょう（^^）。

（林 幹浩・大月 友）

参考文献

1） Rogers, CR. The Necessary and Sufficient Conditions of Tharapeutic Personality Change. Journal of Consulting Psychology. 21, 1957, 95-103.
2） 厚生労働省．こころの耳．傾聴とは．https://kokoro.mhlw.go.jp/listen/listen001/
3） Miller, WR. et al. Motivational Interviewing: Helping People Change. 3rd Ed. New York, Guilford Press, 2013.
4） デイビッド・B・ローゼングレン．動機づけ面接を身につける：一人でもできるエクセサイズ集．東京，星和書店，2013.
5） Gordon, T. Parent effectiveness training. New York, Wyden, 1970.
6） Norcross, JC. Psychotherapy Relationships That Works. New York, Oxford University Press, 2002.
7） Linehan, MM. Cognitive-Behavioral Treatment of Borderline Personality Disorder. New York, Guilford Press, 1993.
8） Beck, AT. Cognitive Therapy of Depression. New York, Guilford Press, 1979.
9） 大野裕．はじめての認知療法．東京，講談社，2011（講談社現代新書）.
10） Hayes, SC. et al. Acceptance and Commitment Therapy: The Process and Practice of Mindful Change. New York, Guilford Press, 2012.
11） A-Tjak, JG. et al. A meta-analysis of efficacy of acceptance and commitment therapy for clinically relevant mental and physical health problems. Psychotherapy and Psychosomatics. 84 (1), 2015, 30-6.
12） ジェイソン・B・ルオマほか．ACT（アクセプタンス&コミットメント・セラピー）をまなぶ セラピストのための機能的な臨床スキル・トレーニング・マニュアル．東京，星和書店，2009.
13） スティーブン・C・ヘイズほか．ACT（アクセプタンス&コミットメント・セラピー）をはじめる セルフヘルプのためのワークブック．東京，星和書店，2010.
14） Polk, KL. et al. The Essential Guide to the ACT Matrix: A Step-by-Step Approach to Using the ACT Matrix Model in Clinical Practice. Context Pr, 2016.
15） Frank, JD. et al. Persuasion and Healing. New York, Johns Hopkins University Press, 1961.

Chapter 2

To advance your career

5 マインドフルネス

はじめに

マインドフルネスは、シリコンバレーの世界的IT企業GoogleやMeta（Facebook）などで導入されたことをきっかけに、近年、組織開発やリーダー養成などを目的として、日本でも多くの企業で取り入れられています。もとは仏教を起源とした瞑想を中心とする修養法ですが、米国マサチューセッツ大学のジョン・カバット・ジン博士がマインドフルネスストレス低減法（MBSR）という8週間のプログラムを開発し、痛みの軽減や不安・ストレスの軽減に効果を上げ、多くの臨床研究においてその効果が実証されてきました[1)]。

宗教性を排して人種や年齢を問わずに適応できるという特徴もあり、このことが世界的な普及につながっています。また、単にストレス軽減や集中力の向上といった短期的な利得があるだけでなく、共感を高め柔軟な組織を作ることや、人生満足度を向上させるといったことも知られています。社員のwell-beingのためにも、そして産業看護職自身のセルフマネジメントとしても身に着けたい実践的スキルのひとつだと言えます。

「今この瞬間」に意識を向ける

ジョン・カバット・ジン博士は、マインドフルネスを次のように定義しています。

「今この瞬間に、価値判断を加えることなく、意図的に、能動的な注意を向けること、そして、そこから得られる気づき（awareness）」

つまり、マインドフルネスとは、「今この瞬間」に起こっている現象や経験に意識を向け、ありのままを受け入れている「状態」のことを指すとともに、マインドフルネスの状態を目指して、今に集中するエクササイズを行う「実践」のことを指す場合もあります。マインドフルネスは、日々の一瞬一瞬に、意識的に気づきを求めるものです。これらの日々の実践はエクササイズ（ときにトレーニング、プラクティス）と呼ばれ、マインドフルネスは日々の実践を重要と考えることから、心の筋トレとも言われます。ストレスを低減させ、集中力を高めるための手技や技法ととらえられることも多いのですが、テクニックではなく、日々の実践により心身の基礎体力を鍛えるものです。つまり、パソコンで言えば、アプリケーションではなく、OS（オペレーションシステム）であり、自分の姿勢やあり方自体をアップデートする作業であると考えたほうがよいでしょう。

なぜ「今」に意識を向けるとストレスが低減するのか

人間の思考は、その大半が過去の反すうと未来の予測とで成り立っていると考えられています。過去の反すうからは、後悔や憎しみ、自己嫌悪という感情が湧き上がります。未来の予測からは、不安や心配、恐怖という感情が湧き上がります。これらの感情は、今ここでは起こっていない、作り出された想像から生まれる感情なのです。

脳科学的には、人間の脳の活動は、普段からさまざまな部位が散発的に活動しており(脳のアイドリング状態)、これを「デフォルトモードネットワーク」と言います。このときに思考がいろんなところを飛び回り、散乱することを「モンキーマインド」や「マインドワンダリング」と言います。このような思考状態では、意識は今この瞬間に存在せず、さまよった思考の中で、不用な感情だけが増幅されていきます。

さまよっている思考に気づき、今に意識を集中することでデフォルトモードネットワークは抑制され、脳の前頭前野（とくにDLPFC［背外側前頭前野］という部分）が活動します。前頭前野が活動することによって、感情を司る扁桃体の過剰な興奮を抑制することがわかっています。扁桃体は、今感じている感覚情報と過去の記憶とを総合して、今置かれた状況が生存にとって有利なのか不利なのか、自分にとって快なのか不快なのかを判断します。生存を脅かすような危機であるとか、自分にとって非常に不快な感覚だと判断すると、恐怖・不安・悲しみなどの感情が生まれるとともに、自律神経（交感神経）の興奮やストレスホルモンの分泌などのストレス反応が惹起されることになります。この扁桃体が過剰に興奮すると、恐怖・不安・悲しみといった感情が必要以上に増大していき、感情や行動が抑えられない状況になってしまいます（この状態を心理学者のダニエル・ゴールマンは「扁桃体ハイジャック」と呼んでいます)。

マインドフルネスを実践することによって、前頭前野が活性化し、扁桃体の過剰興奮が抑制され、不安やストレスが軽減されていく――これがマインドフルネスの科学的な仕組みです（図1)。このような「なぜ不安やストレスを感じるのか？」「それを軽減するためにはどうすればよいのか？」という疑問に対し、脳科学的に語れることも、ちょっとイケてる産業看護職への一歩かもしれません。

マインドフルネスの効果

マインドフルネスの効果はさまざまな研究で実証されています。これまでに報告されていることを表1に示します。脳波やfMRIによる脳科学的な効果を示す研究も多く学術論文として発表され、エビデンスを補強しています。

これらの効果検証は、標準的には8週間のプログラムでの効果として示されています。つまりこれは、効果を確実なものにするためには8週間程度を要するという意味でもあり

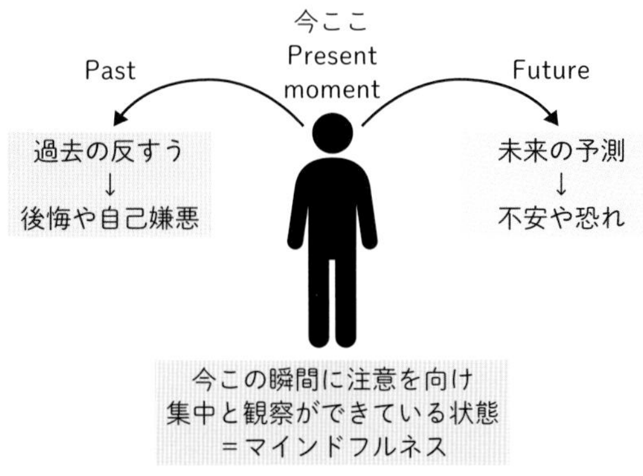

図1 人間の思考とマインドフルネス

表1 マインドフルネスの効果

・ストレスや不安の低減 ・うつ病の再発予防 ・慢性疼痛の軽減 ・免疫力の向上 ・集中力の向上 ・認知機能の改善 ・がん患者の QOL 向上

ます。マインドフルネスは、初回のプラクティスだけで効果を感じる人もいますが、やはり効果を実感するには数週間の実践を要するため、少しの忍耐を持って効果を信じて続けるという姿勢も必要になります。実際は、2時間程度の社員研修でマインドフルネスの効果を感じる人は一部かもしれません。筆者が関わった、福岡市での福岡100「いまここふくおか」プロジェクトでは、ストレス軽減などの精神的健康度は4週間で改善していましたが、人生満足度や生産性向上には8週間を要することが示されました。

マインドフルネスにあまり目的を持ちすぎてもいけませんが、まずは日々の実践を楽しみ、自分の中の機微な変化に気づきながら、8週間程度は続けてみるということをお勧めします。8週間後には自分の中の心の持ちようや物事に対する姿勢が変化していることに気づくでしょう。

マインドフルネスの実践エクササイズ

マインドフルネスは、概念を理解したうえで、日々の実践が大切です。ある一定の時間をとって行うフォーマルなエクササイズに、呼吸エクササイズ、書くマインドフルネス（ジャーナリング）、ボディスキャンなどがあります。また、歩くマインドフルネス、食べるマインドフルネスといった、日々の行動の中で行えるマインドフルネスの実践エクササイズもあります。ここでは、呼吸エクササイズとジャーナリングの実践方法を紹介します。

マインドフルネスの呼吸エクササイズ

①椅子に座り、目を軽く閉じて、背筋を伸ばします。手は軽く膝の上に乗せます
②呼吸に集中します（鼻から息を「吸う」「吐く」、お腹が「膨らむ」「へこむ」など、呼吸の出入りを注意深く観察します）
③さらに意識を呼吸に向けるために、息を吸って吐いたら「1」、吸って吐いたら「2」、吸って吐いたら「3」……というように、呼吸を数えていきます
④途中で数がわからなくなったときは、再度呼吸に集中し、また「1」から数えていきます

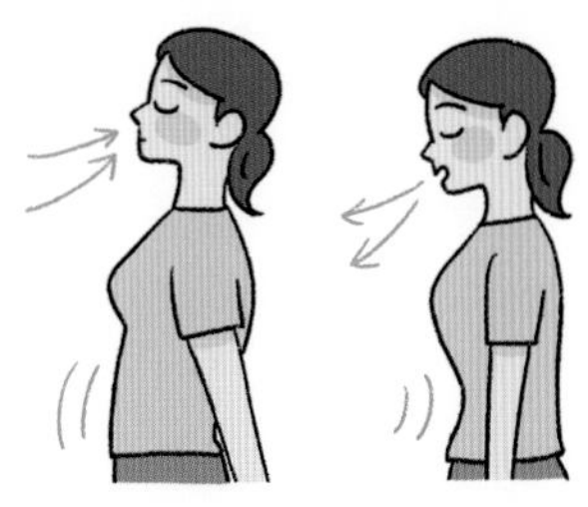

ポイントは、意識が他にそれて数がわからなくなったときに、「いけない」「注意がそれてしまった」と考えるのではなく、注意がそれたことに気づき、そっと最初に戻ることです。大切なのは、そのときどきの感情に評価や判断をせずに、ただ「気づき」、「注意を戻す」という対処を行うことです。今に意識を向けるための最初の一歩は、呼吸に集中することです。1日5分でもこの呼吸エクササイズを行うことで、自分の中の変化に気づくことができるようになっていきます。

書くマインドフルネス（ジャーナリング）

①ノートと鉛筆を用意します
②時間を設定し（たとえば10分間／タイマーの使用をお勧めします）、浮かんでくる思考や感情をそのまま正直に書き出します
③事前にテーマを設けてもよいでしょう。「今の心配ごと」「今の体の状態」「家族について」「仕事について」「今やりたいこと」などです。テーマを前にしたときに浮かんでくる思考や感情をそのまま正直に書き出します
④文章になっていてもなっていなくてもかまいません。筆を止めず、ただ書き出し続けます
⑤時間が経過したら、最後にもう一度、書き出したことを見直します。再度、このときに浮かんできたことを書き出してもよいでしょう

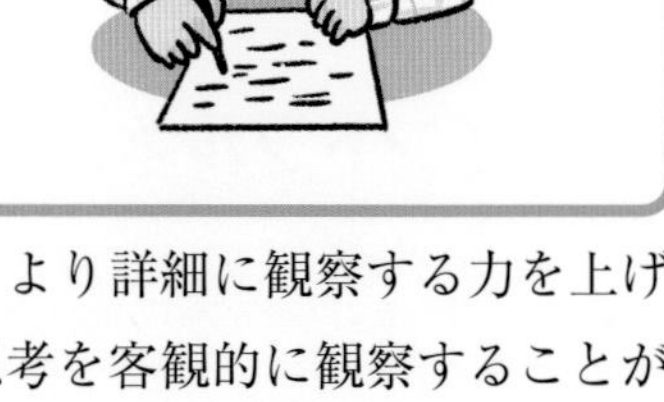

書き出すという行為は、より強力に注意を今に集中させ、より詳細に観察する力を上げてくれます。ジャーナリングによって自分の身体・感情・思考を客観的に観察することができるようになります（メタ認知）。続けると心が安定し、さまざまな変化に気づくことができるようになるでしょう。

産業看護職として、マインドフルネスをどう扱うか

マインドフルネスは、共感を高め、組織力を向上させるとも言われています。評価・判断せず、今この状況や課題に向き合い、問題解決に向けて必要な作業を行っていく姿勢がスタッフの共通認識となれば、心理的安全性が担保され、個人の能力を十分に発揮できる、生産性の高い組織が構築できるようになるでしょう。

まずは産業看護職の方自身がセルフマネジメントとしてマインドフルネスを日々実践しストレス低減、集中力向上、共感力の向上などを実感することが最初の一歩です。エクササイズを続けていると、心のあり方が変わり、常に何かを求めている状態のdoingモードから、今この一瞬一瞬を大切にするbeingモードに変化するのを感じるはずです。「なんとなくいいかも」と効果が実感できれば、マインドフルネスの考え方や実践法を健康管理の対象者である社員に広めたいと考えるようになる方もいると思います。

続いて、企業などの組織の中で、マインドフルネスを広げていこうとした場合に、どのような手順をとればよいでしょうか？　まず、マインドフルネス＝瞑想と考えられているため、宗教的でカルトなイメージを持つ人も多いと思われます。社内で説明する際には、抽象的でスピリチュアルな話をあまりし過ぎず、科学的根拠に基づいて効果を説明することが大切です。科学的な根拠をもとに解説されている本を参考にするのもよいでしょう。お勧めの本として、医療者には佐渡充洋ほか編『マインドフルネスを医学的にゼロから解説する本：医療者のための臨床応用入門』（日本医事新報社、2018）、社員の方にはチャディー・メン・タン著『サーチ・インサイド・ユアセルフ：仕事と人生を飛躍させるグーグルのマインドフルネス実践法』（英治出版、2016）などがあります・

科学的な説明も加えながら指導してくれる社外の専門家に依頼することもひとつの方法です。数時間の社員研修を企画することを考える場合、できれば半日、最低でも2時間程度を確保するのがよいでしょう。全体の研修が終わった後も、たとえば、朝始業前や昼休み、夕方の終業後などに、共感を得た人たちで集まり、マインドフルネスを行う同好会のようなグループを作ることも効果的です。また、日々のエクササイズをサポートするためのガイドオーディオを配布したり、スマホアプリを使用するのもよいでしょう。可能であれば、初回の研修後2カ月程度経過したところで、フォローアップ研修を行うのも効果的です。

産業看護職に必須の「マインドフルリスニング」

産業保健に従事する際に、とくに必要とされるスキルは、コミュニケーション力です。従業員との面談、上司への報告、産業保健スタッフとの業務調整、会議でのやりとり、このような場面で自分の考えを「伝える」スキルはもちろん大切ですが、相手の意見や考え

を「聞く」または「聴く」スキルもとても大切です。会話において、相手の真意をうまく聞き出し、相手の気持ちに共感し、お互いの関係を深めることのできる資質を持つ人を「聞き上手」と言います。ワンランク上の産業看護職を目指す場合には、この「聞き上手」であることが絶対的に必要なスキルになります。

マインドフルに聞くとはどういうことか

マインドフルリスニングというプラクティスがあります。マインドフルに聞くことで、「聞き上手」になることを目指します。ここで大切なのは、相手の発言内容に対し評価・判断せず、「ただ聞く」という姿勢です。自分からの発言は最低限にして、アイコンタクトと相手に呼吸を合わせることを意識します。すると、相手がなぜ今その発言をしているのか、その真意に共感することができてきます。疑問点があれば適切に質問を行い、事実と現在の相手の考えや気持ちを明らかにしていきます。相手の気持ちを確かめるときには、「あなたはこういうふうに感じているように聞こえるのですが」と確認し、決して自分の考えを押し付けることはしません。今ここで相手が考えていること、今ここで相手が感じている感情がはっきりと見えてくれば、次に適切な対処法を当てはめていけばよいのです。これを意識しながら、日々の打ち合わせや面談業務を行うと、一つひとつの業務がマインドフルネスのプラクティスのように感じてくることでしょう。

「マインドフルに聞く」のもうひとつの意味

ほかの人の話を聞くときに、自分自身の身体に注意を向けてみてください。実は、人の話を聞いているときに、自分の中では、身体や心が絶えず反応していることに気づくでしょう。会話でなく、相手の前に座っただけでも、自分の身体と心は反応するものです。たとえば、「この人と話をすると、お腹のあたりがゾワゾワする」とか、「ハラスメントの話になるとドキドキしてくる」などの、自分の身体に起こる反応に気付くことができるので

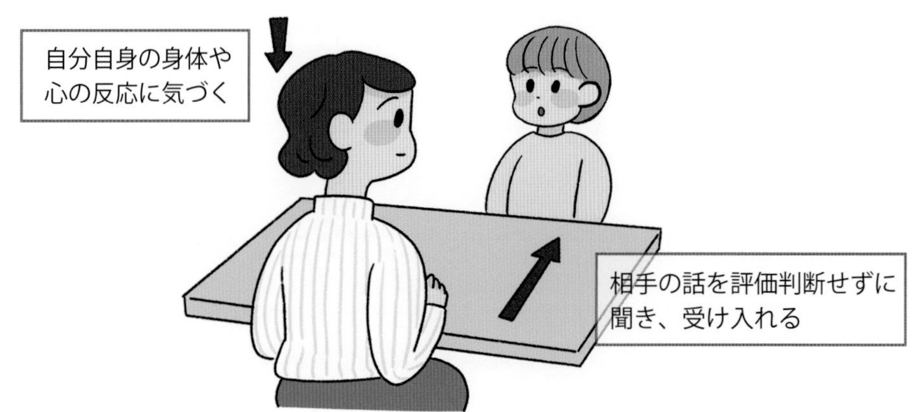

す。ときどき意識を自分自身に向けると、話を聞く最中の感情や思考の反応が自分の体を通して現れていることに気づくことが可能になります。これはマインドフルリスニングの肝になる部分です。日々のマインドフルネスプラクティスを行っていると、自分の身体や感情への気づきの感度が上がってきます。人と向かい合ったとき、今この瞬間に自分自身に起こっている反応に気付くことができるようになれば、相手の感情に巻き込まれず、自分の感情をニュートラルに保ち、適切な判断や行動を行うことに役立ちます。

おわりに

マインドフルネスの効用をシンプルに理解するためのツールとして、国際的に使用されているFFMQ（Five Facet Mindfulness Questionnaire）というマインドフルネス度を評価する質問表があります[2)]。この質問表では、39の質問に答えることで、5つの指標でマインドフルネスの状態を評価することができます。この5つの指標とは「意識を集中させる」「今この瞬間の状況に気づく」「感情的に反応しない」「評価・判断せずに受け入れる」「適切な言葉で表現する」ことです。つまり、マインドフルネスの実践を行うことで、これらのスキルが向上するとされているのです。これが自然にできる産業看護職って、確実にひとつ上の、イケてる存在になると思いませんか？

（丸山 崇）

参考文献

1) Kabat-Zinn, J. Full Catastrophe Living: Using the Wisdom of Your Body and Mind to Face Stress, Pain, and Illness. New York, Bantam Dell, 2013.
2) Sugiura, Y. et al. Development and validation of the Japanese version of the Five Facet Mindfulness Questionnaire. Mindfulness. 12 (3), 2012, 85-94.

Memo

Chapter 3

第3章

テクニカルスキル：医療職・看護職としての専門能力をどう磨いていくか

Chapter 3

1

To advance your career

健康診断結果のフィードバック

はじめに

「健康診断は事後措置を行ってこそ価値がある」「やりっ放し健診はやめよう」。さまざまな場面で「PDCA を回す」ということを耳にされると思います。健康診断の PDCA の一例として

P（Plan）：年々血圧が高くなってきていたため受けた保健指導で、血圧を下げるのに効くと習った減塩を心がける

↓

D（Do）：うどんやラーメンのスープは飲まない、外食時には食塩量を確認してなるべく食塩の少ないものを選ぶ

↓

C（Check）：健診を受けて結果を確認したら、相変わらず血圧は高かった

↓

A（Action）：あきらめずに減塩は続けるが、保健師から病院受診を勧められたので受診も考える

↓

P（Plan）：減塩食について勉強して確実に減塩する、日々の血圧を測定して健診時よりも血圧の高い日が続いたら病院を受診する

……とつながっていくストーリーが挙げられます。

事後措置は、労働者が自分で健診の PDCA を回すためのサポートであり、やりっ放し健診は、せっかくの健診の PDCA を回す機会を放棄しているととらえていただくとよいでしょう。実施した健診を無駄にしないため、産業保健職には健診結果を確認し、現状を把握したうえで、労働者の意識と行動を変え、よりよい状態となるための提案、指導、助言、手助け、後押しなどが求められていると思います。健診には一般健診と特殊健診とがありますが、本稿では一般健診結果の個人へのフィードバックに絞って話を進めます。

健診結果のフィードバックの「肝」

健診結果の個人へのフィードバックとしてすぐに思い浮かぶのは、保健指導（食事指導、栄養指導、運動指導、禁煙指導など）かと思いますが、これらの指導内容や指導方法の詳

細は本書の別項や成書に委ねます。健診結果のフィードバックにあたる際の「肝」、最も大切で、忘れてはならないのは、「対象は断面の数字ではなく、ひとりの人である」ことではないでしょうか。

あなたなら、どう対応しますか？

健診結果を確認し、次の5名をLDLコレステロール高値のため、健診結果のフィードバックの対象として抽出しました。

- **ケース①**：25歳女性　BMI 27.0kg/m^2　LDLコレステロール185mg/dL
- **ケース②**：20歳男性　BMI 21.0kg/m^2　LDLコレステロール185mg/dL
- **ケース③**：42歳男性　BMI 22.0kg/m^2　LDLコレステロール185mg/dL
- **ケース④**：53歳女性　BMI 18.0kg/m^2　LDLコレステロール185mg/dL
- **ケース⑤**：58歳男性　BMI 30.0kg/m^2　LDLコレステロール185mg/dL

ケース①～⑤のいずれにおいても、治療中の疾患はなく、他に基準範囲を外れた検査項目もなし

あなたなら、ケース①～⑤の労働者に対して、食事指導や運動指導を中心とした保健指導を行いますか？　それとも医療機関の受診を勧めますか？　日本人間ドック学会が定める「健診等の検査結果に係る判定区分2022年度版」[1]によると、LDLコレステロール180mg/dL以上は要精密検査・治療と判定されますので、ケース①～⑤の全労働者に対し医療機関受診を勧めて間違いはありません。ただし、ケース①～⑤の労働者に対して、同じように医療機関受診を勧め、同じ保健指導をしたとして、彼らの健康状態の改善に同じように結び付くでしょうか。

意識と行動を変え、よりよい状態となるための提案、指導、助言、手助け、後押しとなるフィードバックとするには、どのような情報を収集し、どのように医療機関受診勧奨を行い、どのように保健指導を行うと効果的でしょうか。

次に、あなたなら、どう対応しますか？

先に示したケース①～⑤の労働者と、健診結果を踏まえて面談を行ったところ、以下の情報が得られました。

- **ケース①**

昨年までの健診では、LDLコレステロール高値を指摘されたことはなかった。昨年から体重が10Kg増加していた。生活習慣の変化などを尋ねると、3カ月ほど前に、2年ほど付き合っていた彼氏と別れ、それ以来イライラし、やけ食い・ドカ食いをしている、飲酒量も増えている

・ケース②

昨年も一昨年も、LDL コレステロール高値を指摘されていたが、母親がコレステロールを下げる薬をずっと飲んでいたのを見ていたので、病院に行きたくないと思い放置してきた。母方の祖父は現役で働いているときに心筋梗塞を起こして救急車で運ばれたことがあった

・ケース③

昨年まで 20 年近く働いてきたが、会社の健診で LDL コレステロール高値を指摘されたことはなかった。今年度より課長に昇進し、かつ事業場の移動があった。現在単身赴任中である。移動してきた事業場は増産体制にあり、非常に忙しい。課長には増産への対応と部下の残業時間の削減を両立させることが求められ、板挟み状態にある。趣味のテニスはしばらくできていない

・ケース④

ここ数年、LDL コレステロールが徐々に高くなってきた。閉経したらコレステロールが高くなると聞いていたので、肉や油は極力とらないように気を付け、野菜中心の生活を心がけていたのに、LDL コレステロールが高くなってきたので残念に思っている。昨年末に閉経した

・ケース⑤

若い頃から健診のたびに肥満と高コレステロールを指摘され、保健指導を受けたり、医療機関受診を勧められたりしてきた。しかし、仕事が忙しいことを理由に運動を始めることはなく、医療機関受診もしてこなかった。最近、「胸が痛い」と言っていた 2 歳年下の知人が狭心症だったことがわかった。自分も胸痛を感じることがあり、少し不安を感じている

あなたなら、ケース①～⑤の労働者に対して、食事指導や運動指導を中心とした保健指導を行いますか？　それとも医療機関受診を勧めますか？　ここに挙げたのはたった5ケースですが、単年のLDLコレステロールの測定値は同じでも、身体の状態、精神面の状態、就業環境、家庭環境、社会生活環境などが影響・関係していることが了解いただけたのではないでしょうか。また、単年の結果だけでなく、これまでの経緯・経過を踏まえて対応する必要がありそうなことも、了解いただけるかと思います。

健診結果のフィードバックのスタートは、結果を確認してフィードバックが必要な労働者を抽出することですが、やはり丁寧に話を聞くことが避けては通れません。意識と行動を変え、よりよい状態となるための提案、指導、助言、手助け、後押しとなるフィードバックとするには、労働者の身体や精神面の状態、就業環境など、さまざまな情報を収集し、できない理由になっていることは何か、当人は何に価値を感じているのか、どこにその労働者の意識と行動を変えるスイッチがあるか、対話して探し出すことが必要です（図1）。

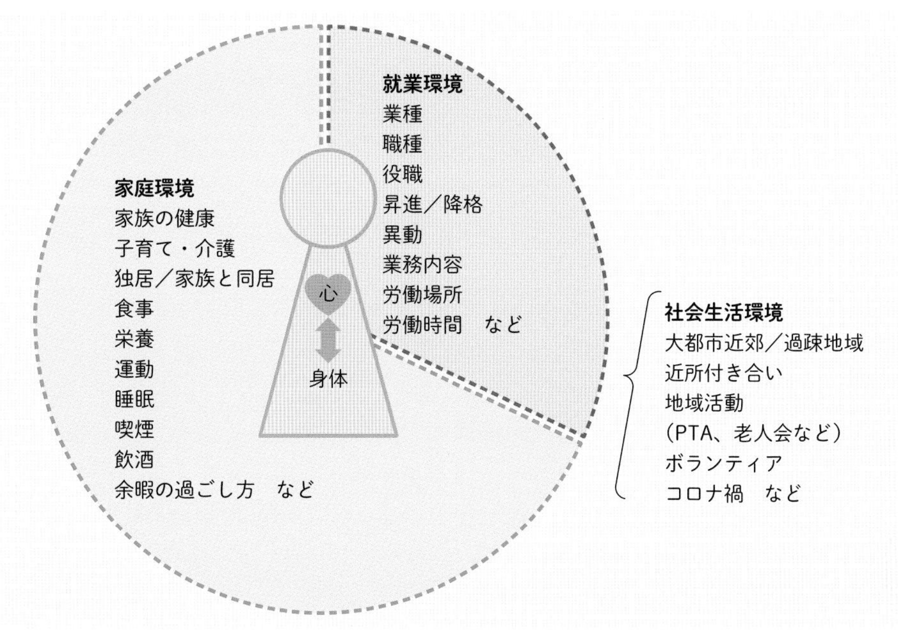

図1 さまざまな情報収集が必要

ましょうの保健師？？？

最後に、スイッチを見つけたら押したくなると思いますが、その際に避けていただきたいことをひとつお伝えします。あなたには「ましょう」の保健師にはならないでほしい、ということです。「運動しましょう」「3食バランスよく食べましょう」「禁煙しましょう」「体重減らしましょう」……こんなふうに「ましょう」が続くと、嫌気がさしてくると思いませんか？そして「～ましょう」は、労働者が健診のPDCAを回すサポートをしているように見えますが、具体的で実現可能性のある内容とセットでなければ、言いっ放しで何も助言していないのと変わりません。対話で探し出した、できない理由をときほぐし、改善した後に得られる価値を共有したうえで、今から、今日から、何をやるか、1カ月後までには、半年後までには、1年後までには何をするか、計画通りに行かなくて困ったときはどうするか、具体的に労働者自らが考えるサポートを丁寧に行うことが期待されます。

（喜多村紘子）

引用参考文献

1）　日本人間ドック学会．判定区分 2022 年度．
https://www.ningen-dock.jp/wp/wp-content/uploads/2013/09/2022hanteikubun.pdf

Chapter 3

2

To advance your career

保健指導に役立つ行動経済学的アプローチ

なぜ保健指導が難しいのか

食事指導や運動指導は事業場だけでなく、病院等の医療機関でも実施されていますが、事業場で行う食事指導・運動指導と、医療機関で実施される食事指導・運動指導とは、同じでよいでしょうか。病院に来る患者さんは疾患を治したい・悪化するのを防ぎたいと思って来るのですから、本人の動機は明確です。食事指導・運動指導の内容を実践し、継続できる方が比較的多いのもうなずけます。

一方、事業場における食事指導・運動指導は保健指導の一部として実施されることが多いですが、保健指導を対象者が自ら望んで受けに来ていることは少ないでしょう。保健指導を受ける大多数は、定期健康診断結果で選定され、呼び出しを受け、業務が立て込んでいる中、しぶしぶ健康管理センターに足を運んでいるわけです。そんなときに、「あなたの○○は高すぎる。運動をして、食事を制限して、お酒の量も減らしましょう」と言われたら、どう思うでしょうか。その場では「わかりました」「がんばります」と答えたとしても、その「わかりました」「がんばります」は、どれくらい、その従業員の健康リスクを下げることに貢献するでしょうか。従業員が、早く職場に戻りたいがために、「とにかく、この場は納得したふりをしておけばいいや」と思いながら「わかりました」「がんばります」と言っているなら、業務を中断して健康管理センターまで来てもらった時間は有意義とは言い難いものです。

事業場で保健指導に呼ばれた従業員は、自主的に行動変容する動機の乏しい人が多いでしょう。何かしらの症状のある人や不安のある人は自分で医療機関を受診するでしょうから、呼び出されて保健指導を受けるのは「痛くもかゆくもない」ということが多いでしょう。動機が乏しく症状もない従業員が保健指導を受けたからといって、これまで自分が続けてきた心地よい生活を手放すことは容易ではありません。それゆえに事業場での効果的な保健指導は非常に難しいものです。まず、根本的には従業員本人に変わりたいと思う動機がなければ、指導する側が「こんなに説明して、いろいろ提案しているのに、全然変わってくれない」と、袋小路に迷い込むことにもつながりかねません。

また、いざ動機を持って行動を変えていこうとしても、生活の中には目標達成にそぐわない誘惑があまた存在するので、途中で断念してしまう人も多く、一度中断してしまうと自力で行動変容を再開することは、なかなか難しいのが現状です。半年前にプランを立て、「がんばります！」とやる気に満ちていた従業員が、前回よりも健診の数値の悪化した状態で「1週間はやったんだけどね〜」とまた保健指導に来る、といった例は数え上げるとキリがないのではないでしょうか。

そっと背中を押す方法

本人が変わりたいと思うことを手助けするような、その背中をそっと押し続けてあげられるような方法はないでしょうか。その方法として、活躍する可能性があるものを2つ挙げます。1つ目は動機づけ面接です。これは保健指導に連れてこられた従業員が、「何となく、このままではマズい」と思っているが、なかなか一歩を踏み出せないというときに、前進を阻害している要因を小さくし、内なる動機を強めて、初めの一歩につなげてもらう有効な手段だと考えます。本書では第2章2に詳述されています。2つ目は行動経済学的アプローチです。昨今、よく聞くようになったナッジやバイアス、これらを上手に活用することが、保健指導を上手く進めるコツになってくるのではないかと考えています。

1）人間ならではの手法

行動経済学的アプローチというと、取っ付きにくい感じがあるかもしれませんが、身近な例としてはコンビニやスーパーのレジ前の床に矢印や足跡のマークが描いてある、あれも行動経済学的に言うとナッジです。あのマークがあることで、お客さんは距離を空けて整然と並びやすくなります。強制ではなく、「こうあってほしい」「望ましい」方向に人を誘導する仕組みのひとつです。

このような働きかけが通用するのは、人間が機械とは異なる性質を持っているからです。機械は入力された情報をそのまま認識しますが、人間は立場や時間、周囲の状況、気分、誰が話しているかなどによって情報の受け取り方が異なります。この受け取り方に作用するものをバイアスと言います。さらに、機械は入力された情報に対し同じプログラムを通せば同じ結果をアウトプットしますが、人間は誰もが同じ意思決定をすることはなく、それぞれが受け取った情報を自分で判断して行動します。この判断し行動する際に、その人にとって好ましい選択や行動を後押しする仕組み・デザイン・環境などのことをナッジと言います。ナッジには、肘などでそっと押して注意をひいたり前に進めたりするという意味があります。

バイアスやナッジの何が素晴らしいのかと言うと、それらが意識して働かせるものではなく、無意識に働くというところです。目標に向かって、理性で自らを厳しく律しがんばって進むことも大事ですが、無意識の作用で望ましい方向に向かう行動をしたくなり、がんばらずして少し目標に近づくことができるのであれば、それは素晴らしいことだと思いませんか。

2）ヒトは誰かと一緒だと頑張れる

みなさんは、健康増進アプリを利用していますか？　このようなアプリにも、ナッジを含む行動経済学的アプローチが組み込まれています。「kencom」というアプリのユーザー12,602名を対象とした研究では、アプリ登録後には登録前と比べて、年平均で1日510歩の歩数増加が認められました。また、アプリ内で歩数を競うウォーキングイベント「歩活（あるかつ）」において、約1カ月の期間中、「歩活」参加ユーザーは参加しなかったユーザーに比べ、平均して1日に1,000～2,000歩程度歩数が多い傾向がありました。「歩活」では数名でチームを組んで歩数を競うため、ピア効果（同調効果）が歩数増加に大きな役割を果たしていたと考えられます。ピア効果とは簡単に言えば、誰かと一緒だとがんばれるということです。ただし注意点があり、競う相手は本人と近しい力量の相手が望ましく、明らかに差がある相手では、かえって一人のときよりもスポーツの記録が落ちるという例もあります。保健指導の場でも、誰かと一緒に生活改善を始める、できれば同じ程度の改善を要する相手だと、なお望ましいと考えられます。

3）ヒトは失うことがキライ

NHK総合で放送されている「みんなで筋肉体操」という番組をご覧になったことがあるでしょうか。「がんばるか、超がんばるか」「あと5秒しかできません」などの独特な声掛け、ここにもナッジの要素が含まれています。筋肉体操では、時間を一定に区切って、その時間内に同じ動作をできる限りたくさん行う、高回数法のトレーニングをすることがあります。残り時間5秒となるところで、「あと5秒」ではなく「あと5秒しかできません」と声掛けすることによって、時間内に全力を出し切れるように工夫されています。これは、残りの5秒間で手を抜いてしまった場合のもったいなさや損失を強調しており、何かを得る喜びよりも失う痛みのほうが2倍程度大きいという、行動経済学でいうプロスペクト理論（損失回避性）を用いたものです。

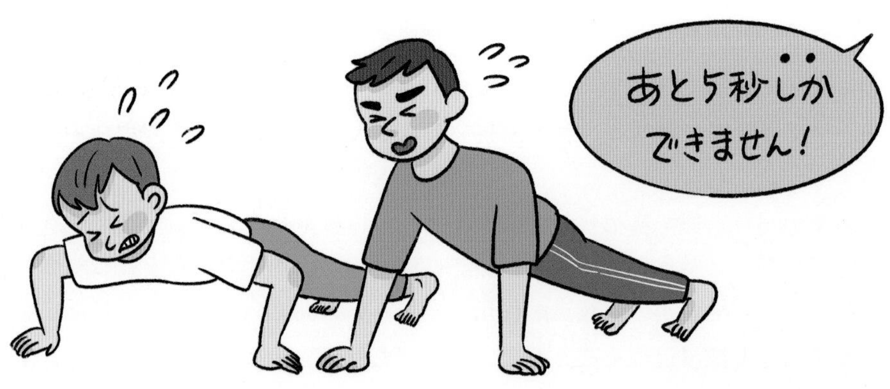

4）今が大切……

ところが！　失う痛みのほうが大きいのならば、生活改善をしないことで脳・心血管系イベントなどにより健康や、最悪の場合は生命の損失を被ることを強調すれば、プロスペクト理論でみながかんばるかというと、そうではありません。これにはまた別のバイアスが関わっており、それは「現在バイアス」と呼ばれます。現在バイアスとは、将来のメリットよりも、目先の楽しさやすぐに得られる報酬を優先する心理です。

たとえば、「生活習慣を改善しなければ、明日、心筋梗塞になる」と言われたら、多くの人はすぐにでも死に物狂いで生活習慣の改善を試みるでしょう。しかし、実際には、改善したほうがよい生活習慣であっても「明日、心筋梗塞になる」ことは稀で、保健指導を受ける従業員も、「もしも心筋梗塞になるとしても、しばらくは大丈夫だろう」と思っている場合が多いでしょう。この場合、これまで自分が続けてきた心地よい生活（目先の楽しさ、すぐに得られる報酬）が優先され、将来の心筋梗塞発症のリスクを下げることの優先度は下がり、生活改善は後回しになってしまいます。

つまり、現在バイアスを働かせないためには、保健指導では近い未来、数週間や1～2カ月の単位での短期的な改善目標と年単位の改善目標とを設定し、ひとつずつ改善することにより得られる「良いこと」を一緒に確認し、従業員が納得することが重要です。

バイアスいろいろ

いかがでしょうか。行動経済学的なアプローチを用いると、同じ目標に向かうにしても少し楽になりそうな気がしませんか。人間にはさまざまなバイアスが存在し、それが行動変容の妨げとなっている場合も多々あります。しかしながら、上手に用いれば、行動変容に費やす労力を下げる効果があると考えられます。上でご紹介した以外にも、行動経済学ではさまざまな理論が研究されています。以下にいくつか例を挙げておきます。

1）エンダウトプログレス効果

一言でいえば「案ずるより産むが易し」です。考え込むよりも手を動かして進んでいるほうがやる気が出るということで、初動のハードルをなるべく低くすることができれば、実際に動き始めてからは意外とスムーズに目標に向かうということもあります。一方で、この効果が支援側で働き過ぎてしまうこともあります。それは、一度干渉したところから、支援者がどんどん口を出すようになり、過度な干渉となってしまうといった場合です。あくまでも自分は支援をする側で、従業員の主体的な取り組みをサポートするという流れは守っておいたほうが、トラブルにはなりにくいでしょう。

2）一貫性バイアス

人間は自分の発言や態度を一貫したものにしたがるというものです。一度言ってしまったので後には引けない、という経験は誰しもが持っているのではないでしょうか。保健指導で用いるならば、「約束をする」ということも効果的です。別に一筆書いて契約を交わす必要はありません。理論的には、口約束であっても効果を持つので、うまく活用できれば従業員の行動変容を後押ししてくれるでしょう。

3）選択のパラドックス

選択肢があるのは良いことですが、多過ぎるのは考えものです。人間は選択肢が多過ぎると、選ぶこと自体をやめてしまうようになります。現代は食事や運動に関しても情報があふれかえっていますから、その中から選択すること自体が難しい場合があります。保健指導では、実際の行動変容に関して、従業員が何をしたらよいかわからないという場合には、ある程度絞った選択肢を提案できるとよいでしょう。

4）デフォルトの変更

人間にはデフォルト（あらかじめ設定されている標準の状態・初期設定）をそのまま維持しようとする傾向があり、それをうまく応用する方法です。ゼロから選ぶのではなく、初めから何かが選ばれている状態にしておくことです。たとえば、臓器提供の意思表示にあたり、「臓器提供をする」が初めに選択されている国では臓器を提供する意思を示している人の割合が多く、「臓器提供をしない」が初めに選択されている国では臓器を提供する意思を示している人は少ないということが挙げられます。保健指導では、「さあ、何の運動をしましょうか？」よりも「朝の出社前、お昼休み、夕方の就業後、いつウォーキングしますか？」と尋ねるほうが、ウォーキングを開始しやすくなるのではないかということです。

まとめ

ここに紹介したもの以外にも、活用可能な行動経済学的なアプローチはたくさん存在します。その中から、保健指導において実践できそうなものをいくつか選んで実践することは、保健指導の実効性を高めるうえでも効果的ではないでしょうか。ただし、注意しなければならないのは、ナッジは相手の無意識に働きかけて、自らの都合のよいほうに操ってしまう可能性があるということです。強制ではないとしても、使い方によっては保健指導の範疇を超えた運用にもつながりかねないので、倫理的な側面から考えて、相手の抱える健康リスクや望む働き方を加味し、活用していくことが望ましいでしょう。

せっかく時間をかけてお読みいただいたので、ご自身でも少しナッジやバイアスを学んで、実際の活動に活かしてみませんか？　あなたが実際の産業保健活動で取り入れてみたいナッジはピア効果、プロスペクト理論のどちらでしょうか？[★]

（大橋秀晃）

★デフォルトの変更

Chapter 3

To advance your career

職域におけるがん検診と事後措置

はじめに

2006（平成 18）年にがん対策基本法が成立するなど、がん対策は国を挙げての取り組みです。そんな中、職域でのがん検診に関心が向けられているのは、がん検診を受ける人の 30～60％が職域でがん検診を受けているからです。しかし、職域におけるがん検診には法的根拠がなく、福利厚生の一環として行われているのが現状で、企業によって目的はさまざまであり、一律に推し進めるのが難しい事情があります。

一方、がん検診には「偽陽性」などの不利益が存在します[1)]。本稿を活用し、これらの問題を整理して、産業看護職としてどのように職域でのがん検診に関わるかを考えてもらえると幸いです。本稿では職域におけるがん検診を「概要」「がん検診の項目」「事後措置」に整理し解説します。概要では保健指導で役に立つように、がん検診のエビデンスや利益、不利益を説明します。実践的な知識のみを知りたい方は、「がん検診の項目」からお読みください。

概要

1）がん検診の種類

がん検診の種類には大きく 2 つ、「対策型検診」と「任意型検診」があります。対策型検診は集団全体の死亡率を減少させるために市町村など公共的な予防対策として行うもので、任意型検診は個人が自分の死亡リスクを減らすために受診するものです。

対策型検診は、目的が集団の死亡率を減少させることであるため、死亡率の減少に関するエビデンスの確立された検診を選択して実施する必要があります。また、公共的な取り組みであるため、取り組みの評価や検証ができるように、受診率や精検受診率などの精度管理が求められます。職域では、がん検診の目的が社員のがん死亡率を減少させることだけとは限りません。事業者であれば休業日数の減少や社員の満足度・安心感を高めること、健保であれば医療費削減など、がん検診の目的はさまざまです[2)]。エビデンスが蓄積されていないことを承知で、最新のがん検診を受けたい人の選択を奪うことにも問題があります。職域のがん検診にはこのような難しい問題が背景にあることをご理解ください。

また、エビデンスとかけ離れた項目、たとえば腫瘍マーカーや PET 検診[2)]が職域で実

表1 地域保健・健康増進事業報告による対策型がん検診の成績（2019）

	要精検率（%）	要精検受診率（%）	がん発見率（%）	陽性的中率（%）
胃	6.8	85.4	0.13	1.86
大腸	5.7	70.3	0.16	2.87
肺	1.6	83.1	0.03	1.87
子宮頸	2.3	75.4	0.03	1.25
乳房	6.5	89.2	0.30	4.60

※精検：精密検査
要精検率：がん検診を受けて、精密検査が必要と判定された人の割合
要精検受診率：精密検査が必要と言われ、実際に精密検査を受診した人の割合
がん発見率：受診者全体で、がんが見つかった人の割合
陽性的中率：要精密検査になった人で、がんが発見された人の割合

（文献8より作成）

施されることもあります。PSA以外の腫瘍マーカーによる検診は早期発見ができないこと、PET検診は進行がんの転移や再発の診断が得意で早期発見には向かないことなどを伝えて、機会があれば検診項目の見直しに関わりたいところです。

2）がん検診の利益と不利益

がん検診の利益は、がんの早期発見、早期治療による救命と、早期発見による低侵襲での治療選択が可能ということが挙げられます。たとえば、がん検診を受けた群とそうでない群の比較では、胃がんは48%、大腸がんは20%、肺がんは46%、子宮頸がんは70%、乳がんは25%の死亡率減少効果があります[3-7]。このような情報を安全衛生委員会や健康情報発信の際に伝えるのも、産業看護職の役割かもしれません。

がん検診の不利益は、下記の3点が代表例です。

Ⅰ）偽陽性（検査では陽性であったが、精密検査ではがんでないと判定されること）

Ⅱ）過剰診断（病理学的には悪性であるが、進行度が遅く生命予後に影響しないがんを見つけて治療すること。例：甲状腺がん、高齢者の前立腺がんなど）

Ⅲ）被ばくの問題

働く世代のデータではないという制約がありますが、偽陽性は多く、陽性的中率（要精密検査になった人で、がんが発見された人の割合）は、1.25（子宮頸がん）～4.60%（乳がん）に過ぎません（表1）[8]。つまり、要精密検査と判定された人の95%以上は偽陽性であり、問題のない大多数の人が不要な心配をし、不要な精査を受けるという不利益も考慮する必要があるのが、がん検診の難しいところです。

がん検診の項目：どのようながん検診がお勧めか相談されたら

がん検診の項目や推奨度に関する資料として、厚生労働省が公表している「職域におけるがん検診マニュアル」（以下、マニュアル）[9]がとてもよく整理されています。どのがん検診を受けたらよいか相談があった場合に、産業看護職がアドバイスしやすいように推奨度の高いもの（推奨度A、B）をまとめました（表2）[9]。この推奨度は、死亡率減少効果と不利益の観点から評価されたものです。ここから先は、保健指導で関わる際に、がん検診（職場で行う検診、地域で自主的に受けた検診など）の対応を相談された場合に参考になる情報をご紹介します。

1）胃がん検診

胃部X線で毎回要精密検査になると、「受診したくない」と言う人が一定数存在します。胃がん検診の陽性的中率は1.86％であり、要精密検査とされた人の約98％はがんではないと判定されます。一度精査を受けた人が、何年も連続で精査するのは不利益が大きくなります。胃内視鏡による偶発症のリスク（ほとんどが出血など）は0.171％[10]という報告があります。そのような相談を受けたら、産業看護職として産業医に報告・助言を求め、胃部X線の対象から外し、定期的な医療機関への受診を勧めるなどの対応が考えられます。50歳以上であれば2年に1回の胃内視鏡検査が勧められています。

表2 各がん検診の概要

	検査項目	対象年齢	受診間隔	推奨グレード
胃	・問診 ・胃部X線または胃内視鏡	50歳以上 （胃部X線は40歳以上も可）	原則2年に1回 （胃部X線は1年に1回も可）	B
大腸	・問診 ・便潜血検査（2日法）	40歳以上	原則1年に1回	A
肺	・喫煙歴などの質問 ・胸部X線 ・喀痰細胞診*	40歳以上	原則1年に1回	B
子宮頸	・問診、視診、内診 ・子宮頸部の細胞診（必要に応じコルポスコープ検査） ・または、HPV検査単独法**	20歳以上の女性	原則2年に1回	A
乳房	・問診 ・マンモグラフィ	40歳以上の女性	原則2年に1回	B

＊喀痰細胞診は、50歳以上かつ喫煙指数（1日本数×年数）＝600以上の場合
＊＊HPV検査単独法は、30～60歳を対象とし、検診間隔は5年が望ましい

（文献9を一部改訂し加筆）

なお、ペプシノゲン法＋ヘリコバクターピロリ抗体併用法「胃がんリスク（ABC）検診」は、推奨度I（死亡率減少効果の根拠がまだ不十分なので、検診の利益と不利益を提示した上で、本人に受診の判断をしてもらう）ですが、血液検査だけで評価できるため簡便という利点はあります。職場で胃がん検診の受診率が問題になる場合の選択肢にはなります。

2）大腸がん検診

便潜血陽性であっても「痔のせい」として精密検査を受けない人が一定数存在します。確かに痔の存在は検査に影響しますが、痔の有無と大腸がんの発見率に違いがないことが報告されています[11]。さらに、精密検査を受けなかった群は受けた群に比べ、大腸がんにより死亡する危険性が4～5倍高いことが報告されていることもありますので[12]、精密検査受診を積極的に推奨しましょう。なお、日本消化器内視鏡学会では、全大腸内視鏡検査は3～5年後に検査を受けることを勧めています。切除した病変の大きさ、個数、病理学的所見によって、検査の間隔を明確にするガイドラインが整備されています。説明がなかった場合は、検査を担当した主治医に何年後に大腸内視鏡を受診したらよいか必ず確認するように勧めてください。

3）肺がん検診

喀痰細胞診は職場で一律に行われることは少ないですが、対象は50歳以上かつ喫煙指数（1日本数×年数）が600以上の人とされています。胸部X線と見つかるがんの種類が違うため、喀痰細胞診で要精密検査の結果が出ているのであれば、胸部X線で問題がないからと迷っている労働者には迷わず精査を勧めましょう。なお、喫煙を続けている場合は、産業看護職として禁煙の動機づけとなるよう保健指導に力を入れるとよいでしょう。

4）子宮頸がん検診

子宮頸部の細胞診は20歳以上の女性で2年に1回の受診が推奨されています。ただ、職域で多く行われていた自己採取法は検体採取率が10％と低く問題があります。細胞診の結果について相談に乗るときは、採取方法を確認して、自己採取であれば医師採取を勧めたほうがよいでしょう。2020年のガイドラインより、HPV検査単独法が推奨グレードA（対策型検診・任意型検診の実施を勧める）とされたので、数年後には相談されるケースもあるかもしれません[6]。働く世代の女性が好発年齢なので、検診や精密検査の相談を受けたら受診を勧めるとよいでしょう。

5）乳がん検診

超音波検査で発見されるのは、マンモグラフィでは乳腺実質に隠れてしまう小さな浸潤がんが多いため、超音波検査とマンモグラフィは相補的にがん発見に寄与しているとされています[7]。乳がんも働く世代の女性が好発年齢なので、検診や精密検査の相談を受けたら受診を勧めるとよいでしょう。

6）前立腺がん検診

PSA 検査は前立腺がんの早期発見に役立つ反面、過剰診断（前立腺肥大症や前立腺炎でも PSA は軽度上昇し、がんではないのに陽性となる可能性がある）の問題もあります。そのことを伝えたうえで、要精密検査の案内が来て迷っている人には、精査を受けて、結果とその後の対応は主治医とよく相談するように勧めるとよいでしょう。

事後措置

健康診断の事後措置における保健指導は、産業看護職が得意とするところだと思います。その際に、がん検診やがんと診断された後の対応について職場にいる医療職として相談にのることは、産業看護職の存在価値を高めることにつながります。ここでは要精密検査やがんと診断された方へのアドバイスと、職域でのがん検診情報の取り扱いに触れます。

1）要精密検査となった方へのアドバイス

要精密検査と判定された後の受診率のお話です。過度な不安を感じている方には、不安を傾聴し、要精密検査と判定された方の 95％以上はがんでないことを伝えると、少し不安が和らぎます。どこで精密検査を受ければよいか困っている場合は、あらかじめ近くの医療機関の候補をまとめておき、提示しましょう。また仕事などの兼ね合いですぐに受診できず、不安を感じている方には、数週間遅れたとしても、がんが極端に進行することはないのでそれほど心配しなくてもよいことを助言してください。ただし、職場の理解がなくて受診する時間が取れなければ、産業看護職として上司に協力を依頼するなどの支援も検討する必要があります。

2）がんと診断された方へのアドバイス

まず、職域では診断後に相談できる窓口を明示することが重要です。本人の申し出に基づき、主治医と連携するなど、治療と仕事の両立に必要な情報を検討します（両立支援の詳細については第 1 章 7「両立支援と配慮の考え方」を参照してください）。ここでは、本人への保健指導と職場との連携について記載します。

①本人への保健指導

がんと診断されると、とても不安になる患者さんは多いため、気持ちを支持的に傾聴してあげてください。がんの負のイメージに影響され、診断後 1～3 カ月に退職を決めてしまう「びっくり退職」も多いため、そのような発言が出た際には一通り話を傾聴した後、情報提供をしてよいか本人に同意を取り、「仕事を辞めることはいつでもできるから、まずは休暇制度を使って保留しよう」といった指導をしてあげるとスムーズに受け入れられます。実際に多くのがん患者さんは就労でき、また、がんの治療は入院日数が短縮され、通院治療にシフトしています[13)]。がんと診断された後に部分的にでも復職できた人は、病気休業から 6 カ月で 71.6％、1 年間では 80.9％とされています（完全に復職できた人は 6

カ月で47.1%、1年間では62.3%）[14]。本人へ（管理監督者にも）「がんと診断されたら退職する時代でなく、両立する時代になった」と伝えてください。診断を受けて間もない方へは、厚生労働省の「仕事とがん治療の両立お役立ちノート」[15]（図1）は状況の整理がよくできる1冊ですので、ぜひ勧めてください。

がんと診断され、一般的な部位別の5年生存率（たとえば胃がんであれば66.6%［2009～2011年］）がインターネットでは最初のほうに見つかり、この数字に一喜一憂する方も多いです。しかしながらこの数字は正しい反面、解釈には注意が必要で、例に挙げた胃がんであれば、①ステージによって大きく異なり、がん検診で見つかることの多いⅠ期であれば96.0%まで上がっている点、②統計の期間が10年以上前であり、2022年の現在に合っていない点が挙げられますので、早期にも関わらず5年生存率で過度に不安に思われている方には、これらの正しい知識を提供してください。

がん患者さんは、復職時にもたくさんの困りごとを抱えているケースが多いので、復職前には産業医または産業看護職との復職前面談を行いましょう。面談では、仕事をするうえで困難に感じていることを聴取してください。疾患を抱える労働者が仕事をするうえで困ることを整理して、10個にまとめています（表3）[16]。本人もうまく困難性が整理できていない場合は、図2[16]に示すツールをご活用ください。

表3の「1　病気の症状や治療の副作用」に関する困りごとがあれば、どんな症状が仕事をするうえで困るのかを明らかにし、産業医へ相談してください。たとえば、抗がん剤治療・体力低下・抑うつ状態は、がん患者の復職を阻害する代表例です。とくに抗がん剤治療は一時的な認知機能（記憶力・集中力・実行機能）の低下や病的な倦怠感を伴いますので、仕事に支障がある場合は産業医に相談してください。体力低下や抑うつ状態に対しては、有酸素運動や筋力トレーニングが有効とされています。がんのリハビリテーション分野でも採用されており、保健指導の一つとしてください。

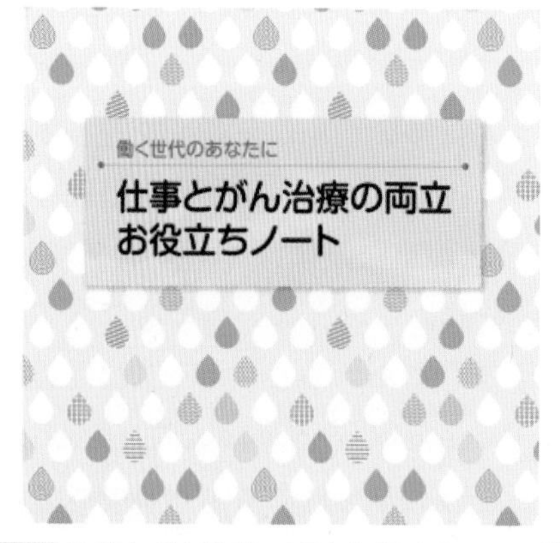

図1 仕事とがん治療の両立お役立ちノート[15]

表3 疾患を抱える労働者が仕事をするうえで困ること

1	病気の症状や治療の副作用
2	不安など心理的影響
3	経済的事情
4	職場への申し出
5	職場環境
6	職場の受け入れ
7	職場の適正配置
8	社会・家族背景
9	職場と医療の連携
10	情報獲得

（文献16より作成）

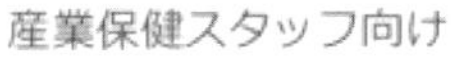

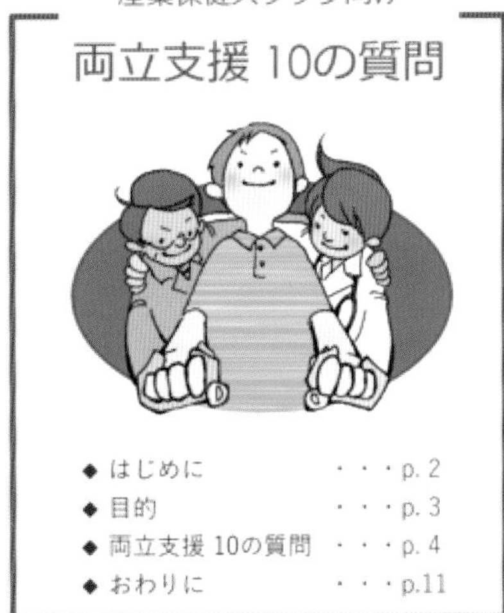

図2　両立支援 10 の質問[16)]

「2　不安など心理的影響」があれば、受容的な姿勢でよくよく傾聴してあげてください。「3　経済的事情」や「10　情報獲得」の困りごとがあれば、傷病手当金や高額療養費制度といった支援制度があることを紹介してください。支援制度は「事業場における治療と仕事の両立支援のためのガイドライン」[13)] の17〜21ページにたいへんよくまとまっています（職場により充実した制度があれば、併せてご紹介ください）。「4　職場への申し出」で困っている状況とは、自分から病気についてうまく説明できない状況です。産業医に意見をもらうか、産業医を介して主治医から就業に関する意見書をもらい、職場に提出することで解決を図ることができます。

②職場との連携

がん患者の復職を促進する要因は、上司や同僚のサポートや、仕事のコントロール度を高めることです。産業看護職としてできることは、上司や同僚のサポートが得られやすい環境かを本人や職場へ確認し、たとえば抗がん剤治療が行われるのであれば上記の副作用について説明するなど、上司・同僚の理解向上に努めるとよいでしょう。とくに抗がん剤治療中は急な体調不良のため突発で休んでしまう場合もあるので、抗がん剤治療期間中は仕事のコントロール度を高めてあげる（勤務時間や仕事量を自分で調整できるようにするなど）と、復職や就労継続がしやすくなります。

3）職域でのがん検診情報の取り扱い

がん検診は健康診断とは違い法定外項目なので、一般の健診結果と同じように事業者が直接扱うことは問題があります。がん検診の結果は機微な個人情報であるため、労働安全衛生法第104条により社内で整備することになっている「健康情報取り扱い規約」に従って慎重に取り扱う必要があります。そのため、がん検診の結果を取得する際は目的を説明して本人の同意を得て、法律で守秘義務を課せられている医療職が取り扱うべきです。取得する目的は「受診勧奨に関わるため」「がん罹患情報から両立支援につなげるため」「精度管理のため」が挙げられます。詳しくは参考文献2や13、第1章10「個人情報管理」の記載を参照してください。

謝　辞

本投稿における問題提起や情報提供をありがとうございました：北島純菜さま、松浪万里子さま

（井上俊介・田口要人）

参考文献

1) 国立がん研究センター がん情報サービス．がん検診について．2019.
https://ganjoho.jp/med_pro/pre_scr/screening/screening.html（2021年1月12日閲覧）
2) 宮本俊明ほか．産業保健職からの視点で「職域におけるがん検診マニュアル」の効果的な運用を検討するワーキンググループ報告書．2019.
3) 独立行政法人国立がん研究センター．有効性評価に基づく胃がん検診ガイドライン 2014年度版．2015.
4) 「がん検診の適切な方法とその評価法の確立に関する研究」班．有効性評価に基づく大腸がん検診ガイドライン．2005.
5) 「がん検診の適切な方法とその評価法の確立に関する研究」班．有効性評価に基づく肺がん検診ガイドライン．2006.
6) 国立がん研究センター 社会と健康研究センター．有効性評価に基づく子宮頸がん検診ガイドライン更新版．2020.
7) 独立行政法人国立がん研究センター がん予防・検診研究センター．有効性評価に基づく乳がん検診ガイドライン 2013年度版．2014.
8) 政府統計の総合窓口（e-Stat）．令和元年度地域保健・健康増進事業報告（健康増進編）市区町村．（2021年1月12日閲覧）
9) 厚生労働省．職域におけるがん検診に関するマニュアル．2018.
10) 加藤元嗣ほか．抗血栓薬服用者に対する消化器内視鏡に関連した偶発症の全国調査結果．日本消化器内視鏡学会雑誌．59 (7), 2017, 1532-6.
11) 大江理紗ほか．痔の自覚がある便潜血陽性者への大腸内視鏡検査の積極的受診勧奨に向けて．人間ドック（Ningen Dock）．35 (1), 2020, 60-5.
12) 松田一夫ほか．大腸がん検診における精検未受診がもたらす不利益：精検の重要性．日本消化器集団検診学会雑誌．41 (2), 2003, 162-9.
13) 厚生労働省．事業場における治療と仕事の両立支援のためのガイドライン．2021.
14) Endo, M. et al. Returning to work after sick leave due to cancer: a 365-day cohort study of Japanese cancer survivors. Journal of Cancer Survivorship. 10 (2), 2016, 320-9.
15) 厚生労働省．仕事とがん治療の両立 お役立ちノート．
https://chiryoutoshigoto.mhlw.go.jp/dl/download/0000204876.pdf
16) 森晃爾ほか．身体疾患を有する患者の治療と就労の両立を支援するための主治医と事業場（産業医等）の連携方法に関する研究－「両立支援システム・パス」の開発－総合研究報告書．労災疾病臨床研究事業．2017.

Chapter 3

4

To advance your career

過重労働対策における産業看護職面談

はじめに

2019年4月より働き方改革関連法が施行され、「産業医・産業保健機能の強化」と「長時間労働者に対する面接指導等」が強化されました。過重な労働による疲労の蓄積によって労働者の健康障害が生じることはさまざまな医学的知見によって明らかになりつつあり、産業医や産業看護職には、労働者の健康障害防止のための仕組みづくりへの参画や、効果的な面接指導、保健指導の実施が期待されます。しかし、法令で規定される産業医と比べて産業看護職が担う役割は事業所や組織によって求められることに幅があることも確かです。一方で、労働者にとって産業看護職は産業医よりも身近な存在であり、相談しやすい立場でもあります。とくに、対象者と接する面談は産業看護職としてたいへん重要な業務であり、専門的能力が発揮される場でもあります。

本稿では、専門職としての能力向上に寄与することを目的として、産業看護職が過重労働による健康障害防止のための面談を実施するうえで知っておくべき基本事項と、各種面談を行ううえで押さえておくべきポイント、産業医との連携、そして、より効果的に面談を実施するための取り組みについて解説します。

基本事項

1）過重労働と健康障害

過重労働によってどのような健康障害が想定されるかを理解しておくことはたいへん重要です。過重労働は脳・心臓疾患や精神障害との疫学的な関連が認められており、ときに心臓突然死や過労自殺に至ることもあります。長時間労働、睡眠時間の減少や心理的負荷が結果として脳・心臓疾患や精神障害のリスクを増大させていると考えられます（図1）[1)]。とくに睡眠時間の減少と脳・心臓疾患や精神障害との関係については多くの知見が蓄積されており、面談において睡眠に関して聴取することは非常に重要です。

2）過重労働と労働災害

脳・心臓疾患と精神障害については、業務に起因すると認められる場合は労災補償の対象となり、脳・心臓疾患と精神障害ともに労災認定基準が定められています。脳・心臓疾患は2021年9月、精神障害は2020年5月に労災認定基準が改定されており、毎年6月に

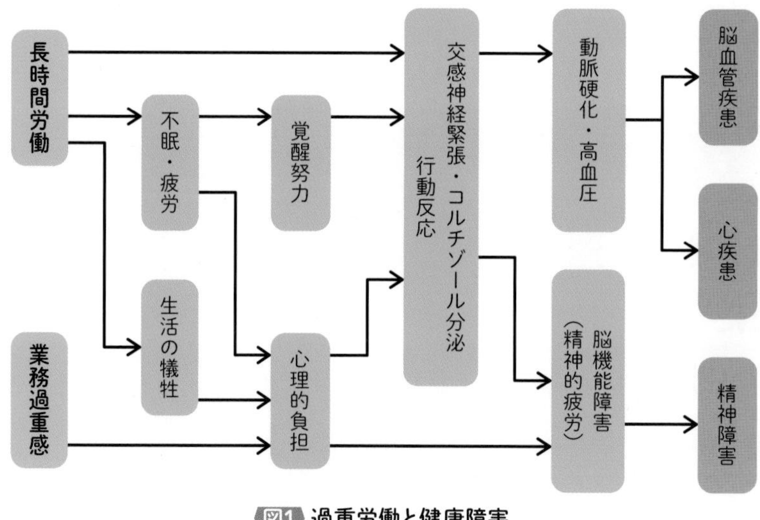

図1 過重労働と健康障害 （文献1より作成）

厚生労働省より脳・心臓疾患と精神障害に関する事案の労災補償状況が公表されます。

3）長時間労働者に対する面接指導制度

事業者は、長時間労働者に対する医師による面接指導が法令で義務付けられています。法令で義務とされる医師による面接指導対象者は次の通りです。

①月 80 時間超の時間外・休日労働を行い、疲労の蓄積があり面接指導を申し出た者

②月 100 時間超の時間外・休日労働を行った研究開発業務従事者

③ 1 週間当たりの健康管理時間が 40 時間を超えた時間について、月 100 時間超であった高度プロフェッショナル制度適用者

義務に該当する対象者以外にも、事業者が自主的に定めた基準に該当する者を面接指導の対象とすることがあります（図2）[2]。事業者によっては、医師による面接指導に準ずる措置として対象者を選考する基準を設けて産業看護職面談を実施する場合があり、そのような事業所で活動する産業看護職は面談を実施する機会が多いと考えられます。

産業看護職面談でのポイント

産業看護職の置かれた立場や事業所の方針によって、過重労働となった労働者への向き合い方は異なりますし、他職種との連携方法もさまざまです。また、過重労働者との面談も事業所の制度に則って対応することもあれば、健康相談や保健指導の場で面談することもあります。ここでは、産業看護職が過重労働者と面談する際、どのような点に着目して面談するのかについて説明します。また、職種によってはより詳細に確認すべき点があるため、そのポイントについても述べます。

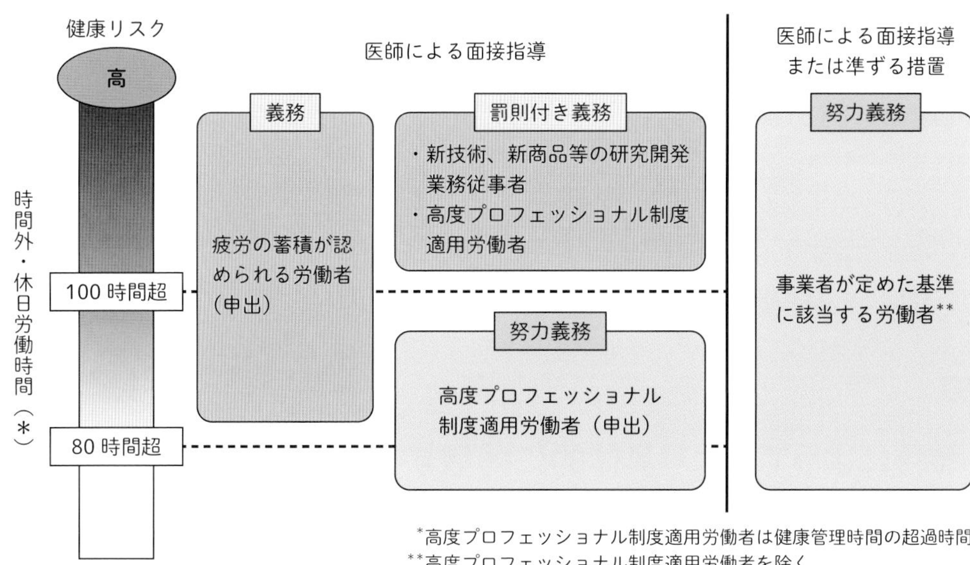

＊高度プロフェッショナル制度適用労働者は健康管理時間の超過時間
＊＊高度プロフェッショナル制度適用労働者を除く

図2 長時間労働者に対する面接指導制度（文献2より作成）

表1 面談前に把握しておきたい情報

1 業務の過重性
・部署、役職、勤務形態、勤怠状況 ・業務内容 ・通勤方法、通勤時間 ・疲労蓄積度自己診断チェックリストなどの自記式調査
2 心身の状況
・健康診断結果 ・睡眠状況 ・ストレスチェック結果（ストレスチェック実施者である場合に限る） ・過去の面談記録

（文献3より作成）

表2 面談時に把握する情報

1 業務の過重性
・長時間労働発生の理由や今後の見通し ・仕事の負担度（質的負担・量的負担） ・仕事の裁量度 ・その他業務遂行に支障を来し得る仕事の要因（人間関係など）
2 心身および生活の状況
・既往歴、現病歴の治療状況 ・血圧、体重 ・自覚症状 ・食欲、睡眠に関する詳細な状況 ・喫煙、飲酒状況 ・余暇の過ごし方 ・仕事以外の一般生活におけるストレスの有無

（文献3，4より作成）

1）面談前に把握しておきたい情報

面談対象者は事業所の中でも忙しいことが多いため、限られた時間で効率よく面談を行うことが望まれます。繁忙感や健康障害リスクに関する内容を対象者や人事総務担当者、所属から情報を得ておくとよいでしょう。表1に代表的な内容を示します[3]。

2）面談時に把握する情報

事前に得られた情報を踏まえ、業務の過重性や疲労の蓄積状況、心身の状況について確認します。主な内容を表2に示します[3,4]。

過重労働者を対象とした面談の場合、人事的評価につながることを対象者が心配することもあるため、面談の目的について冒頭で説明し、忙しい中で面接に来てくれた対象者に労いの言葉をかけてあげると、良好な関係の中で面談を進めることができます。一方で、仕事以外の一般生活におけるストレスや疲労要因を面談中に聴取することもあり、介入が適切でないケースも存在するため、相談内容によっては対象者に過度な期待を持たせないよう、事前に対象者へ介入できる範囲を伝えておくことが重要です。面接指導を行う医師向けに作成された「医師による長時間労働面接指導実施マニュアル」で面接指導の面談記録用紙が公開されていますが、産業看護職面談でも十分参考にできる内容となっています（図3）[5]。

職種によって、より具体的に聴取するポイント

日本においては、オフィスワーカーのような現場を伴わない労働者が多く、産業看護職もこのような労働者を対応する機会のほうが多いと思われます。しかし、現場での作業や事務所外に赴く職種などもあるため、その職種に特徴的な部分を理解しておくと、より効果的な面談ができるようになります。

1）現場作業者

暑熱環境や騒音、身体負荷の状況を確認することは、疲労蓄積を見積もるうえで重要な要素です。また、危険を伴う業務も過重な負荷となるため、作業内容を具体的に聴取することがポイントとなります。職場巡視等の機会を利用して、作業現場の様子や作業環境測定結果を把握しておくと、より具体的な状況把握や助言が可能となります。

2）営業職

営業職は顧客対応や出張など、日中は社外で活動する時間が多い一方で、事務作業や資料作成を帰社してから行うといったことがあり、長時間労働になりやすい傾向があります。また、営業ノルマが設定されていたり、顧客からの緊急問い合わせや接待があったりなど、業務時間外で対応していると思われるケースもあります。面談では、業務時間中のことだけではなく、業務時間外での対応状況や生活リズムについてよく聴取するとよいでしょう。営業職は日中社外へ出ていることも多いため、情報通信機器を利用してオンラインで面談を行うことも効率的です。

3）管理監督者・裁量労働制適用者

厳格な時間管理の対象とされていない管理監督者や裁量労働制適用者は、長時間労働が常態化してしまう場合があります。そのため、勤怠状況は入念に聴取することが必要です。また、管理監督者の年齢層は一般社員と比較して高く、生活習慣病のリスクが高い集団でもあるため、面談では生活習慣に関わる事項をより詳細に聴取することも望まれます。

（様式 3）

面接指導の記録用紙

＜産業保健職のみ閲覧可＞

面談実施日： 年 月 日

氏名		年齢	歳	部署	
業務内容				役職	

勤務状況							
	勤務形態	□ 常昼勤務　□ 交替勤務　□ その他（　　　）					
	時間外・休日労働時間	月度	時間	月度	時間	月度	時間
	勤怠状況						

業務過重性		
	長時間労働の発生理由	
	今後の見通し	
	仕事の負担	質的： 量的：
	仕事の裁量度	
	職場の支援度	
	その他	

心身及び生活の状況					
	既往歴 現病歴	□ なし	□高血圧　□脂質異常症　□糖尿病　□慢性腎臓病　□脳心血管疾患 □精神疾患　□その他（　　　） 治療内容（　　　）		
	理学所見	血圧	/　mmHg	体重	kg（ 変化：　　　）
	自覚症状	□ なし	□頭痛・頭重感　□めまい　□しびれ　□動悸　□息切れ　□胸痛 □消化器症状　□その他（　　　）		
	抑うつ症状	□ 該当なし	□B1：憂鬱感・気分の沈み　□B2：興味・喜びの消失 □B3：睡眠障害　□B4：無価値観・罪悪感　□B5：集中・決断困難		
	食欲	□ 減少　□ 不変　□ 増加			
	睡眠	平均睡眠時間	時間　分	睡眠障害	□無　□有：入眠困難・中途覚醒・早朝覚醒
	嗜好	喫煙	□ 無　□ 有：　本/日		
		飲酒	週　日（ 内容・量：　　　）寝酒（ □ 無　□ 有 ）		
	余暇の過ごし方				
	同居人等	□ 無　□ 有（　　　）			
	仕事以外のストレス要因				

課題・対策	

図3 長時間面接指導の面談記録用紙

（文献 5 より転載）

産業医などとの連携

過重労働対策において産業看護職面談を実施する際は、産業医などと連携することでより効果的な対策や指導を行うことができます。常勤産業医や嘱託産業医の有無により連携方法は異なると考えられますので、以下に想定される連携を提示します。

1）産業医が常勤している事業所の場合

産業医が常勤している事業所では産業医と産業看護職の連携が取りやすく、明確に役割分担がされていることもあります。たとえば、医師による面接指導対象には該当しないけれども、健康に不安がある者や一定の時間外・休日労働を行った者を産業看護職の面談対象とすることが想定されます。この場合、産業看護職としては医師による面接指導が必要かどうかの判断をすることになります。そのため、産業看護職面談の結果に基づいて医師による面接指導の要否を判断するための基準を事前に社内で作成しておくことが望まれます。医師による面接指導の必要性がある場合は、面談した看護職から対象者へその旨を丁寧に説明するように取り決めをしておくと、円滑な対応が可能となります。

2）嘱託産業医が選任されている事業所の場合

常勤産業医が在籍している事業所との大きな違いのひとつは、嘱託産業医の出務時間が限られている点です。嘱託産業医は限られた時間内で職場巡視や安全衛生委員会への出席などの産業医業務を行わなければならず、おのずと過重労働者に対する面接指導にかける時間や人数も制限されます。そのため、産業看護職は医師の面接指導の要否を判断するだけでなく、優先順位をつけることが望まれます。事前に産業看護職面談を実施することや、これまでの健診結果や保健指導などを踏まえて優先順位を検討することが大切です。

3）産業医が選任されていない事業所の場合

従業員50人未満の事業場では産業医の選任義務がないため、このような事業所では産業医が選任されていない場合が多いです。産業看護職であっても、常勤ではなく他事業所から定期的に訪問する形式であったり、健診機関や地域産業保健センターなどを通じて訪問し、健康相談や保健指導を実施することが多いと考えられます。この場合、事業所の衛生推進者などの担当者と事前に過重労働に関する産業看護職面談対象者の選定基準を決めておくと円滑に面談が実施できます。法令に基づく医師の面接指導対象者であったり、産業看護職面談の結果、医師による面接指導が必要と判断した場合は医師の面接指導が必要ですので、産業看護職は事業所へ医師の面接指導を受けさせるよう促すことが大切です。

この際、面接指導を依頼された医師は事業所の様子や業務内容、対象者の普段の健康状態を理解しているとは限らないため、対象者の同意のもとで医師面接に同席したり、同席できない場合は医師への引継ぎ報告書を作成するなどして、効果的な面接指導ができるよう対応することが大切です。従業員50人未満の事業所の事業者は、医師または保健師に対して、長時間労働者に対する医師の面接指導に基づく事後措置の内容（措置を講じない場合はその旨・その理由）を情報提供するよう努力義務で定められているため、面接指導後は事後措置の内容を把握するようにしましょう。

より効果的に面談を実施するための取り組み

事業所によって業務内容や役割、人員の配置などが異なる産業看護職において、過重労働対策に貢献するための専門的技能をどう向上させていくかは大きな課題でもあります。先に述べたように、基本事項や押さえておくべき面談でのポイントの実践が技能向上に役立つと考えられますが、過重労働者の背景をよく理解し、適切な助言や他職種との連携を行うためには、以下のことを実践するとより効果的です。

1）会社組織や職場環境の把握

会社組織の方針や業務内容、職場環境など、働いている従業員がどのような状況に置かれているかを把握しておくことは重要です。会社組織は時代とともに変化し、人の入れ替わりも日常茶飯事ですので、産業医職場巡視や衛生パトロールなどに同行して現場に出向いたり、従業員と積極的に交流したりすると、産業看護職面談においてより適切な対応が可能となり、職場や関係部門とのコミュニケーションも取りやすくなります。

2）効果的な面談制度の運用

多くの事業所では長時間労働者に対する医師による面接指導や産業看護職面談が社内制度として運用されていますが、形骸化していたり、面談のやりっ放しでその後のフォローがないといったこともあります。法令上医師でしか対応できない部分もあるため、事前に医師と産業看護職の役割分担を明確にした上で、職場や人事総務と連携した過重労働対策につながる面談制度の仕組みを構築することが求められます。

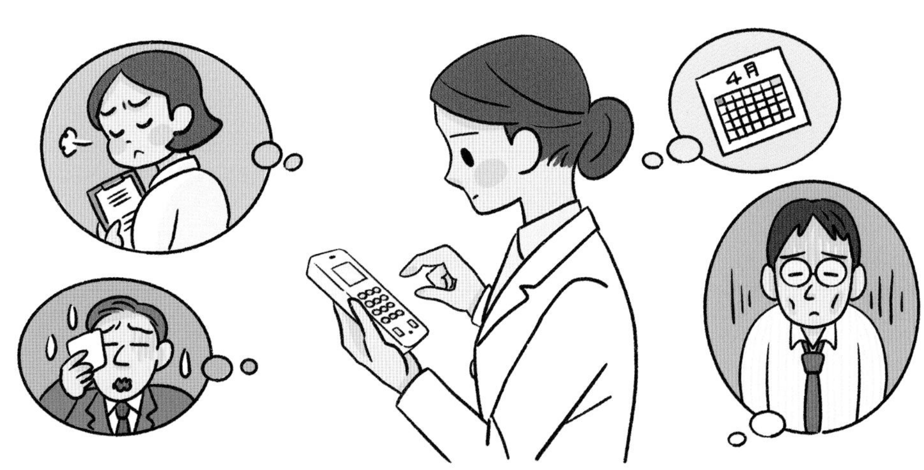

たとえば、産業看護職面談実施後は面談内容を産業医に報告して医師による面接指導の要否を決定する仕組みを設けることや、医師による面接指導が実施された場合は面接指導後に医師意見書を作成して所属長等に確認してもらい、事後措置について所属長や人事総務担当者から産業医へ報告してもらうといったことまでを一連のフローに落とし込むことが挙げられます。このような運用により、会社として過重労働の状況を認識し、過重労働削減に向けた対策や適切な労務管理につなげることが可能となります。

おわりに

過重労働対策は事業者の責務であり、労務管理が過重労働対策の基本となりますが、産業保健スタッフは健康管理を軸として過重労働対策の一翼を担う立場です。産業看護職面談を中心に解説しましたが、保健指導や健康診断などの普段から実施している産業保健業務を横断する有機的な取り組みが産業看護職面談の実効性を高めることになり、過重労働対策へとつながります。産業看護職の強みと専門的技能を生かして過重労働対策へ貢献することが期待されます。

（宮崎洋介）

引用文献

1) 堀江正知．過重労働／長時間労働対策・面接指導の Q&A．東京，産業医学振興財団，2021.
2) 堀江正知ほか．初めての嘱託産業医．東京，日本医事新報社，2021.
3) 堀江正知，宮崎洋介ほか．労災疾病臨床研究補助金事業令和元年度総括研究報告書「長時間労働者への医師による面接指導を効果的に実施するためのマニュアルの作成」．2019.
4) 堀江正知，宮崎洋介ほか．労災疾病臨床研究補助金事業令和 2 年度総括研究報告書「長時間労働者への医師による面接指導を効果的に実施するためのマニュアルの作成」．2020.
5) 厚生労働省．医師による長時間労働面接指導実施マニュアル．
https://www.mhlw.go.jp/content/000843223.pdf（2022 年 2 月 1 日閲覧）

Chapter 3

5 ストレスチェックの実施とフィードバック

To advance your career

はじめに

産業医として労働者との面談や管理職との関わりの中で、医師は権威的で話しにくいと思われているんだろうなと感じることがあります。医師は支援というより指導という関わり方が向いているのかもしれません。コミュニケーションがとりやすい身近な存在という産業看護職の強みに、いつも助けられていると感じます。指導ではなく支援、相手の反応に合わせて働きかけるという職種特有の文化の違いに気づかされました。これは個人的な考えですが、親しみやすさと情報収集は産業看護職の強みで、指導や強制力を発揮しやすいのが医師の強みだと考えています。アメとムチのような相補的な強みを、産業保健チームとしてうまく使い分けられれば理想的ではないでしょうか。産業看護職の強みを活かして、ストレスチェックに関わってもらえると産業保健チームのメンバーにはとても心強い存在になると思います。

これからストレスチェックの実施とフィードバックに関して、産業看護職のワンランクアップを狙い一緒に検討していきたいと思います。ストレスチェック制度という枠組みで見ると、関わりにくいイメージがあるかもしれませんが、保健指導という切り口で、ストレスチェックに関わる方法もご紹介したいと思います。

本稿ではポイントを「①ストレスチェックの実施」「②医師面接を申し出なかった高ストレス者の対応」「③集団分析結果のフィードバックと活用」「④心の健康づくり計画への関わり方」の4点に絞って検討を試みます。

ストレスチェックと産業看護職の役割

なぜこの4点を取り上げたか、それはストレスチェック制度における産業看護職の役割と関係しているからです。ストレスチェック実施者について、労働安全衛生規則第52条の10に、法第66条の10第1項の厚生労働省令で定める者として

①医師

②保健師

③検査を行うために必要な知識についての研修であって厚生労働大臣が定めるものを終了した歯科医師、看護師、精神保健福祉士または公認心理師

と記載されています。実施者の役割は、ストレスチェックの企画と結果の評価に関与することです。ここに保健師、看護師（条件つき）が医師と並んで明記されていることから、期待される役割の大きさが感じられます。通称ストレスチェック指針と呼ばれる、心理的な負担の程度を把握するための検査および面接指導の実施ならびに面接指導結果に基づき事業者が講ずべき措置に関する指針には、保健師、看護師が直接言及される部分が4箇所あります。本稿のポイントとの対応を表1に示します。

①ストレスチェックの実施

ストレスチェック制度は2015（平成27）年12月から始まり、7年目を迎えました。2020（令和2）年度の「労働安全衛生調査（実態調査）」[1]では、事業所（50人以上）の91.5％がストレスチェックを実施しています。ストレスチェックの実施率は、開始以来それほど大きな変化はありません。規模が小さいほど実施率が低いとはいえ、50～99人規模の事業所が88％前後、100～299人規模の事業所が95％前後、それ以上の規模の事業所は98～99％で推移しています（表2）[1]。

表1 ストレスチェック指針での言及箇所と対応する本稿のポイント

保健師・看護師が直接言及される箇所	対応する本稿のポイント
ストレスチェックの実施	①④
高ストレス者の選定方法	②
高ストレス者通知後の対応としての相談	②
集団分析結果に基づく措置に対する意見・助言	④

表2 ストレスチェック実施状況の推移 （単位：％）

	2020	2019	2018	2017	2016	2015
全体	62.7	−	62.9	64.3	62.3	22.4
1,000人以上	99.1	−	99.8	98.4	95.7	66.0
500～999人	97.7	−	98.5	99.0	93.4	53.8
300～499人	98.0	−	97.9	98.6	96.5	42.4
100～299人	95.0	−	95.8	93.9	91.0	32.0
50～99人	88.6	−	86.9	88.9	83.9	25.5
30～49人	62.4	−	55.2	61.4	52.8	21.1
10～29人	52.7	−	54.3	54.9	54.8	20.1
（再掲）50人以上	91.5	−	64.3	62.3	−	−

（文献1より作成）

もし、あなたの事業所がまだストレスチェックを実施していなければ、残りの10%未満に入ります。安全衛生の取り組みも遅れていて、事業所での産業保健活動でも苦労されていることでしょう。そのような事業所では嘱託産業医が、多くても月に数回の活動で、法令遵守さえままならない状態だと想像します。常勤の産業看護職がいるならば、活躍が期待される場面です。とはいえ、すでにいろいろ問題提起をしても、事業所が動かなくて困っている状況ではないでしょうか。そんな場合は、事業所のニーズに応えて、産業保健活動の推進に風が吹くのを待つ辛抱の時期も必要です。がんばりどころです。

法令で実施義務があることを事業者が理解していないだけかもしれませんので、正確な情報提供は定期的に続けるとよいでしょう。また、関係者に事前に相談したうえで、産業医からストレスチェック実施の意義などを責任者や安全衛生委員会に対して説明してもらうのもひとつの方法です。実施が難しい理由が、コストの問題であれば無料で実施できるWeb上のサービスの利用を提案することもできます。ぜひ、産業看護職の強みのひとつである関係者とのつながりやすさを活かして、なぜ事業所が動かないのか情報収集してみてください。産業保健活動の背中を押す風が吹いてきたら、すぐに動けるための大事な準備になります。

すでにストレスチェックが実施できている事業所であれば、ストレスチェックに関する最近の課題や関心は、いかにマンネリ化を防ぐかということではないでしょうか。マンネリ化は、本制度の意義が感じられないため真面目に回答する人の減少、調査の結果が現実を反映しなくなる可能性、受験率の低下、毎年調査をするだけでストレスは減らないではないかという不満、課題を把握しているのに対処しない事業者や産業保健スタッフへの不信感につながる可能性があります。そのような兆候があれば、ストレスチェックのあり方を見直すよい機会かもしれません。

②医師面接を申し出なかった高ストレス者の対応

ストレスチェックを受けた労働者のうち、医師による面接指導を受けた労働者の割合は0.6%と報告されています[2)]。高ストレス者の割合は事業所ごとに差がありますが、ここではイメージしやすいように具体的な数字に置き換えてみます。たとえば1,000人の事業所で考えてみましょう。100人（10%）が高ストレス者に該当し、医師による面接指導を申し出て実施できたのが6人（0.6%）だった、つまり医師面接を申し出なかった高ストレス者の残り94人はどうしたらよいですかという問題です（図1）。

1）基準を変更する

一つには、高ストレス者の基準を変えて、該当する人を減らすというアプローチがあります。医師面接の人材が確保できないなどの事情で仕方なく行われることもあるでしょう。最初の計画から、そのような基準で運用することが決まっていればよいのですが、基準を

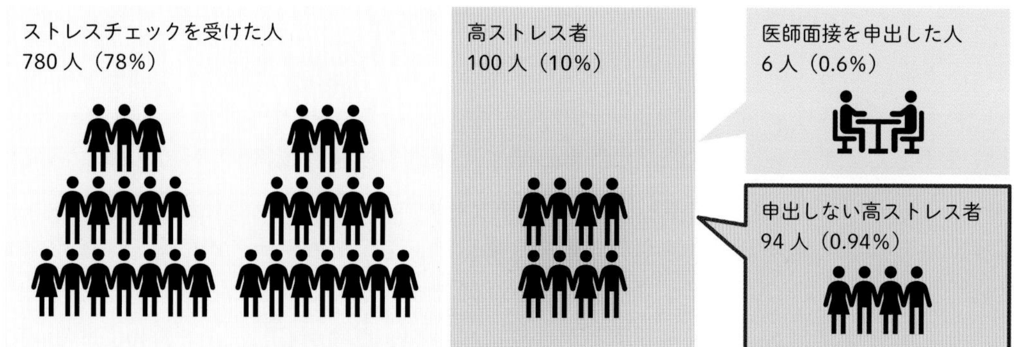

図1 1,000 人在籍する事業所に置き換えたイメージ

途中で安易に変更すると、これまでのデータとの比較が困難になります。高ストレス者の該当数で事業所全体のストレス対策の効果を評価しているところでは大きな問題です。そのため慎重な検討が必要です。

基準を途中で変更するのであれば、データによる高ストレス者選定の基準はそのまま残し、2段階の選定基準を設ければ、上記の問題は回避できます。評価の方法と基準の変更は衛生委員会などで調査審議し、事業者が決定する手続きを忘れないようにしてください。なお、選定基準に加えて産業看護職が面談を行い、医師の面接が必要なものを選定する方法は、ストレスチェック指針にも記載されています。2段階目の選定として、産業看護職が高ストレス該当者の面談を行い、医師の面接が必要かどうかを判定すれば、先ほどの94人にも支援を届けることができます。高ストレス者全員に面接を行う際は、面接希望者ではないので、医師面接の必要性を確認するという目的をはじめに簡潔に説明し、相手の希望を確認して、何らかの満足感が得られるように配慮することがポイントです。

問題点は、産業看護職のマンパワーが足りるか、高ストレス者であることを周囲に知られない方法で面談ができるかという点です。前者は産業看護職としての業務配分の見直しが必要ですし、後者は呼び出しの方法やタイミングの工夫が必要です。工夫の一案として、次の対応も参考にしてください。

2）全員面談を行う

もう一つは、産業看護職が全員面談を行うというアプローチです。年間約50週、週5日と考えれば、1日2人の面談を続けると年間で500人の面談が可能です。1年かけて産業看護職による全員面談を行うことを事前に周知しておけば、タイミングを調整するだけで自然な形で高ストレス者をカバーすることができます。ストレスチェックの結果や健診結果を手元で参照しながら面談をすれば、高ストレス者かどうか、周囲からはわからなくなります。全員面談は、健診結果に基づく事後措置でも、そのメリットが活かせます。産業保健との関わりがほとんどない、健診結果に大きな異常所見もつかないような大多数の健康な労働者とつながる機会にもなるので、産業看護職の強みが活かせるアプローチではないでしょうか。

業務量やマンパワーの問題で難しければ、情報提供を充実させる方法もあります。セルフケアに使えるEAPのサービスを利用したり、e-ラーニングを紹介することなども有用なフォローのやり方です。

・こころの耳（https://kokoro.mhlw.go.jp/）
・認知行動療法研修開発センターのe-ラーニング（https://cbtt.jp/videolist/）
・UTSMeD-うつめど。（https://www.utsumed-neo.xyz/）

③集団分析結果のフィードバックと活用

2020年の「労働安全衛生調査」[1)]によると、集団分析を実施した事業所（50人以上の規模）は81.1%、そのうち分析結果を活用した事業所が82.5%です。その内訳は、割合が多い順に安全衛生委員会などでの審議（56.4%）、残業時間削減、休暇取得に向けた取り組み（55.2%）、相談窓口の設置（47.6%）、上司・同僚に支援を求めやすい環境の整備（40.7%）となっています。集団分析結果の活用と言われて産業保健スタッフがすぐに思い描く、従業員参加型の職場環境改善ワークショップの実施は7.6%と少なく、事業所での取り組みが難しい現状が伺えます（図2）[1)]。

参加型の職場環境改善は、準備も運営もとても労力のかかる取り組みです。安易に取り組み始めてうまくいかなかった場合、その他のメンタルヘルス対策や産業保健活動も進めにくくなるリスクがあります。それを避けるには、何に注意したらよいでしょうか？ 職場環境改善の準備性という考え方が参考になります。小林らが「Basic Organizational Development for Your workplace（BODY）チェックリスト」を開発し、それを具体的

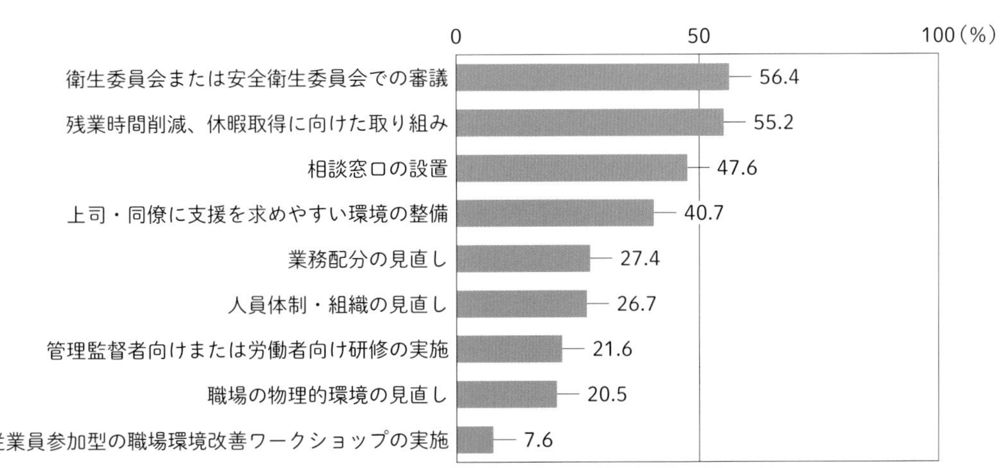

図2 分析結果を活用している50人以上規模の事業所の活用内容（複数回答）（文献1より作成）

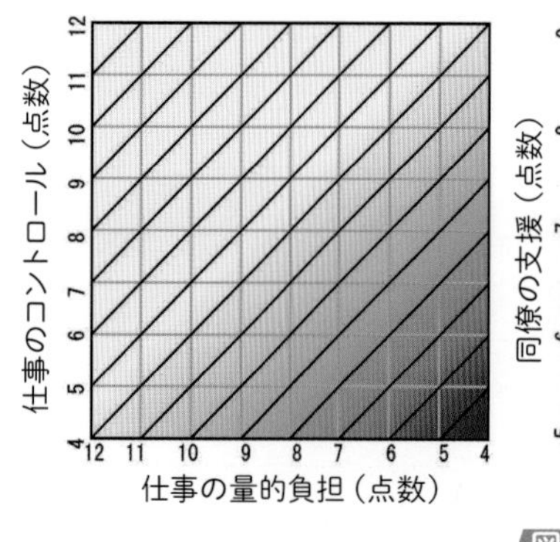

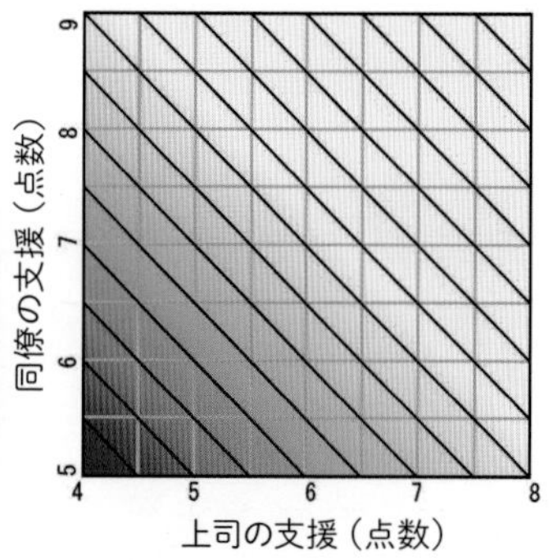

この図は慣れないと職場の人にはわかりにくいと思われることが多いので丁寧に説明しましょう

・先に総合健康リスクなど概要を伝えて読み取り方を説明する

・全国平均と会社平均、自職場の意味合いをよく確認する

・職場の良いところ、改善の余地があるところに話題を絞る

図3 集団分析結果のフィードバック

表3 集団分析結果のフィードバックを行う際のポイント

・職場環境をより良くするための相談の機会であり、結果は職場の成績表ではないことをよく確認する
・調査結果を説明するので、現場の実感と合うところ、合わないところを教えてもらいたいという姿勢で話を進める
・結論として総合健康リスクの数値から、どれくらい良いのか悪いのかを最初に説明する
・初年度や慣れないうちは、仕事のストレス判定図の 4 項目に絞るなど、相手の理解に応じて相談やアドバイスを行う

に整理しています[3]。これは「職場の受容度」と「上司のリーダーシップ」の２つの要因に基づき、職場環境改善の準備性について４つのレベルで判定を行うものです。実際にチェックリストを使用するかどうかは別として、職場の環境改善活動を進めるために注意すべき要因が２つあるということを知っておいて損はありません。

このような職場の準備性を推測するにあたり、いろいろな部署の雰囲気や上司の考え方を知っている産業看護職がいると、とても助かります。上司のリーダーシップに課題を感じるようであれば、人事部門と相談して管理職がリーダーシップを高める研修（本書第２章３「1 on 1 ミーティング」なども参考にしてください）や、仕組みの構築を優先することが必要かもしれません。職場の受容度に課題を感じるようであれば、不満を受け止める場が必要かもしれません。上司に対する集団分析結果のフィードバックから始めるのも一つの方法です。図3や表3を参考にしてみてください。

分析結果をもとに、管理職の職場環境改善に関する相談を行うという目的を説明すれば、事業所の理解も得られやすいでしょう。産業医がフィードバックを行うと、なかなか本音が出にくい場合がありますが、産業看護職であれば話しやすいことが多いような印象があります。最初は産業看護職が集団分析結果の説明を行い、上司の反応を見て情報収集を行うとよいかもしれません。やる気に満ちた管理職がいて、職場の需要度が高そうな職場があれば、産業医ともうまく連携して参加型改善活動にモデルとして取り組む道が開けるかもしれません。成書『メンタルヘルスに役立つ職場ドック』[4]も参考になります。

④心の健康づくり計画への関わり方

ここまで、高ストレス者の非申出者への対応、集団分析結果のフィードバックについて、考えられるマンネリ化対策を考えてきました。他の方法でこれらの課題に対応できているところもたくさんあると思います。参加型職場環境改善のような大きな取り組みを検討するのであれば、事前に産業医や関係者と相談することをお勧めします。ストレスチェックを含む心の健康づくり計画を整備するのも、実施者としての重要な役割だからです。なかなか関わらせてもらえないのであれば、健康経営という視点からも、健康施策の策定に産業看護職をはじめ産業保健スタッフが関わることは、その評価を高めるために大事な要素であることを説明してもよいかもしれません。事業所が掲げる目標によっては、ストレスチェックの充実・見直しよりも優先すべき課題がありえます。産業保健側が事業所に必要だと考える施策にばかり走らないように、事業所が必要だと考える施策とのバランスに考慮するのも、ワンランクもツーランクも上の産業看護職になるポイントだと思います。

（田口要人）

引用参考文献

1) 厚生労働省．労働安全衛生調査（実態調査）．
https://www.mhlw.go.jp/toukei/list/list46-50_an-ji.html
2) 厚生労働省．ストレスチェック制度の実施状況．厚生労働省労働衛生課調べ．2017 年 7 月．
https://www.mhlw.go.jp/file/04-Houdouhappyou-11303000-Roudoukijunkyokuanzeneiseibu-Roudoueiseika/0000172336.pdf
3) 小林由佳ほか．従業員参加型職場環境改善の準備要因の検討：Basic Organizational Development for Your workplace（BODY）チェックリストの開発．産業衛生学雑誌．61(2)，2019，43-58．
4) 小木和孝ほか編．メンタルヘルスに役立つ職場ドック．東京，労働科学研究所出版部，2015．

Chapter 3

6 有害物質・化学物質管理

To advance your career

はじめに

産業保健における活動を大きく「健康リスクの低減」と「健康レベルの向上」に分けると、本稿のテーマは前者に重きのある活動です。有害物質・化学物質に関連する各種法令が作られた背景は、働く人々の産業中毒・職業病の予防と早期発見です。私たち産業保健スタッフが産業保健活動を通じて企業における有害物質・化学物質管理に携わり「職業病や労働災害の防止」を行うことは、事業者の安全配慮義務の履行、従業員の健康保持という側面で重要である点は議論の余地がありません。さらに今回のテーマ「ワンランク上」というキーワードに沿って視点を少し広げ、この活動の先に目指すことを想像してみました。先に述べた法令に基づく活動は第一ステップであり、階段の先には、有害業務に関わるすべての人の物質の扱いに関する感度が上がり、ひいては組織全体でリスクコミュニケーションが普段から行われ、企業価値の一つとして安全文化が醸成されることが、筆者の考える目指すものです。

産業看護職は、ファーストラインプロフェッショナルであり、個人・集団・組織の問題をアセスメントし解決していくことを目指し、「見て・つないで・動かす」ことでさまざまな資源をコーディネートしていく職種であると言われています[1,2]。筆者は産業医ですが、本特集テーマである「ワンランク上」を意識して活動するとすれば、各自が関わる業務・活動全ての目的を問いながら、専門家としての強みを活かすことが重要ではないかと考えました。

そこで本稿では、有害物質・化学物質管理を取り扱う事業場において産業看護職の「強み」を発揮しながら、「ワンランク上」の産業保健活動の実践と、そのために必要な能力開発を行うための考え方と進め方、加えて事業場の特性や産業医との関わりについて述べたいと思います。

化学物質に関する理解・知識を磨き現場に活かす

1）全体像の把握から具体例へつなぐ

「有害物質・化学物質管理」の難点に、法令などの理解が難しい点、得た情報を現場にどう活かせばよいのかがわかりにくい点が挙げられます。この分野に対し漠然とした苦手

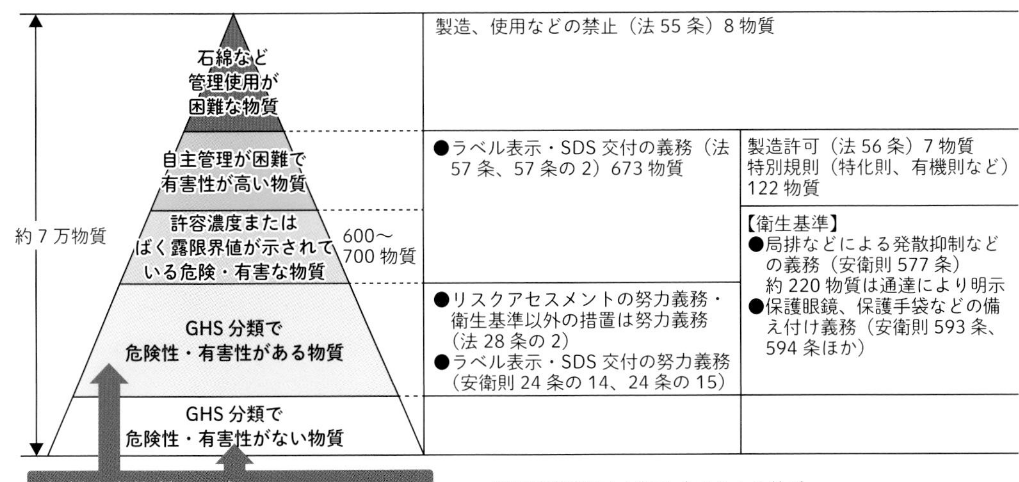

図1 労働安全衛生関係法令における化学物質管理の体系（文献 4 より転載）

・SDS（Safety Data Sheet：安全データシート）：化学品の安全な取り扱いを確保するために、化学品の危険有害性などに関する情報を記載した文書のことで、事業者間で化学品を取引する時までに提供し、化学品の危険有害性や適切な取り扱い方法に関する情報などを供給者側から受け取り側の事業者に伝達するためのもの
・GHS（Globally Harmonized System of Classification and Labelling of Chemicals）：化学品の危険有害性（ハザード）ごとに分類基準およびラベルや安全データシートの内容を調和させ、世界的に統一されたルールとして提供するもの

意識を持っている人もおられるかもしれません。実際に職域で流通する化学物質は年々増加していますが、その分類を大まかにとらえ、担当事業場・部署レベルでよく取り扱われている物質に着眼していくことがお勧めです。

現在取り扱われている化学物質は約 7 万物質と言われています[3,4]。そのうち約 670 物質は労働安全衛生法に基づきラベルの表示・SDS 交付、さらにリスクアセスメントの実施が求められている物質です（図1）[4]。われわれ産業保健スタッフが関わる機会が多い各種法令（有機溶剤中毒予防規則、特定化学物質障害予防規則、鉛中毒予防規則など）に基づいて健康診断や作業環境測定等が求められている物質数は、約 120 物質です。概要として既存の情報としての背景や分類を掴み、改訂などがあったときには厚生労働省のホームページから改訂に関わる検討会の資料を読む、職場から相談を受けたときに労衛法便覧で解釈を確認すると、実務とリンクしながら理解が深まります。

2）実践とつなげて知識・スキルを磨く

担当事業場で扱う物質にはどんなものがありますか？　まずは、相談者（個人）、担当部署（十数名〜数百名規模）、事業場と広げていくとよいと思います。「健診などで扱う物質はわかるが、それ以外は不明……」ということであれば、はじめに健診を実施している物質をリスト化しましょう。そのリストを職場巡視に同行する際に持参し、物質がどこでどのように使用されているのか、物質の形態も含めて確認するのが次のステップです。

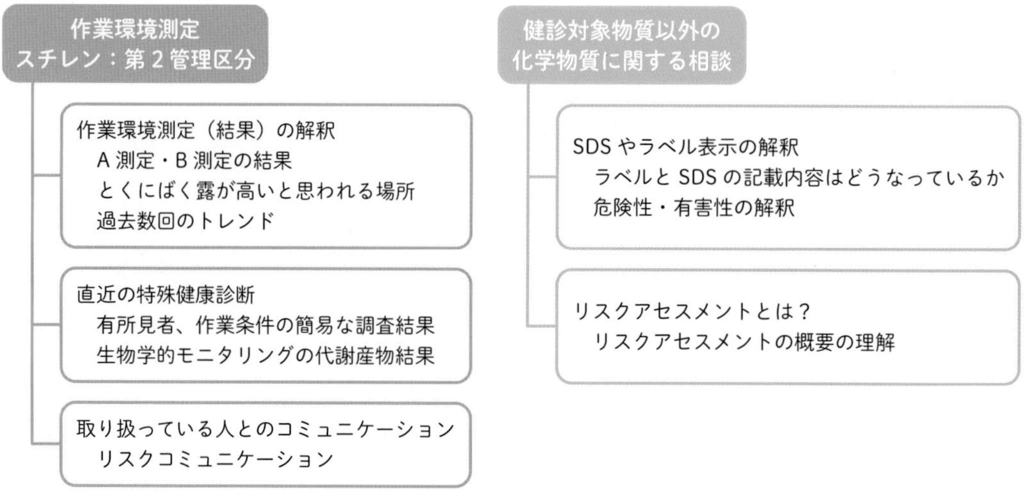

作業環境測定
スチレン：第２管理区分

作業環境測定（結果）の解釈
A 測定・B 測定の結果
とくにばく露が高いと思われる場所
過去数回のトレンド

直近の特殊健康診断
有所見者、作業条件の簡易な調査結果
生物学的モニタリングの代謝産物結果

取り扱っている人とのコミュニケーション
リスクコミュニケーション

健診対象物質以外の
化学物質に関する相談

SDS やラベル表示の解釈
ラベルと SDS の記載内容はどうなっているか
危険性・有害性の解釈

リスクアセスメントとは？
リスクアセスメントの概要の理解

図2 具体的な場面を描きながら整理する

たとえば、ある職場でスチレンの作業環境測定が第２管理区分となり、産業医の職場巡視に同行して現地を確認することになりました。巡視後の関係者会議の場で、追加で健診対象物質以外の取り扱い方法についても現場から相談があったとします。これを題材に知識を整理し、相手が知りたいと思っていること、または相手にとって（専門家として）有益と想定することを調べると、具体的な場面を描きながら知識・スキルを磨くことができます（図2）。

体系的・構造的に知識を整理したい場合には、作業主任者講習（テキスト）の活用、学会・勉強会などに入り定期的に学ぶ機会を作る、産業保健総合支援センターなどの研修に参加することも有効です。これらの場での学習は、知識の整理や法令改訂などの情報をキャッチアップするだけでなく、事業場の担当者が使用する「共通言語」を学ぶ機会としても期待できます。

知識の活用とは、次に述べるチームの一員として活躍する際に、共通言語を用いてチームを「つなぐ」「動かす」ことだととらえています。共通言語を用いて職場の管理者や現場統括者、作業主任者と対話・質問をしていくと、相手の課題認識のポイントも把握しやすく「つなぎ方」「動かし方」の作戦を練るときに活かすことができます。また、現在の活動だけでなく、潜在的な課題の抽出、先取りの安全衛生にもつながる余地があるので、関係者をうまく巻き込み検討を進めることは事業場にとっても大きな強みになるはずです。

チーム活動を通して情報を統合する

1）情報の入手経路と内容を整理する

有害物質・化学物質管理の課題のひとつに、関連する情報が分散していて全体像がとら

表1 有害物質・化学物質に関する情報を取り扱うとき（例）

①健康診断等の企画〜実施、事後措置を実施するとき
②作業環境測定結果について共有・連携をするとき（管理区分 2 以上の場合等）
③取り扱い歴がある物質の急性・慢性健康影響について従業員から相談を受けたとき
④職場巡視等に同行したとき
⑤物質の取り扱い・作業管理に関することで相談を受けたとき
⑥その他：健康教育等を実施するとき、事故等が発生したとき

えにくいことが挙げられます。労働安全衛生調査によると、事業所規模別に見た化学物質の取り扱いは、50 人以上の事業所が約 75%を占めています。その中で最も多いのは 1,000 人以上の事業所、また業種でみると電気・ガス・熱共有・水道業と製造業が多く、全体の約 60%を占めます[5)]。この実態と、産業医や衛生管理者の選任に関わる要件等を総合的に考えると、産業看護職として有害物質・化学物質管理に関する活動に関わる際には、産業保健チーム・労働衛生チームの一員として活動する機会が多いと想定されます。情報が分散しがちになる要因は、関係する法令別に情報管理がなされること、管轄部署や役割が多岐に渡るため情報格差が生じやすいことが挙がるかもしれません。現場を知り、連携し、そして関係者や組織を動かせる産業看護職の強みは、これらの情報を統合し、活用することができることです。

2）得た情報を活用する

では、具体的に、みなさんが有害物質・化学物質の情報を得るのはどのような場面か列挙してみます。情報の入手経路の傾向には個人差があると思いますが、表1に挙げた例のような場面が多いのではないでしょうか。

情報の活用例として、ある従業員から表1の⑤「使用する保護手袋のこと」で相談を受けたとします。みなさんは状況を把握するために、

②「作業環境測定結果」において（直近数回分）問題はなかったか
①「作業条件の簡易な調査」で、頻度や取扱量、換気状況や保護具の取り扱いはどうか
　同職場・同エリアの他の従業員の状況はどうか
について、産業医や、関係者と情報を共有し、
④職場巡視に同行し現地も確認、現場をよく知っている統括（管理者）に話を聞く
その上で、再度産業医や関係者と対応方法と解決策を検討するでしょう。その際には、
⑥別件で、関わった際に得られた職場の課長に関する情報（業務経験・キャラクターを含めた対人関係の作り方やマネジメントの傾向）
⑥今期の事業場の方針や、安全衛生委員会で聞いた安全関係のレビュー
も参考にしてコミュニケーションをとると思います。⑥はメンタルやフィジカルなどのケース対応、研修の事後アンケートの自由記載欄といった、化学物質管理とは異なる場面か

ら情報を得ることも多いはずです。

産業医が判断・意見する際の情報は、産業医の情報収集力を活用すればよいのですが、現場・個人に関する情報の取得においては、産業看護職の接点の多様さが光ります。常勤産業医がいる場合には情報をタイムリーに共有しやすいかもしれませんが、嘱託産業医の場合には頻度が限られることもあり、人に関する情報に加え組織に関する情報（経年的変化や背景）といった点も、産業看護職のほうが情報を把握していることが多いです。筆者も、経年的にどんな特徴を持つ事業場・部署なのか、過去の災害・健康相談例も補足してもらい、アプローチの仕方を工夫した経験があります。情報の整理・提示があり「産業医としてこんな役割を果たしてほしい」といったメッセージも共有いただけたので、より効果的な活動に活かせた事例でした。

動かすことへ活かす

ここまで、産業看護職は「見て・つないで・動かす」ことで強みを発揮することに着目してきましたが、「動かす」というキーワードは興味深く、まず、「誰が、誰をまたは何を動かすか」を明確に考えることから始まります。保健指導の場面などでは「従業員の健康に関する自主的な行動」といった点が考えられますが、有害物質・化学物質管理ではどうでしょうか。

職場で取り扱う有害物質・化学物質は、先に述べたSDSやラベル表示が義務化された物質が多いです。「ワンランク上」の視点では、これらの物質管理を通じて職場の安全文化の構築を目指し、さらに基本姿勢として職場で関わる化学物質の危険性・有害性の意味を網羅的に理解した上で、安全衛生活動を主体的に行う姿を描いてみてください。その際、現場で働く人がどのような状態になることを目指しているのかといった視点も重要です。みなさんは次にどんなアクションをとりますか？

自身の知識のインプット後、次は現場で実際に物質を扱う人を「どう動かすか」を考えると思います。他者の行動に影響を及ぼし変容させるためには、「どう伝えるか」が極めて重要です。「伝える」のではなく、「伝わる」アプローチをしなければなりません。産業看護職の強みは、この「伝わるための企画」を自身が立てる（関わる）立場であることです。専属産業医がいる場合には、産業医とともに企画に関わる機会が多いはずですが、対象者分析、評価方法として事後に実際の活動を確認するといった点では現場をよく知っている産業看護職にこそ強みが発揮されます。また、中小規模事業場で、自身が計画立案し、伝えるために講話などを行う際には、当該事業場全体の教育・研修計画のスケジュールに盛り込むなど、設計（仕組み）に連動させることがよいでしょう。本稿では主に有害物質・化学物質を取り上げていますが、有害業務という点では、暑熱作業といった時期的に必ず安全衛生委員会などで取り上げられるテーマもあるでしょう。機序や対応など、知識としてはすでに習得できているテーマの一つではありますが、あらためて「動かす」目的とゴールを考えて設計・実践することで、新たな気づきが生まれ、その後の活動につながると思います。

また、「動かす」相手が産業医や上司のこともあるはずです。筆者は「産業医を転がす」という表現をよく用います。この「転がす」という意味は、業務を遂行する上で役割を分け、同じ方向に向かい共働するパートナーとして関係性を構築・維持し、共通言語を持つことと理解しています。ワンランク上の産業看護職にとってとても重要な能力だと考えます。これは本稿のテーマ特有ではないので割愛しますが、何のための活動なのか、ゴールは何かを定期的に関係者とコミュニケーションすることで方向性がそろいます。こういった認識共有・確認の場を持ったうえで、現場の状況や把握した内容について言語化・可視化し、既存のフレームも活用しながら構造化して伝えようと「準備」をしてみることをお勧めします。整理の仕方や伝え方は、社会人としてのソフトスキルやビジネススキルにも通じるものなので、筆者も社内研修とOJTを通じて日々実践しています。

活動を改善していく

有害物質・化学物質管理の活動の基盤は地道かつルーチン業務であるため、形骸化しやすいことと、改善するポイントがわかりにくいことも課題の一つです。有害物質・化学物質管理の活動は、冒頭に述べたように「健康リスクの低減」からスタートしています。そのうえで、この活動をさらに改善するには、方向性を定め、定期的に振り返る場面を作ると、今後の注力すべきポイントが整理され、動きやすくなるはずです。

有害物質・化学物質管理に関する活動は、数多くある産業保健活動の一つです。目的やゴールを明確にし、既存の仕組みに組み込むこと、仕組みそのものを導入して抜け漏れなく確実にオペレーションすることもよいでしょう。その際に、むやみに工数を増やさずに実施すること、つまり、効率化や標準化の成果としてシンプルなプロトコルに向けた改善もありだと思います。一方で、事業場として優先度・重要度が高い場合には、活動をより効果的にするために産業看護職が持つパイプを活用し、現場の実状や従業員の声をタイムリーに把握しながら改善支援を進めるといった改善もあるでしょう。すなわち、活動のPDCAを目的・ゴールのもとで回していくことが大切です。

有害物質・化学物質管理は、この先企業での自律的な管理が進んでいくことが検討されています[6]。PDCAを回す際に、社内外の関連情報にアンテナを立てると、方向性をつかみ、その準備を進めることができます。事業場への導入の課題・キーパーソンを考えてみると、産業医や統括安全衛生管理者、安全管理者、衛生管理者との連携も必須になるでしょう。時間軸を意識することで、他の活動とのバランス・重要度も総合的に検討することができると思います。

おわりに

本書のテーマ、自分にとっての「ワンランク上」を言語化することは決して簡単なことではありません。その点は他のテーマでも共通していると筆者は感じており、難しさの理由には、専門性の違い、会社の概況、自身の経験や進みたい方向性、ライフとキャリアのバランスなど、一人ひとりが抱える要素が多様かつ変化していくことが考えられます。

有害物質・化学物質管理のテーマは、担当事業場の担当者や産業医をはじめ、多くのメンバーと連携しながら進める分野の一つです。筆者が産業医として活動し始め間もない頃に、ある産業看護職の方が、化学物質管理活動で目指していることを話してくれたことがありました。「地道だけれど、この事業場の人たちの安心する空気・雰囲気が自然に沸きあがってほしい。やりがいを持って活躍してほしい。イイものをつくっているから」。私はこの言葉によって、安全文化の醸成によって操業の安定性や事業の継続性につなげること、ひいては「企業の価値」に貢献するという活動の根幹とでもいうべき大切なことに気づくことができました。

簡単ではないからこそ、「自身と向き合い、参考となるモデルから学び、実践して振り返ることで次に活かす……」という習慣が求められると思います。変化を楽しみ、持ち物（情報や人脈、自身の強みなど）を再確認し、専門性を磨きながら、価値を生み出す活動を続けていけるよう、筆者自身もその同志の一員、チームの一員として成長していきたいと考えています。本稿が少しでもワンランク上の活動を実践し共に走るみなさんの参考になれば幸いです。

（平良素生）

引用参考文献

1) 五十嵐千代．産業保健チームとしての連携：産業看護職の立場から．産業医学ジャーナル．42（1），2019，8-12.
2) 河野啓子．産業保健スタッフ間の役割分担と協力：職場のストレス対策と看護職の役割．産業衛生学雑誌．45，2003，7-11. https://www.jstage.jst.go.jp/article/sangyoeisei/45/1/45_1_7/_pdf/-char/ja
3) 厚生労働省．化学物質規制の見直しについて（職場における化学物質等の管理のあり方に関する検討報告書のポイント：化学物質の理解を高め自律的な管理を基本とする仕組みへ）．2021 年 7 月 19 日. https://www.mhlw.go.jp/content/11305000/000807803.pdf
4) 厚生労働省．職場における化学物質等の管理のあり方に関する検討会．第 1 回検討会資料 2-3 日本の事業場における化学物質管理の仕組み．2019 年 9 月 2 日. https://www.mhlw.go.jp/content/11303000/000541391.pdf
5) 櫻井治彦．現場で化学物質にどう向き合うか．産業医学ジャーナル．43（1），2020，4-8.
6) 厚生労働省．職場における化学物質等の管理のあり方に関する検討会報告書．2021 年 7 月 19 日. https://www.mhlw.go.jp/content/11305000/000807804.pdf

Chapter 3

7 高年齢労働者への対応

To advance your career

はじめに：働く人の高年齢化は激変する社会情勢の代表例

「あなたは何歳まで働く予定ですか？」

これはさまざまな講演会、企業、団体での研修やオンライン・セミナーで、筆者が参加者の方々に投げかけてきた質問です。還暦を意識する年齢でない限り、ほとんど考えたことがない人が多いのです。

60歳以上を想定した高年齢労働対策を解説する講師の立場で感じるのは、メンタルヘルス対策や健康経営、新型コロナウイルス感染症対策といった話題ほど、高年齢労働対策には参加者が集まらないという現実です。高年齢労働は人事労務等を担当する関係者であってもあまり関心がない話題であるとも感じます。

冒頭の質問は、保健指導や健康相談、健康教育の場面で相対する働く人たちが高年齢労働を意識するのに有効なきっかけになると思います。一方で、高年齢労働に関連して近年、企業等から筆者に実際に相談があったのは次のようなケースです。

①高齢の職員の労災事故が増加してきた
②テレワーク明けで高年齢の社員の通勤災害が起きている
③ 50代以降のがんの社員が増えて、経営陣が驚き、対策を講じるよう指示が出た
④ 50代以降で認知症を持つ社員が把握されるようになった
⑤家族の介護などの悩みごとを持つ社員が増えている

高年齢労働時代の到来を直視することから

「個人と職場の両方で70歳まで働く準備ができていますか？」

「う～ん」と首を傾げたり、「できていない」あるいは「できるわけない！」と感じたりする読者の方が多いのではないかと想像します。ご存じの通り、1980年代までは55歳定年制が一般的でしたが、いわゆるバブル崩壊後の1990年代になって60歳定年が定着しました。以降、2006年からは65歳までの雇用確保措置が義務とされ、2013年より希望する者全員を65歳まで継続雇用する義務を使用者は負うこととなりました。2017年から継続雇用年齢の引き上げの検討が始まり、2021年4月から改正高年齢者雇用安定法の施行で

70歳までの就業機会の確保が努力義務となりました。相前後して2020年6月に年金制度改正法が公布され、年金受給年齢の選択肢に75歳が加わりました。このように、短期間に60歳から65歳とリタイアする年齢が上昇してきたことから、70歳までの就業機会の確保は今後10年以内に使用者の努力義務から義務となり、75歳までは努力義務となっていくかもしれないと思います。

退職年齢が延長されてきた背景となる少子化、出生数の減少がどれほどのものなのかは産業看護職として押さえておきたい数字です。年間の出生数は、いわゆる団塊の世代（1947〜49年生）では最大で年間270万人弱でした。その後、団塊ジュニアと呼ばれる1970年代前半で210万人弱でしたが、以降は直線的に低下しました。1978年で170万人強、1988年には130万人強、2001年に117万人、2014年がちょうど100万人となり、2019年には86.5万人、新型コロナウイルス感染症の影響もあって2020年は84万人まで減っています。第二次大戦後の75年ほどで出生数は3分の1未満まで減少したわけです。

現役世代の人たちは、70歳前後から75歳まで働くことを想定しておかなければなりません。55歳前後で役職を解かれ、60歳でいったん退職金を受け取る段階を過ぎて、「第二の人生」とばかりにマイペースな毎日を過ごそう、と考えるようでは間に合いません。産業看護職として、先の質問とともに、70歳以上まで働くという現実を健康管理部門や人事労務部門と共有し、迅速に対策を講じていかなければなりません。

高年齢労働者による労災事故の増加を直視する

「高年齢の従業員による労災事故や通勤災害が増えていませんか？」

そういえば最近、企業などでは労災事故、自治体などでは公務災害の件を聞いた……と思い出す方がおられることと思います。新型コロナウイルスのオミクロン変異型を中心とする流行拡大もあってテレワーク、とくに在宅勤務を強いられる高年齢労働者が少なくありません。定期的な出勤日やテレワーク明けに出勤する際の事故の頻発も、具体的な統計情報はありませんが、注意を向けていくべき課題です。

高年齢での就業機会の確保を目指した行政施策によって、15歳以上の就業者と就業の可能性のある完全失業者の合計である労働力人口は、1995年以降6,500万人以上を維持してきました。それによってマクロな視点で日本の経済社会活動は保たれてきた面がありますが、65歳以上の割合は、1995年の5%から2020年には13.4%まで増加しています。同様の指標として、雇用者全体に占める60歳以上の割合も実に18%まで上昇しています。

昭和、平成と順調に低下してきたはずの労働災害の件数もすでに増加に転じ、60歳以上の労働災害による死傷者全体に対する割合は、2020年には26.6%を占めるまでになっています。年齢別、男女別に詳しく見てみると、60代後半の労災の頻度は30歳前後と比較して男性で約2倍、女性は約4倍となっています。事故の型別では、高年齢労働では転倒災害、墜落・転落災害、交通事故が課題となります。転倒災害は女性で加齢による増加が顕著となり、20代から60代後半、70代前半とその頻度が実に16倍も増加します。同様に男性では墜落・転落災害で約4倍の増加、交通事故でも約3倍の増加です。災害発生率は年齢に関わらず経験期間が短いほど高い傾向があり、継続雇用での異動や転職により、それに拍車がかかる傾向があります。ケガからの回復は、高年齢の場合には時間を要し、高齢になるほど休業見込期間が長くなることも明らかにされています[1)]。

高年齢労働に対する標準的な対策を関係者と共有する

「高年齢の従業員に特化した対策を実行していますか？」

こうした状況に関して、総論的な意味合いで標準的な対策と現状を把握できる情報に、厚生労働省による「労働安全衛生調査（実態調査）」があります。産業看護職の方々には、安全衛生委員会、労働安全衛生管理計画、労働安全衛生マネジメントシステムの運営、職場巡視や労働安全教育などに関わるチャンスがあれば、表1[2)]に示す同調査で挙げられている項目について関係者と話し合うなどの対応が期待されます。

この労働安全衛生調査の結果では、回答のあった事業所のうち、60歳以上の高年齢労働者が従事しているのは74.6%で、このうち81.4%が対策を講じているとしています。複数回答の形式ですが、系統的な対策やその浸透を期待できる結果ではないように見えます。

厚生労働省は2020年1月に「人生100年時代に向けた高年齢労働者の安全と健康に関する有識者会議報告書」を公表して、今後に向けた課題と対応の方向性を示し、ガイドラインの概要を打ち出しました[3)]。これに続いて、同年3月には「高年齢労働者の安全と健康確保のためのガイドライン」（エイジフレンドリーガイドライン）を公表し、具体的な対策の推進を掲げています[4)]。こうした背景にはご存じの第13次労働災害防止計画もあります[5)]。各々パンフレットや概要の形でまとめられたものもあり、これらを活用して、事業所の関係者の方々に啓発を行っていただくことが肝要であろうと考えます。

産業看護職として実践できる高年齢労働対策

「高年齢の従業員による労災防止に役立つ対策を実行していますか？」

言うまでもなく加齢現象は万人に心身の機能低下を引き起こします。たとえば転倒災害などと関連するのは感覚機能（視力・聴力など）、平衡機能・バランス感覚、下肢や背筋の筋力、敏捷性、動作速度や柔軟性などが問題となります。

職場の健康管理の核をなす一般定期健康診断では、胸部X線検査による結核の確認以外はおおむね動脈硬化性疾患の予防と管理が主たる目的になっていると思います。一方で、多くの事業場では心身の機能低下への対策を労働安全対策との関連の中で実施する習慣はないと考えます。

表1 高年齢労働者に対する労働災害防止対策の取り組みの有無および事業所割合

	60 歳以上の高年齢労働者に対する労働災害防止対策（該当する項目）	取り組んでいる事業所の割合（%）
1	手すり、滑り止め、照明、標識等の設置、段差の解消等を実施	20.7
2	作業スピード、作業姿勢、作業方法等の変更	16.9
3	作業前に体調不良等の異常がないかを確認	38.7
4	健康診断の結果を踏まえて就業上の措置を行っている	34.8
5	医師等による面接指導等の健康管理を重点的に行っている	7.4
6	健康診断実施後に基礎疾患に関する相談・指導を行っている	19.4
7	定期的に体力測定を実施し、本人自身の転倒、墜落・転落等の労働災害リスクを判定し、加齢に伴う身体的変化を本人に認識させている	3.8
8	高年齢労働者の身体機能の低下の防止のための活動（作業前の準備体操や定期的なウォーキング等）を実施している	4.6
9	加齢に伴い身体機能・精神機能の変化と災害リスク、機能低下の予防の必要性について教育を行っている	6.2
10	本人の身体機能、体力等に応じ、従事する業務、就業場所等を変更	45.7
11	高所等の危険場所での作業や他の労働者に危険を及ぼす恐れのある作業（機械の運転業務等）に従事させないようにしている	16.3
12	体調異変に備えて、できるだけ単独作業にならないようにしている	18.3
13	時間外労働の制限、所定労働時間の短縮等	32.9
14	深夜業の回数の減少または昼間勤務への変更	10.9

（文献 2 より作成）

産業看護職として先の通称「エイジフレンドリーガイドライン」の中でも紹介されている「転倒等リスク評価セルフチェック票」を参考に、職場での体力評価と改善の取り組みを進めることが可能です。これは①歩行能力・筋力、②敏捷性、③動的バランス、④静的バランス（閉眼）、⑤静的バランス（開眼）の５つの指標に対して、客観的な測定と主観的な回答から、転倒リスクを評価するツールです。たとえば、新型コロナウイルス感染症の収束をにらみつつ、全国労働衛生週間のタイミングで体力測定のイベントを開催し、これをきっかけとすることも可能です。その他、就業前の体操の奨励や管理監督者による就業前の体調チェックの励行、保健指導の場面で、下肢の筋力や柔軟性、バランス機能の維持、向上をアドバイスできると思います。いずれもその際の新たな外傷の防止に留意し、準備体操や無理をしないことを指導しておくべきでしょう。

健康問題を抱えた高年齢労働者への支援と管理監督者への教育

「自身より年長のシニアの部下を持つ管理監督者への教育を行っていますか？」

従業員の年齢が65歳、70歳と上昇していけば、冒頭の相談事例のようにがんなどの疾患を抱えた従業員のみならず、若年性認知症等に当てはまるケースが出てきます。

認知症に関しては、仕事や職場の支障を意味するいわゆる「事例性」が目立ってきます。認知症の専門科は精神科ではなく、神経内科となってきていますが、いわゆるメンタルヘルス不調者への対応と同じ流れを意識なさるとよいでしょう。ただ症状やその事例性の軽快は中長期的には難しいことなので、とくにパートナーなど家族との連携を重視していく必要があります。職場のメンタルヘルス対策では、管理監督者による部下に対するケア、「ラインによるケア」が重要です。メンタルヘルスに関するラインケア研修の中で認知症を解説し、仮想の事例を紹介したり、対応の流れを説明したりしておくと、関係者の戸惑いを小さくすることができます。なお、「エイジフレンドリーガイドライン」にもラインケア研修に当たる項目があります（表2）[4]。これを上述のラインケア研修の中に含み、管理監督者への意識付けを試みてもよいのではないでしょうか。

管理監督者に対して教育を行うチャンスがあれば、聴力の低下によって聞き取りが悪くなり、コミュニケーションの質が低下する可能性があるので、静かな場所で滑舌を意識しながら対話することを勧めたり、老人扱いで信頼関係を損ねるようなエイジズム（高齢者差別）も解説し、職場で孤立させないことも強調するとよいと思います。

高年齢労働者の抱える個人的な問題への支援

「高年齢の従業員の悩み事に対する相談窓口は設置されていますか？」

高年齢労働者の多くは、管理職から一般職、雇用は正社員から嘱託、アルバイトとなるなど、よりどころにしてきた仕事や職場が変容していく経験をします。その時期に親の介護に直面したり、夫婦間の問題を見過ごすことができなくなるといった個人的な問題に悩むことがしばしばです。加えて、自身の病気のみならず、配偶者もがんなどに罹患し、看

表2 ライン教育：「エイジフレンドリーガイドライン」より抜粋

5　安全衛生教育（2）管理監督者等に対する教育
・当該高年齢労働者が従事する業務の管理監督者……に対しても、高年齢労働者に特有の特徴と高年齢労働者に対する安全衛生対策についての教育を行うことが望ましい。事業場内で教育を行う者や高年齢労働者が従事する業務の管理監督者に対しての教育内容は以下の点が考えられる。 ・加齢に伴う労働災害リスクの増大への対策についての教育 ・管理監督者の責任、労働者の健康問題が経営に及ぼすリスクについての教育

（文献4より作成）

護や介護を行う状況に追い込まれることもあります。また不安やストレス、悩みごとを自ら話すことが他の年代よりも少ない傾向がありますので、一人で抱え込んで、いわゆるメンタルヘルス不調に陥っていくこともあります。

産業看護職として、事業者責任の枠組みを超えて、個人的な問題への支援も受け付けていただけると、たとえば高年齢労働者が親の介護に悩むようなケースでも、市町村の相談すべき窓口につながり、主治医を見つけて対応することもできるようになります。こうした考え方はアメリカのEAP（Employee Assistance Program）のコンサルタントが行う幅広い支援を意味する“Broad Brush”と呼ばれる対応に相当します。クライアント等から情報収集（Intake）を行い、多面的な評価（Assessment）を経て、各分野の専門家への紹介（Refer）を行います。産業看護職としての豊富なご経験をもとに同じような対応を行うことは、読者の方には難しくないように思われます。そうした支援は高年齢労働者の就労能力の維持に効果的ではないかと考えます。

職場改善ツールとしての「エイジアクション 100」の活用

さて、高年齢労働対策は本来、事業場のトップの方針表明を受けて、安全衛生委員会などを中心に、リスクアセスメントの手法を経て、労働者の安全衛生管理や健康管理で行うべき事柄を明確にして、数値目標を設定しながら、系統的に対策を行うべき課題です。ベースにはいわゆる労働衛生の5管理が機能することが必須であり、PDCAのマネジメント・サイクルの運用に従い、可能であれば労働安全衛生マネジメントシステムでの展開が望ましいと思います。本来は高年齢労働による問題を中心に据えて、若い世代からいわゆる中年世代、そしてシニア世代へと計画的な安全管理、健康管理を継続し、人事労務管理の面ではキャリア教育や職務再設計まで積極的に行うべきです。つまり高年齢労働者を中心に各部門の活動が統合され、運用されなければ問題が解消しない面があります。

一方で、筆者の経験ではおおむね、安全衛生委員会などは形式的なものに陥りがちで、トップ、安全衛生部門、人事労務部門、産業看護職の方々の所属する健康管理部門には、組織的な縦割りの壁があるように思います。産業看護職のお立場でこれらを打破して、組織をまたいだ活動を実現するのは容易でないことでしょう。しかし、中央労働災害防止協会の公表している職場改善ツールである「エイジアクション100（改訂版）」は、事業場全体、部門ごと、職場単位といったあらゆるレベルでの、高年齢労働による課題への対処を可能にしてくれます[6)]。

具体的なツールや活用の解説については、同協会の「エイジフレンドリー職場」というウェブページに公表・掲載されています[7)]。大まかに事業場における関係者でリスクアセスメントの手法にならい、図1[6)]に示したチェックリストの100のチェック項目を確認し、優先順位を付けて、図2[6)]に示した職場改善計画を用いながら、担当者を決めて、関係者で情報共有しつつ、進捗管理まで行うことができます。また、高年齢労働にまつわる課題として重要な腰痛症、熱中症、視力低下などによる生産性の低下、急病となった場合の対応といった個別の課題に対する対処にも活用できます。関係者で共有可能なチェック項目ごとの解説やパンフレットなどが公表されているネット上のリンク先もわかりやすく紹介されています。

高年齢労働者の安全と健康確保のためのチェックリスト

番号	チェック項目（100の「エイジアクション」）	結果	優先度
1　高年齢労働者の戦力としての活用			
1	高年齢労働者のこれまでの知識と経験を活かして、戦力として活用している。		
2　高年齢労働者の安全衛生の総括管理			
（1）基本方針の表明			
2	高年齢労働者の対策も盛り込んで、安全衛生対策の基本方針の表明を行っている。		
（2）高年齢労働者の安全衛生対策の推進体制の整備等			
3	高年齢労働者の対策も盛り込んで、安全衛生対策を推進する計画を策定している。		
4	加齢に伴う身体・精神機能の低下による労働災害発生リスクに対応する観点から、高年齢労働者の安全衛生対策の検討を行っている。		
5	高年齢労働者による労働災害の発生リスクがあると考える場合に、相談しやすい体制を整備し、必要に応じて、作業内容や作業方法の変更、作業時間の短縮等を行っている。		

図1 高年齢労働者の安全と健康確保のためのチェックリスト　（文献6より抜粋）

高年齢労働者の安全と健康確保のための職場改善計画

番号	チェック項目番号	現行の問題点（チェック項目が「×」の理由）	改善内容	責任者/担当者	スケジュール 月	月	月	月	月	月	月	月	月	月	月	月	フォローアップ計画
1																	

図2 高年齢労働者の安全と健康確保のための職場改善計画　（文献6より抜粋）

表3 事業場における労働者の健康保持増進のための指針から

2 健康保持増進対策の基本的考え方 ③労働者の高齢化を見据えた取組
労働者が高齢期を迎えても就業を継続するためには、心身両面の総合的な健康が維持されていることが必要である。加齢に伴う筋量の低下等による健康状態の悪化を防ぐためには、高齢期のみならず、若年期からの運動の習慣化等の健康保持増進が有効である。健康保持増進措置を検討するに当たっては、このような視点を盛り込むことが望ましい。

（文献8より抜粋）

おわりに：産業看護職として高年齢労働対策への関与を！

筆者はこれまで健康管理に限らず、労働安全管理から人事労務管理の観点まで、年齢に関わりなくアプローチすることを目指す日本産業衛生学会「エイジマネジメント研究会」の世話人として、さまざまな活動を通じて、高年齢労働者への安全衛生・健康管理についての啓発に努めてきました。当研究会で重んじるエイジマネジメントの考え方に通じるのが、2021に改正された「事業場における労働者の健康保持増進のための指針」の記載です（表3）[8]。高年齢労働対策は60歳を超えた、あるいはその直前の年齢の人に行うだけでは、急場しのぎの対応になってしまいます。学生時代から若年労働者の時点で生活習慣病を持つと中高年期には動脈硬化などによる疾病に罹患しやすいという知見も集まりつつあります。シニアだけに特化するのではなく、この「エイジマネジメント」の考え方にも基づいて、中長期的には全年齢層への対応を目指していただけたらと思います。

（亀田高志）

参考文献

1) 厚生労働省．令和2年労働災害発生状況．参考資料2 令和2年高年齢労働者の労働災害発生状況．2021年4月．
https://www.mhlw.go.jp/stf/newpage_18226.html
2) 厚生労働省．令和2年労働安全衛生調査（実態調査）結果の概況．2021年7月．
https://www.mhlw.go.jp/toukei/list/r02-46-50b.html
3) 厚生労働省．人生100年時代に向けた高年齢労働者の安全と健康に関する有識者会議報告書．2020年1月．
https://www.mhlw.go.jp/stf/newpage_08912.html
4) 厚生労働省．高年齢労働者の安全と健康確保のためのガイドライン．2020年3月．
https://www.mhlw.go.jp/stf/newpage_10178.html
5) 厚生労働省．第13次労働災害防止計画．2018年2月．
https://www.mhlw.go.jp/content/11200000/000341158.pdf
6) 中央労働災害防止協会．エイジフレンドリー職場．
https://www.jisha.or.jp/age-friendly/
7) 一般社団法人国際EAP協会日本支部．EAPの定義とEAPコアテクノロジーについて．和訳改定2013年6月26日．
https://www.eapatokyo.org
8) 厚生労働省．事業場における労働者の健康保持増進のための指針．改正 令和3年12月28日 健康保持増進のための指針公示第9号．2021．
https://www.mhlw.go.jp/content/000616407.pdf

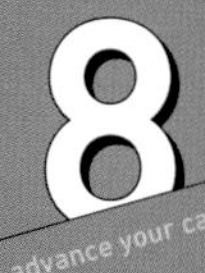

メンタルヘルス①発達障害、発達特性のある労働者への支援

はじめに

発達障害者支援法において、「発達障害[*]とは、自閉症、アスペルガー症候群その他の広汎性発達障害、学習障害、注意欠陥多動性障害その他これに類する脳機能の障害であってその症状が通常低年齢において発現するものとして政令で定めるもの」と定められています。障害者職業総合センターによる「障害者の就業状況等に関する調査研究」によると、就職後3カ月時点の定着率を障害別にみると、身体障害77.8%、知的障害85.3%、精神障害69.9%、発達障害84.7%、就職後1年時点の定着率は、身体障害60.8%、知的障害68.0%、精神障害49.3%、発達障害71.5%で、発達障害のある労働者の定着率は決して低くありません。

さらに、同調査では、就職後1年時点の職場定着率と各支援利用割合において、発達障害のある労働者が、他の障害のある労働者と比べて高い項目は、「チーム支援」「就職後の公共職業安定所の指導及び支援機関による定着支援」「配置型ジョブコーチによる支援」「障害者トライアル雇用奨励金」であり、種々の専門家による職場定着に関わる支援の有効性が高いことが示唆されています。このことからも、発達障害のある労働者の職場適応を進めるためには多職種の連携が必要であり、職場においては産業保健職にそのコーディネートをする役割が期待されます。

発達障害には、自閉スペクトラム症（ASD）、注意欠如・多動症（ADHD）、学習障害（LD）などがあります。ASDには、対人関係やコミュニケーションが苦手なことや、限定的で反復的な行動や興味、臭いや音、光に過敏といった特性があります。ADHDは、約束や物を忘れるなどの「不注意」や、じっとしていられない、しゃべり続けるなどの「多動」が特徴です。LDは、知能の遅れはないものの、「読む」「書く」「計算する」などの学習が苦手な特性があります。

精神疾患の診断・統計マニュアルDSM-5によると、有病率はASDが1%、ADHDが2.5%、LDが4%程度とされています。職場で支援の対象となる労働者には、上記の

*「しょうがい」の表記には、「障害」「障がい」「障碍」などさまざまな表記がありますが、本稿では法律での表記に従って「障害」を用います。

ASD、ADHD、LDの診断がついている方だけではなく、診断はついていないが発達特性を持っている方々も含まれます。そのため、発達障害と診断されるかどうかは「程度の違い」に過ぎません。発達特性は「生まれつきの特性」であり、それ自体に良いも悪いもありません。発達障害の専門家の中には、人は多かれ少なかれ発達特性を有するという意見もあります。本稿では、広く発達特性が原因となって職場で困難を抱えている労働者に対する支援のあり方について、産業看護職として何ができるか考えてみたいと思います。

事例性と疾病性

職場の発達障害や発達特性のある労働者に対する対応を進める上での大切な視点が、「疾病性」と「事例性」という考え方です[1)]。疾病性とは、心身の状況で、治療の対象になる部分です。たとえば、うつ状態では気持ちが強く落ち込み、何事にもやる気が出ない、疲れやすい、考えがまとまらない、自分が価値のない人間のように思える、死ぬことばかり考えてしまい実行に移そうとするなどの症状の出現や、その程度が疾病性です。発達特性として、本人の症状は「社会性」「コミュニケーション」「イマジネーション」の障害や「感覚過敏」が代表的です。

事例性とは、心身の状況（疾病性）と、職場や社会との相互作用によって生じるものです。事例性の程度は、本人の症状の程度と職場環境との相対的な関係で決まります。事例性の例としては、早退・欠勤などの勤怠の乱れ、仕事の進捗の遅れ、人間関係上のトラブルなどがあります。職場には、忙しさ、仕事の裁量度、やりがいなどの作業レベルの要因、上司や同僚の支援などの人間関係、仕事の内容などの職場レベルの要因、社内制度や人事制度など企業レベルの要因などがあります。社会レベルの要因には、家族や景気などの経済の状況があります。事例性の程度は、疾病性の状況と、ここで挙げたような作業レベル、職場レベル、企業レベル、社会レベルの要因との相互作用で決まります。

ある程度の疾病性があっても、作業や職場、社会との相性が良ければ事例化しないケースもあります。たとえば、聴覚過敏の労働者に対して、職場がイヤーマフの着用を認めるような職場風土であれば事例化するリスクは下がりますが、個別対応に厳格でイヤーマフの着用を認めないような職場風土では、勤怠の乱れなどが生じて事例化するでしょう。

このように、事例性は環境調整によって軽減することができますし、この視点を持つことが産業看護職には求められます。発達障害や発達特性のある労働者に対しての産業看護職の支援の対象となるのは、事例性の調整です。産業看護職には、この事例化した状態を収束させる役割が期待されます。そのため、産業看護職には、本人の症状の程度と職場環境の双方をアセスメントする能力が求められます。

事例化しているケースへの対応

発達障害、発達特性のある労働者の事例性についてもう少し詳しく考えてみましょう。発達障害や発達特性のある労働者が事例化するケースには、本人が困って医療機関に助けを求めるケースと、周囲が困っているケースがあります。周囲が困っているケースには、本人には周囲を困らせているという自覚がない場合と、「自分はもっとできる」と思っているのに周囲の評価が低く、葛藤する場合があります。病識を持たせるのが難しいケースもあります。厳しく指導して落ち込む人はまだ病識が出やすいですが、それによって反発して被害的になったり、攻撃的になったりして、事例がより複雑になることがあります。産業看護職やその他の当事者を支援する支援者が、当事者の自己理解や職場理解を促すことができるとよいのですが、残念ながらうまくいくケースは多くはありません。

産業看護職は、発達障害についての専門家ではありません。そのことに十分に留意して、主治医を含めた支援者と連携を検討しましょう。発達障害や発達特性を有する労働者は、能力の偏りが大きいために仕事への不適応が生じやすく、二次的に精神障害を生じることが多いと言われています。職場内でも孤立してしまいがちになったり、依存症を生じてしまうこともあります。発達障害の専門家の中には「スキルアップよりもその人に合うところを探してあげるほうが有効ではないか」との意見もありますので、そういったことも念頭に置いて、社外の専門家だけでなく、社内の管理職や人事担当者との連携も産業看護職には求められます。

事例化している労働者に、どの程度まで関わるかは、産業看護職それぞれの考え方によります。とくに、プライベートな課題に対してどの程度まで介入するかは対応に苦慮するところです。発達特性の程度が強い人は、家族との間にも課題を抱えていることが少なくありません。その家族との課題によって、二次的に精神症状を生じ、それが仕事に影響していることもあります。アスペルガー症候群がある人の身近にいる人（とくに妻や夫、パートナーなど）にうつや片頭痛などの心身の不調が生じる「カサンドラ症候群」というものもあります。カサンドラ症候群は、当事者とのコミュニケーションがうまくいかないことなどが原因だと言われています。家庭内だけではなく、発達特性のある労働者を何とか支援しようとする上司や同僚などにも同様のことが生じ得るので、注意が必要です。

産業看護職には、環境調整の一環として当事者だけではなく当事者の周囲の関係者に対してもアドバイスが必要になることがあります。職場は仕事をして成果を出すところなので、支援という文脈の中で、当事者との関係が近くなりすぎて、行き過ぎた配慮をする上司や同僚に対しては、必要に応じて距離を保つことを勧めることも必要になります。

発達障害の専門家の中には、発達障害や発達特性のある労働者との関わり方について、善悪の判断がつかないケースの場合には、損得勘定で説得することで事例が好転すること

表1 支援に必要な3つの理解

理解の種類	内　容
1. 発達障害に関する正しい知識を有している	・発達障害の定義、症状、特徴、関連のある障害、起こりやすい問題など、発達障害に関する医学的、教育的、心理的情報などを知っている
2. 発達障害者の抱える困難さ、生きづらさなどに共感する努力をしている	・発達障害者の感じている困難さがどんなものか知ろうとする努力をしている ・障害特性などに伴って、何かが「できる」「できない」だけではなく、「できない」ことに伴う困難さやつらさを感じ取る努力をしている
3. 目の前の一人の発達障害を有する従業員を個別に理解する努力をしている	・発達障害に関する知識を、「発達障害だからミスが多い」や「対人トラブルが多いのは発達障害だから」と言った決めつけやレッテル貼りに用いずに、同じ発達障害との診断が出ていても、一人ひとり抱えている障害特性には違いがあり、これまでの経験も感じている困難さも、異なることを前提として支援を行っている ・主治医や支援者との情報のやり取りを通じて本人の状況をより深く理解しようとしている

（文献2より作成、追記）

もあるとの意見もあります。ADHDの方が苦手としている点については、手帳やスマートフォンのカレンダー機能、アプリケーションのリマインダー機能などを使ったり、メモを取ることが苦手な人には、スマートフォンで写真を撮ったりすることで、苦手な部分を補える方もいますので、そういった情報提供も場合によっては、事例性を改善するために役立つでしょう。発達障害や発達特性のある労働者の就労については、文献、一般向け書籍、インターネット上などに多くありますが、その情報は玉石混交です。産業看護職には正しい情報を入手して支援の場に役立て、事例対処能力を高める姿勢が求められます。

支援に必要な3つの理解と主治医との連携上の留意事項

障害者職業総合センターの「発達障害者のワークシステム・サポートプログラム：発達障害者のアセスメント」[2)]に、支援に必要な3つの理解が記載されています。その内容に一部追記したものを表1に示します。

発達障害の診断については、精神科医によっても大きく異なるようです。さらに、精神疾患の中でも、発達障害は病名告知の仕方や治療方針の伝え方について、医師による差が大きい疾患であると言われています。産業看護職が、事業場内で発達障害や発達特性のある労働者に適切な支援を提供していくためには、主治医との連携が不可欠です。そのためには、連携先としての主治医の対応にも差があることは十分に留意しておくべきです。連携が十分に取れない主治医の場合には、このような理解に基づく面談を通じた当事者の理解や情報収集のために、産業看護職の役割がより重要になります。

おわりに：多職種連携のハブとしての産業看護職

「発達障害」という言葉の認識が広まったことにより、事例性の原因のすべてを安易に当事者に帰すことが課題となっています。管理監督職や人事担当者の中には、いろいろと問題を起こしていた部下に「発達障害」という診断がつくと、免罪符を得たかのように考える人もいます。事例に対応するときに産業看護職はそういった風潮もあることを理解しておくことも大切です。経済学者の中島隆信は、『新版 障害者の経済学』の中で次のように述べています[3)]。

「差別解消につながる働き方とは『適材適所』の実践である。すなわち、仕事の中身と必要とされる能力の対応を明確化し、その能力を有した人材を雇ったり配置したりする人事を心がければよい」

「配慮とは『適材』を『適所』に配置し、その人の能力を最大限に発揮してもらえる職場環境を整備することである」

この指摘は、職場における産業保健職による支援にも通じるものであり、職務適性の評価、職場環境の整備という点で、産業看護職の役割やスキルが求められることも示しています。何か職場で事例が生じたときに、事例を解決する責任は、当事者だけではなく、すべての関係者にあります。産業看護職の役割やスキルというのは、その交通整理ができることです。このスキルの中には、チームとして機能する産業看護職という意味もあります。ここでのチームとして機能するというのは、産業医と産業看護職、心理職などの産業保健職の有機的な連携のことを意味しています。職場によって、産業保健職のリソースは異なり、その有するリソースや、職場の産業保健職への期待値によって、連携のあり方も異なります。どのような連携のあり方が現状においてベストなのかをアセスメントして、そのアセスメント結果に基づいてチーム運営をしていく能力も産業看護職には必要となるでしょう。

発達障害、発達特性のある労働者への支援のために、産業看護職ができることはたくさんあります。本稿が、事例を何とか収束させたいと思っている産業看護職にとって役立つことを願っています。

（江口 尚）

引用参考文献

1) 森晃爾ほか編著．おとなの発達障がいマネジメントハンドブック．東京，労働調査会，2021．

2) 独立行政法人高齢・障害・求職者雇用支援機構 障害者職業総合センター．発達障害者のワークシステム・サポートプログラム：発達障害者のアセスメント．2019（支援マニュアル No.18）．
https://www.nivr.jeed.go.jp/center/report/support18.html

3) 中島隆信．新版 障害者の経済学．東京，東洋経済新報社，2018．

Chapter 3

9

To advance your career

メンタルヘルス②
3 Step で考える
Get・Manage・Think

はじめに

メンタルヘルス不調の従業員への対応で戸惑ったり、困惑した場合、自分の面談スキルが未熟なせいと考えることはないでしょうか。こんなときは、個人的スキルを考える前に、メンタルヘルス不調の従業員へどう対応するのかという設定に問題がないか？を考える必要があると考えています。本稿では、キャリアアップにいかせるスキルとして、設定の概念、ならびに設定を考える 3 Step について述べたいと思います。

設定とは

精神科では、治療設定[1)]が適切かどうかを重要視します。具体的に「身体的に何か重篤な病気があるのではないか」と常に心配している患者さんのケースで考えてみましょう。この患者さんは身体への不安がかなり強いため、毎週診察という設定にしていましたが、頻繁に救急車を呼んで救急外来を受診します。救急外来からは「身体的に異常はないため、何とかしてほしい」と苦情が寄せられます。このとき治療者は、自分の面談スキルが拙いから、薬物療法の治療テクニックが未熟だからなど、自らの個人的スキルを考える前に、そもそも「外来で診る」という設定が適切かどうかを考える必要があります。毎週受診しても不安が取れず、頻繁に救急車を呼ぶのであれば、「外来で診る」という設定に無理があるのではないか？　入院という設定が望ましいのではないか？と考えるわけです。

このように、精神科の治療設定[1)]では、どれぐらいの間隔で外来診察するのか、どの部屋で診るのかという外的構造と、患者は何をすることを求められ、治療者は何をすることになっているかという役割を明確化する内的構造とを検討します。

産業保健におけるケース対応では、対象者自身、上司を含めた職場の人間、人事担当者、主治医、われわれ産業保健スタッフなど関わる人が多く、設定という概念を導入することで、メンタルヘルス不調者への対策を立てることがより容易になると考えます。

3step (Get・Manage・Think)

メンタルヘルス不調者への対応で設定を考える場合、筆者は Get・Manage・Think の 3 Step で考えることを推奨しています。

Get

Getとは情報を集めるということなのですが、メンタルヘルス不調のケースが発生した場合、みなさんはまず何の情報を集めようとしていますか？　勤怠状況でしょうか、人間関係でしょうか。もちろんそれらの情報は非常に重要な情報ですが、まず確認すべきは、何らかの問題が生じた場合に、その問題が「症状に基づくものかどうか」ということを確認しなければなりません。

症状かどうかを判断するためには、対象者の言動に連続性があるか、了解可能性[2,3]があるかを確認する必要があります。連続性とは「もともとどういう人であったか」ということです。もともと真面目な人が急に休み始めた、これは連続性がない、何らかの症状が影響している可能性があるのではないだろうかと考えます。また、了解[2,3]という概念は難しいのですが、感情移入という手段を用いて相手の体験を追体験できるかどうかということになります。日常的な言葉を用いますと、話を聞いて「『だよね』と言えるかどうか」です。上司に怒られて眠れないという話であれば、「だよね」と言えます。了解可能と思えます。しかしそれが1カ月以上続いているとなると、それは追体験できる状態ではなく、うつによる不眠など症状の可能性を考えなければなりません。

Manage

集めた情報から、症状の可能性があり、産業保健の介入が必要な場合、設定を考えていきます。前述した通り、産業保健における設定は、対象者自身、上司を含めた職場の人間、人事担当者、主治医、われわれ産業保健スタッフなど、関わる人が多いということを特徴とします。メンタルヘルス不調のケースにおいて、われわれが対応困難と感じる場合、各々の目指すゴールが別々で、各々がバラバラに動いている可能性があります。その場合、われわれは症状という切り口と適正配置という切り口でこのゴールを適切な方向に設定し、それに向かって関わる人全員が同じゴールに向かうように設定しなければなりません。

たとえば、病気を盾にとり、対象者本人が職場のルールを無視して傍若無人に振る舞っ

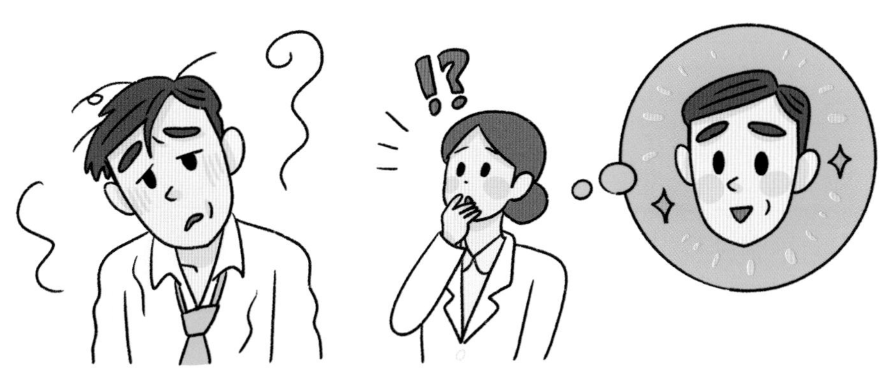

ている場合、これは対象者が「自分の思う通り職場で振る舞っていい」というゴール設定をしている状況になります。この場合、症状があるとはいえ「規則を守る」というゴール設定の導入が必要になってきます。また主治医が復職の際、「半日勤務から」と提案しても、会社にリハビリ出勤制度がなければ、「フル出勤でも復職可能かを主治医に確認し、可能なら復帰、無理なら休業延長」という設定が必要になってきます。

みなさんがメンタルヘルス不調のケース対応でうまくいかないと感じている場合、ゴール設定はどうなっているか、そもそもゴール設定が明確に定義されているか、そしてその定義されたゴールが当事者全員にちゃんと伝わっているか、そこを確認されるだけでも、対応しやすくなると思います。

Think

Think では、自分の感情を振り返ります。上記 Manage で無理な設定をすると、どうなるでしょう。対応するわれわれ自身が精神的にきつくなりますね。無理な設定かどうかは、われわれ自身の感情を振り返ることで判断できます。

同時に、われわれは対象者のみでなく、職場の上司、人事担当達者など、さまざまな人の感情を直接受け止める立場にあります。われわれも人間です。感情を生でぶつけられると、こちらもいろいろな感情が湧いてきます。この感情をそのまま抱えると、われわれ自身が精神的に追い詰められていく可能性があります。自分自身のネガティブな感情に目を向け、なぜそういう感情になっているかということを分析することが重要です。

具体的なケースを 3 Step で見る

以下に提示するケース 1 と 2 は、いずれも同じ会社になります。従業員 300 名程度の販売会社の地方支社で、地域の内科医が嘱託産業医として 1 カ月に半日勤務し、メンタルヘルス対応も可能です。グループ内の専属保健師 X が、この支社を拠点として地域営業所に出務しています。保健師 X は週の半分以上この支社にいます。

ケース 1

対象：22 歳、男性社員 A

経緯：A は、上司 B が何度説明しても同じ間違いを繰り返し、接客でもお客さまの目を見て話さず、クレームが出ていました。上司 B から頻繁に注意を受けても、顧客に対するミスが改善することはなく、次第に職場に出てこなくなり、休職となりました。医師の診断書の診断名には「発達障害に伴う抑うつ状態」と書かれていました。復職の際、主治医の診断書には「職場での配慮が必要」と記載されていました。産業医は復職面談時、残業禁止などの就業制限をかけるとともに、「いろいろ苦手な面があるようです。本人の話をしっかり聞いて、配慮されてください」とのコメントを意見書に記載しました。

表1 ケース1

Get	連続性	もともとコミュニケーションに障害があり、臨機応変な態度ができない
	了解可能性	発達障害と診断がついており、一連の言動は症状としてとらえられる
Manage	ゴール	症状の増悪を予防する
	設　定	職場（上司 B）が対象者 A の心理特性を理解したうえで配慮する
		症状が増悪していないか定期的に産業医面談を入れる
Think		正直、発達障害に対してどう対応していいかよくわからないところがある。ひとまず復職設定が決まり一安心

ケース1を3Stepで考えてみましょう。とくに設定で戸惑うことはないと思います。もともとコミュニケーションに障害があり、臨機応変な態度ができないということには連続性があります。一連の行動は「だよね」と追体験できるものではなく、発達障害という疾患による症状として理解されるものです。したがって、ゴール設定は「症状の増悪を予防する」となり、職場（上司B）が対象者Aの心理特性を理解したうえで配慮する、症状が増悪していないか定期的に産業医面談を入れることが設定となります。感情を書き出すと「正直、発達障害に対してどう対応していいかよくわからないところがある。ひとまず復職設定が決まり一安心」となるかもしれません（**表1**）。感情を振り返るThinkは当然、人によって異なります。

では、次のケースはどうでしょう？

ケース2

対象：43歳　ケース1の部下Aの上司である男性社員B

相談内容：部下Aの復職3か月後、上司Bが保健師であるXに面談を希望してきました。上司Bの訴えは以下の通りです。

「ちょっとでも内容が変わると、同じパターンでもAは応用が利かない。いちいちそのたびに『このときはこうする』と説明しなければいけない。発達障害は治ることがない病気でしょう。うつ病とかであれば時間がたてば治るので、待つことができる。でも治ることがなく、ずっとこのままの状態が続くのであれば、俺のほうがつぶれてしまう。今回Aが調子を崩したのは、俺が注意し過ぎたからというのもあるでしょう。そうなると不安で、おちおち注意もできない。どうすればいいか正直困っている」

さあ、このケース2、あなたならどう設定しますか？　部下Aは発達障害という診断もついており、上司Bの不安を取るためには、部下Aをなんとかしなくてはと思うかもしれません。しかしAは発達障害ですから、心理特性が大きく変化することを期待する

表2 ケース2

Get	連続性	もともと責任感が強く、何事もきちんとしようとする人
	了解可能性	注意することでまたAが調子を崩したらという不安は了解可能
Manage	ゴール	産業医に相談する場を設定する
	設　定	上司Bの話を傾聴し、希望であれば次回産業医面談の予約に入れることが可能であることを説明する
Think		上司Bの言う通り、発達障害が治るというのは難しい。私自身もどう対応すべきか不安に思う気持ちがあるから、上司Bが不安になるのも当然だ

のは難しい。そうなると上司Bの不安を解消する根本的な対策がないことになりますから、どう対応すればいいのか、戸惑ってしまいますね。それは、不安を湧かせない根本的解決をゴール設定にするからです。このケースの対象は、あくまで上司Bの不安です。根本的解決ができなくても、上司Bの不安が軽減すればいいわけです。それでは、どういう設定が考えられるでしょうか？

上司Bがもともとどういう人なのかは知っておくべきですし、知らない場合は情報を集める必要があります。また、了解可能性はどうでしょうか？　「俺が注意し過ぎたからというのもあるでしょう。そうなると不安で、おちおち注意もできない」という上司Bの訴えはいかがでしょう？　「だよね」と言うことができ、了解可能です。ただし、了解可能だからといって、Bは実際「俺のほうがつぶれてしまう」「困っている」と訴えているわけですから、何らかの対応が求められます。産業医が状況確認するという設定が当然考えられます（表2）。

表2の設定には何らおかしいところはありませんし、不適切な対応でもありません。ただ、上司Bの不安に対して、産業看護職として、もうちょっと何らかの関わりはできないだろうかと思われるかもしれません。そもそもケース1の部下Aの設定である「職場（上司B）が部下Aの心理特性を理解したうえで配慮する」という設定は、上司Bに負担がかかるものとなっています。

では、上司Bの負担を軽減する設定について考えてみましょう。ひとつの案として「不安を抱えている上司Bに寄り添う」という設定はいかがでしょう。この設定は、上司Bの訴えを傾聴するというものであり、産業看護職にとって特別なカウンセリング能力が求められる設定ではありません。上司Bにとって自分ひとりでAを抱えるという状況であれば、当然「つぶれてしまう」リスクが発生します。定期的に自分の不安を表出できる場があるという設定で、上司Bは心理的安心感を得られるのではないでしょうか（表3）。そしてこの設定ですと、月に1回出務する産業医が対応するよりも、現場をよく知っている常勤の産業看護職が対応される設定のほうが、より上司Bは安心するのではないかと

表3 ケース 2'

Get	連続性	もともと責任感が強く、何事もきちんとしようとする人
	了解可能性	注意することでまたＡが調子を崩したらという不安は了解可能
Manage	ゴール	不安を抱えている上司Ｂに寄り添う
	設　定	定期的に上司Ｂと面談を行い、不安の気持ちを言語化してもらい、傾聴する
Think		上司Ｂに一方的に責任を押し付けていた気がする。だから「つぶれそう」と言われ、罪悪感を感じた。でも定期的に面接という設定にして上司Ｂのほっとした顔を見ると、私も安心した

いうことも考えられます。どの対応を産業看護職が担い、どの対応を産業医が担うかということを決めることも設定に含まれます。

あるいは、ゴール設定を「部下Ａへの対応の仕方を上司Ｂにアドバイスする」とすることも可能です。しかしこの設定では、面談する産業看護職の個人的スキル（発達障害に関する知識など）が問われることになります。設定のコツは、自分自身にとって無理な設定をしないということです。無理な設定をしてしまうと、面談を行う自分自身がつらくなっていきます。つらいと感じたときは設定に無理があるという証拠です。その場合は新たな設定を打ち立てればいいわけです。だからこそ、3 Step では自分の感情を振り返る Think を設定しています。自分自身の感情こそが、設定が無理かどうかを検討する要素になるのです。

逆に、当初「不安を抱えている上司Ｂに寄り添う」という設定から始めて、後に「部下Ａへの対応の仕方を上司Ｂにアドバイスする」というゴール設定に拡張することもできます。上司Ｂの不安を傾聴していく中で、上司Ｂから部下Ａの何ができて何ができないという貴重な情報が集まっていきます。「Ａが対応できた」という成功事例に着目していけば、成功事例と失敗事例とを比較することで、「こうすればＡが対応できる」という指導の仕方が、上司Ｂとの面談を通じて見つかるかもしれません。

このように、設定は一度決めたらそれで終了というものではありません。無理のない範囲で、自分の感情を振り返りながら、都度、新たな設定を構築していく形になります。

3 Step のおさらい

メンタルヘルス不調の従業員に対し何らかの対応を求められる場合、まずは Get（情報収集）です。その際、メンタルヘルスに特化した情報としては、対象者の言動に連続性があるか（もともとどういう人？）、了解可能性があるか（「だよね」と言える？）を確認することが何よりも求められます。

次に Manage で具体的な設定を考えていきますが、関係者が多い中で、ゴールを明確にし、そのゴールを関係者全員に周知するということが求められます。ここで注意していただきたいのが、設定においては、これが唯一の正解というものはないということです。産業看護職として置かれている状況、常勤なのか、嘱託なのか、産業医は専属なのか嘱託なのかいないのかで、設定は大きく変わります。先に紹介したケース2を例に挙げると、産業医も不在、自分自身も嘱託で、未治療の高血圧、糖尿病の人への面談が目白押しという状況で、上司Bの話を継続して傾聴するという設定が時間的に無理という場合には、1回だけの傾聴でも適切な設定と考えます。設定を考える際は、われわれ産業保健スタッフにとって無理のない設定を行うことが何よりも重要です。

最後に自分自身の感情面を振り返るThinkです。「面談していてきつい」などの感情が湧いている場合、自分の個人スキルの問題ととらえる前に、設定に無理があるのではないかと振り返ることが重要です。つまりご自身の抱く感情こそが、設定が適切かどうかを判断する要素になるのです。

今回提示したケースでは、そこまで感情が揺さぶられることはないと思います。しかしメンタルヘルス不調者の対応においては、パーソナリティ障害や、われわれのささいな発言で死の衝動を高めることが危惧されるケースなど、われわれ自身の感情が揺さぶられるケースが発生することがあります。そうです、ケース2での上司Bの「治ることがなくずっとこのままの状態が続くのであれば、俺のほうがつぶれてしまう」という発言は、いつでもわれわれ自身にも降りかかる可能性があることなのです。

感情を整理するひとつの方法は、書き出すことです。さらに重要なのは、同僚との会話や、事例検討会などで気持ちを表出することです。グループで勤務する産業看護職の方は、定期的にグループ内で事例検討会を行ってもよいでしょう。一人で産業保健活動をされている方は、地域の勉強会や学会の勉強会などに参加され、自分の感情を整理する場を確保することをお勧めいたします。

まとめ

メンタルヘルス不調の従業員への対応がうまくいかないと感じる場合、それはカウンセリング能力などの個人スキルの問題だけでなく、設定の問題であることが多くあります。常に設定が適切かどうか振り返るようにされると、メンタルヘルス不調者への対応が円滑に進むと考えます。

（楠本 朗）

引用参考文献

1） 松下正明ほか．“治療構造／設定”．精神医学キーワード辞典．東京，中山書店，2011，525-6.
2） 松下正明ほか．“了解”．前掲書 1．62-4.
3） 北村俊則．“了解と説明”．精神・心理症状学ハンドブック．東京，日本評論社，2013，26-7.

Chapter 3 10 To advance your career

メンタルヘルス③ 専属産業医がいない場合の対応

はじめに

労働安全衛生法では、労働者数が50名以上の事業場では産業医の選任が、1,000名を超える場合は専属産業医の選任が義務付けられています。前者では、産業医は嘱託産業医としての契約であることが多く、後者では、専属産業医として基本的に毎日事業場に勤務していることが一般的です。事業場に専属産業医がいる場合、産業医への相談や連携は比較的スムーズに行えるでしょう。一方、嘱託産業医の場合はそう簡単にはいきません。とくに、メンタルヘルスに関する対応は複雑化しており、対応に苦労された方も多いのではないでしょうか。本稿では、専属産業医がいない事業場でメンタルヘルス対応を行う際に、産業看護職に求められるスキルと対応のポイントについて、具体例を交えながらご紹介します。

メンタルヘルス対応　3つのスキル

1）アセスメントスキル

専属産業医がいない事業場において、産業看護職に求められるスキルの1つ目は「アセスメントスキル」です。従業員からメンタルヘルスに関する相談があれば、産業看護職自身が情報収集を行い、それらを分析し評価する必要があります。アセスメントは、必ずしも一人で実施する必要はありません。むしろ、メンタルヘルス対応では一人で完結することのほうが少ないかもしれません。自身だけで判断せずに、適宜、産業医、上司、人事担当者など、各所に相談する力もアセスメントスキルに含まれます。

適切な相談は大切ではあるものの、専属産業医がいない場合、産業医勤務日以外に気軽に産業医に相談するのはハードルが高いと感じる方もいるかもしれません。専属産業医がいない事業場では、あらかじめ、産業医との間で緊急コード（こんなときはどう対応する）を決めておくことをお勧めします。アセスメントの精度も上がり、それに則れば、勤務日でない日に産業医に連絡を取るハードルが下がるかもしれません。

アセスメントスキルを高めるための一番の近道は、対応事例の経験数を増やしていくことです。しかし、ただ闇雲に経験数を増やすだけではなく、自身のアセスメントが正しかったかどうか検証することも重要です。検証の一番手軽な方法は、身近な産業保健職に確認することです。もう少し幅広く意見をもらうには、学会や研究会などで事例報告を行う方法もあります。いずれにせよ、自身のアセスメントを第三者から評価してもらうことは、アセスメントスキルの向上に役立つでしょう。

産業保健スタッフは、社内で唯一の医療の専門家です。医学的な知識をアップデートすることが欠かせませんが、会社の制度や労働関係法規の知識を深めることも同様に重要です。会社の制度や社内情勢に関する情報は、日々の従業員とのやり取りや、人事労務担当者から直接情報を収集することになるでしょう。労働関係法規の情報収集は、各種Webサイト（厚生労働省ホームページ、中央労働災害防止協会ホームページ、こころの耳など）や、各種学会（日本産業衛生学会、日本産業保健法学会、日本産業ストレス学会、日本産業精神保健学会など）の学会誌、ホームページ、メーリングリストなどを活用するとよいでしょう。

2）調整スキル

2つ目は「調整スキル」です。嘱託産業医の勤務時間は限られており、月1回、数時間であることも珍しくありません。その数時間の中に、職場巡視、安全衛生委員会参加、面談などの業務を組み込んでいく（＝調整する）ことになります。とくに面談に関する調整は、産業保健職が担うことが多いでしょう。面談対象者の選定、面談同席者の選定、日程調整、必要な書類の準備など、調整が必要な事項は多岐にわたります。

近年は、テレビ会議システムなどの情報通信機器を用いたオンライン面談が行われる機会も増えています。オンライン面談に関しては、厚生労働省が実施にあたっての留意事項を示しており、その中には、「面接指導を実施する医師が、過去1年以内に、当該労働者に指導等を実施したことがある場合が望ましい」と記載されています[1]。今後、オンラインでの面談が続きそうな対象者がいる場合は、その前に一度は対面での面談を設定するなど、細やかな調整も求められています。

職場巡視に関する調整も、産業看護職のスキルが発揮される場面の一つです。巡視のスケジュールを組む際は、過去に労災が発生した職場、メンタルヘルス不調者が発生した職場、過重労働面談対象者が発生しやすい職場などを優先的に巡視場所に含めるとよいでしょう。可能であれば、それらの事案が発生した場合は、年間計画に追加して当該職場の巡視を行うようにすると、タイムリーに職場の状況を把握することができます。

3）連携スキル

3つ目は「連携スキル」です。「労働者の心の健康の保持増進のための指針」[2]の中でも、事業場内の関係者が連携し、4つのケア（ラインケア・セルフケア・事業場内産業保健スタッフによるケア・事業場外資源によるケア）を推進することの重要性が強調されています。専属産業医がいない事業場において、産業看護職は、「事業場内産業保健スタッフによるケア」の中心的役割を担うことになります。従業員、上司、産業医、人事担当者、主治医といった社内外の関係者と連携を取りながらメンタルヘルス対策を進めていきます。

産業看護職は、従業員にとって非常に身近な医療職のひとつです。その存在は産業医とはまた異なり、「産業看護職だから気軽に相談できる」と感じている従業員も多いでしょう。従業員との会話の中から、本人のちょっとした変化や、ときには職場の重要な情報を得ることもあるはずです。産業看護職の出勤頻度が産業医より多ければ、体調不良時だけでなく、平時から従業員とコミュニケーションが取れることが強みになるでしょう。専属産業医に比べ嘱託産業医は、従業員の特徴や職場の状況を把握しづらい状況にあります。従業員一人ひとりをよく理解してくれている産業看護職の存在は、産業医にとって非常に心強いものです。

産業医とは、同じ医療職として、お互いの目指す方向性や産業保健に対するスタンスを共有しておくことが重要です。それらは完全に一致しないかもしれませんが、お互いを理解し、できるだけ歩み寄る姿勢が求められます。また、産業看護職が最近社内で対応した事例や、行った教育・研修の内容を報告するなど、日頃の産業保健活動について産業医へ情報共有を行うことも、産業医との連携に効果的でしょう。産業医にとっても、自身が対応した事例以外の情報を得ることは、職場の状況を理解する上で大きな助けになります。

人事担当者との連携は、メンタルヘルス対応を行う際には欠かせません。連携の手法として、たとえば、産業医の勤務日に合わせて、人事担当者・産業医・産業看護職で定期ミーティングを行う方法も有効です。ただし、人事担当者と産業保健スタッフが連携を取っていることについて、従業員から「産業保健スタッフに相談をすると、人事に筒抜けだ」と誤解を与えないように注意を払う必要があります。面談時には、人事部門へ共有してもよい部分と共有してほしくない部分とを本人に確認し、本人の同意が取れている内容に限定して人事部門へ報告をする（併せて、一連のやり取りを記録に残すようにしましょう）、このプロセスを省略しないようにしましょう。

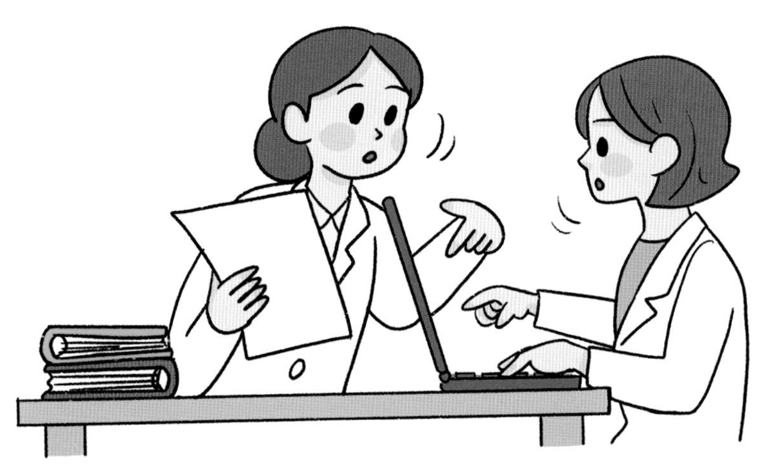

主治医との連携は産業医が中心となって行うことが多く、産業看護職はそれをサポートする役割が期待されます。主治医とのやり取りは、書面にて産業医と主治医が直接行うことが一般的ですが、主治医のほうから、従業員の外来受診の場に同席するよう依頼がある可能性もあります。外来受診への同席は、上司や人事担当者が行うこともありますが、医学情報を正確にやり取りできるという点において、産業看護職の同席が望ましいでしょう。

対応の具体例

1）メンタルヘルス不調者の復職面談

事　例

Aさんは今年1月より適応障害の診断で休業しています。3月下旬にAさんから「本日、主治医を受診し『4月1日より復職可能』の診断書が出ました。4月1日に復職できますか？」と産業看護職であるあなたに連絡が来ました。3月の産業医勤務はすでに終了しており、次の勤務日は4月20日です。Aさんにどのように返答しますか？

このように、長期間休業していた従業員から突然、職場復帰の申し出をされた経験がある方は少なくないでしょう。「心の健康問題により休業した労働者の職場復帰支援の手引き」[3]に示されているように、休業者が職場復帰する際には、産業医による職場復帰可否の判断（復職面談）を経ることが推奨されています。社内に専属産業医がいる場合は、急いで復職面談を設定し、4月1日の復職に間に合わせることが可能かもしれません。しかし、専属産業医がおらず、次の勤務日が1カ月先の場合はどうでしょうか？　対応は大きく分けて2パターン考えられます。1つは、次の産業医勤務日である4月20日まで待ってもらい、復職面談を実施する方法、もう1つは、それより前に復職面談を実施する方法です。それぞれのパターンにメリット、デメリットがあるため、どちらを選択するかは、本人、産業医、人事担当者、職場上司とも相談しながら決めていく必要があります（表1）。

表1 復職面談実施のタイミングによるメリット・デメリット

	メリット	デメリット
次の産業医勤務日に実施	・復職準備を丁寧に行うことができる ・復職に必要な情報収集を丁寧に行うことができる ・産業医の日程調整が不要	・本人の希望に沿えないため、了承を得る必要がある ・休業期間の延長が必要
次の産業医勤務日より前に実施	・本人の希望に沿うことができる ・休業期間の延長が不要	・本人や職場の復職準備が整っていない可能性がある ・復職に必要な情報収集が不十分である可能性がある ・産業医の日程調整が必要

①アセスメント

メンタルヘルス不調の場合、日常生活が問題なく送れているため復職可能の診断書が提出されたとしても、業務遂行能力が十分に高まっていないケースが散見されます。本人から連絡があった時点で、産業保健職が生活リズムや業務遂行能力に関して確認を行い、準備が不十分な場合は、復職面談までにそれらを整えてもらう方法を具体的に伝えるとよいでしょう。次の産業医勤務日を待たず、それより前に復職面談を実施するかどうかは状況によりますが、たとえば、本人の復職の意欲が高く、業務遂行能力も十分高まっている場合は、検討する余地があるかもしれません。

②調 整

次の産業医勤務日に復職面談を実施する場合は、休業期間を延ばしてもらうことになるため、本人へ説明をしたうえで了承を得る必要があります。主治医の診断書に記載されている復職日と、実際の復職日に大幅な乖離が生じる場合は、その間の休業の取り扱いについて、人事担当者へ相談するようご本人に助言をするとよいでしょう。

次の産業医勤務日より前に復職面談を実施する場合は、復職面談が診断書に書かれている復職可能日（4月1日）より前に実施できたとしても、復職先の職場の受け入れ準備や、人事的な手続きの都合上、診断書の日付通りの復職はかなわない可能性があることについて、本人に説明しておく必要があります。さらに、産業医の日程調整も必要になります。前述の通り、近年は情報通信機器を用いたオンライン面談を併用している事業場が増えました。復職面談に限っては対面での面談実施を原則としている企業もあるかもしれませんが、本事例のように緊急対応が必要な場合は、選択肢のひとつとして考えてもよいでしょう。

③連 携

本事例のように、休業中の従業員から急に職場復帰の申し出があると、受け入れ側は急ピッチで復職準備を進める必要があります。その結果、職場復帰に必要な情報収集が不十分であったり、受け入れ体制が十分整っていないことから、復職がスムーズに進まないことも考えられます。このような事態を避けるために、休業中も定期的に本人の状況を確認する仕組みが必要です。本人の状況を確認するのは上司であることが多いと思いますが、上司から、人事担当者、産業保健スタッフへもその内容を共有してもらうことで、円滑な職場復帰につながるものと思われます。

復職面談で復職の可否の判断や職場復帰支援プランの作成を行う際には、主治医からの情報（復帰に関する意見や、就業上の配慮事項など）が有用です。これらの内容は、診断書に書かれている情報では不十分であることも多いため、書式を用いて、あらかじめ主治医から情報を得られるとよいでしょう。書面でのやり取りは産業医が中心となって行うことが多いことから、「心の健康問題により休業した労働者の職場復帰支援の手引き」[3]に添付されている書式は、産業医が主治医とやり取りすることを想定したものになっています。産業医ではなく、職場の担当者が主治医とやり取りをするために開発された書式もインターネット上で公開されています[4]。これらのフォーマットを活用し、主治医との連携を図るようにしましょう。

2）ストレスチェック高ストレス者への対応

事　例

ストレスチェックの高ストレス者に該当したBさんから、医師による面接指導を受けたいと申し出があったため、次の産業医勤務日に面接を設定しました。しかし、Bさんから産業看護職であるあなたに、「その日程では日が空いてしまうので、産業医との面接より前に産業看護職と面談したい」と相談がありました。どのようなことに気をつけて対応したらよいでしょうか？

ストレスチェックの事後措置の流れは、大きく分けて2通り存在します（図1）[4]。高ストレス者のうち、面接指導の勧奨を受けてそれに応じた者は、医師による面接指導（以下、医師面接）の対象となります。医師面接を申し出た場合には、ストレスチェック結果を事

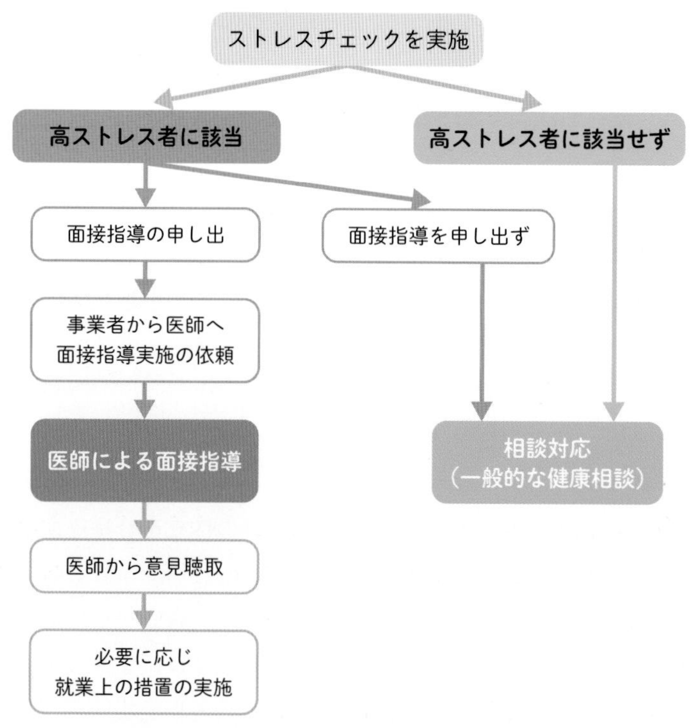

図1 ストレスチェック実施から事後措置までの流れ　（文献4を一部改変）

業者に提供することに同意したと見なされ、医師面接の結果は、面接指導結果報告書を通して産業医から事業者に報告されます。一方、高ストレス者に該当しない者や、高ストレス者ではあるが医師面接を希望しなかった者が、後に産業保健スタッフへの相談を希望した場合は、ストレスチェックの医師面接とは別の枠組みで相談を受けることになります（以下、相談対応）。相談対応は、一般の健康相談と同様の位置付けとなるため、ストレスチェック結果や面接指導結果報告書が事業者に提出されることはありません。

ストレスチェック後の医師面接は、遅滞なく（本人から申し出があってからおおむね1カ月以内に）実施することが規定されています。しかし、専属産業医がいない事業場においては、医師面接の申し出から実施までに時間がかかる可能性があります。本事例のように、医師面接より早いタイミングで産業看護職との面談を希望されることもあるでしょう。

①アセスメント

Bさんは、日が空いてしまうことを理由に産業看護職との面談を希望しましたが、面談を急ぐ理由が何であったのか、面談の際にあらためて確認したほうがよいでしょう。体調が悪く、早めに相談をしたかったのかもしれませんし、職場への不満が募っていたため早めの介入を希望したからなのかもしれません。単純に、産業医よりも産業看護職のほうが話しやすいと感じたから、という可能性もあります。

Bさんとの面談は、相談対応の枠組みで実施することになりますが、アセスメントを行う際は、医師面接の技法が参考になります。医師面接では、ストレスチェク結果を参考にしながら、労働者の勤務の状況、心理的な負担の状況、その他の心身の状況を確認していきます。体調変化を認めた場合、業務と関連するものどうかを聴き取り、業務と関連があれば、その内容の詳細や過重性についてさらに詳しく確認します。

心理的な負担の状況は、「うつ病の簡便な構造化面接法」（BSID；Brief Structured Interview for Depression）や「精神疾患簡易構造化面接法」（M.I.N.I；Mini International Neuropsychiatric Interview）などの構造化面接法を用いて確認する方法があります。詳細は「労働安全衛生法に基づくストレスチェック制度実施マニュアル」[5)]に紹介されています。

②調　整

Bさんとの面談は、相談対応の枠組みで実施することになり、法に則って実施される医師面接とは異なることを説明します。ひょっとすると、医師面接と相談対応の違いが十分伝わっていない可能性もあります。産業看護職との面談後に、予定通り医師面接を受けてもらうことは何ら問題ないことを伝え、本人の希望を確認します。

③連　携

相談対応では、面談後の事業者への報告は必須ではありませんが、受診や就業上の配慮の要否を検討する必要がある場合は、各所との連携が必要になってきます。Bさんから、

「産業看護職と面談をしたことで気持ちが落ち着いたので、医師面接は必要ない」との訴えがあるかもしれません。医師面接を強要することはできませんが、面談内容を産業医に報告し、事後措置の要否について判断を仰ぐことが望まれます。

おわりに

専属産業医がいない事業場において産業看護職が担う役割は幅広く、そのため、専門職としての高いスキルが求められます。本項でご紹介した3つのスキルは、プロフェッショナルとして重要な要素であることは間違いありません。しかし、産業看護職として最も大切なことは、従業員に寄り添う姿勢ではないでしょうか。産業保健のプロフェッショナルとしての姿勢と、寄り添う看護の姿勢のバランスを大切にしながら、産業看護職のみなさんが社内で活躍されることを期待しています。

（日野亜弥子）

参考文献

1) 厚生労働省. 情報通信機器を用いた労働安全衛生法第 66 条の 8 第 1 項、第 66 条の 8 の 2 第 1 項、第 66 条の 8 の 4 第 1 項及び第 66 条の 10 第 3 項の規定に基づく医師による面接指導の実施について. 令和 2 年 11 月 19 日付け基発 1119 第 2 号. https://www.mhlw.go.jp/web/t_doc?dataId=00tc2176&dataType=1&pageNo=1
2) 厚生労働省. 労働者の心の健康の保持増進のための指針. https://www.mhlw.go.jp/content/000561013.pdf (2022 年 2 月確認)
3) 厚生労働省. 心の健康問題により休業した労働者の職場復帰支援の手引き. https://www.mhlw.go.jp/file/06-Seisakujouhou-11300000-Roudoukijunkyokuanzeneiseibu/0000153859.pdf (2022 年 2 月確認)
4) 一般財団法人あんしん財団. こころの“あんしん”プロジェクト. ツール⑤受診・相談時メモ用紙. https://www.anshin-kokoro.com/tool5.html (2022 年 2 月確認)
5) 厚生労働省. 労働安全衛生法に基づくストレスチェック制度実施マニュアル. https://www.mhlw.go.jp/content/000533925.pdf (2022 年 2 月確認)

Chapter 3

11 職場復帰支援

To advance your career

はじめに

厚生労働省によると、仕事や職業生活に関することで強い不安、悩み、ストレスを感じている労働者の割合は54%であり、その要因として仕事の量、仕事の責任、仕事の質が上位を占めています[1)]。またコロナ禍でテレワークも加わり、労働者の働き方は多様性と自由度を増しているものの、ストレスを抱える労働者は、依然として高止まり傾向にあります。ジョブ型雇用といわれるように、人が仕事に合わせなければならない労働環境で、表面上は働き方の自由度や多様性が広がりを見せつつあるものの、その実は変化に人が適応できずに、メンタルヘルス不調者が増えているように思われます。

産業保健スタッフにとって、職場復帰支援は中心的な業務のひとつです。円滑な職場復帰は、労働者の職業生活の安定、職場の労働力の活用の観点からも企業から求められています。職場復帰を支えるには、療養中から職場復帰後のアフターケアまで一貫した取り組みが必要であり、産業看護職は、産業医と連携し、職場復帰のキーパーソンとしての重要な役割を果たすことが期待されています。本稿では職場復帰に関わる産業看護職の関わりと重要性について述べます。

職場復帰に期待される産業看護職の機能

職場復帰支援において産業看護職が果たすべき役割は多岐にわたります。心の健康問題により休業した労働者の職場復帰支援の手引き[2)]には、保健師等の役割として「産業医等及び衛生管理者等と協力しながら労働者に対するケア及び管理監督者に対する支援を行う」と記載されていますが、具体的に産業看護職の行うべき役割は明記されていないのが現状です。そのため、ここでは職場復帰支援において期待される産業看護職の機能を3点ご紹介します（図1）。

1）コーディネート機能（企業と医療の橋渡し）

産業看護職は、企業と医療の橋渡し役としての機能を担っています。たとえば、主治医からの診断書などの医療情報は、人事部門や管理監督者には専門分野のため理解されにくいものです。産業看護職は、医学的な助言を行うとともに、一歩踏み込んで、安全配慮義務などの観点から組織のリスクを低減するための意見も求められます。その際には、労働

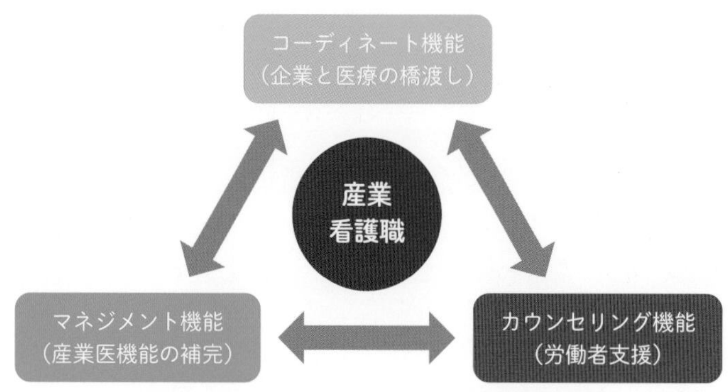

図1 職場復帰支援における産業看護職の機能

者や企業といった一方の立場のみを代表することなく、労働者と仕事の適応を独立的かつ中立的な立場からの意見を常に意識するようにしましょう。

また、職場復帰の場面では、産業医、人事部門、管理監督者などの職場関係者が連携し、対人関係、配置転換、就業上の配慮といった健康管理や労務管理の意見の合意を行う必要があります。産業看護職は、ときには逸脱する産業医に制止をかけ、決められない人事部門に決定を迫り、疾病理解が不足している管理監督者へ丁寧に説明するなど、産業医、人事部門、管理監督者の役割が適切に果たされるような調整を図ります。そのため正しく企業の文化を理解し、医療と現場を調整できる専門家としてのコーディネート機能が常に期待されています。

2）マネジメント機能（産業医機能の補完）

産業医と産業看護職がどのような役割分担を果たしながら職場復帰を支援していくかは、専属／嘱託といった産業医の機能によって異なります。職場復帰の可否に関する意見、就業上の配慮、環境調整などの産業医として意見すべき内容は決まっています。しかし嘱託産業医の場合、職務内容や職場環境への情報不足から、適切な判断が行えないケースがあります。その際、産業看護職は、療養中の経過、職場環境や本人の適性、人事部の考え、職場の受け入れ体制などの情報を集めておき、産業医が適切に意思決定できるような土台を整理しておくことも重要です。職場復帰のためには何が必要かを考え、産業看護職は職場復帰支援をマネジメントする機能を持つように求められています。

3）カウンセリング機能

労働者が職場復帰する際には、仕事や対人関係への不安や懸念を伴うものであり、産業看護職には、職場復帰前から職場復帰後までの一連の過程において、労働者へ心理的な支援が期待されています。一般に労働者は、産業医よりも産業看護職への相談のほうが心理的な障壁は低く、本音で話をしやすいようです。カウンセリングと聞くと、高度な心理療法を必要とすると勘違いされがちですが、必ずしもそうではありません。重要であるのは、産業看護職として、本人に寄り添う「共感」の視点と、本人の状況を見渡す「客観」の視点です。まずは、先入観を持たずに相手に向き合い、思いを語ってもらいながら、本人の苦悩に寄り添います。共感を示しながらも、職場でのつまづきの原因や思考のパターンを把握し、客観的な視点をもって労働者を観察します。結果として、対話のプロセスの中で、労働者が自らの課題に気づき、困難への対処をともに考え、乗り越える方法を少しでも増やすことができれば、職場復帰への自信を深めることができるでしょう。

しかし、気をつけなければならないこととして、相手の課題が見えたとしても、その課題を受け止めることが難しいと思われる場合は、安易に直面化させるようなことは避けてください。職場復帰時にカウンセリングを義務付ける企業もあるようですが、課題に半ば強制的に向き合わせることは予期しない作用を生み、意味がないばかりでなく有害となることがあります。

職場復帰支援プログラム

職場復帰を円滑に進めるためには、2つの要素が不可欠です。1つは、仕組みとしての職場復帰支援プログラムの構築であり、次にその仕組みを運用するための職場関係者の適切な連携です。職場復帰支援プログラムについては、厚生労働省から「心の健康問題によって休業した労働者の職場復帰支援の手引き」[2]に詳細が示されており、事業者が行うべき職場復帰支援の内容が総論的に記載されています。しかし、特定の企業を対象としたものではないため、自社にて運用するには、具体的な記述が必要となります。また、産業医学振興財団より公開されている「中小規模事業所におけるメンタルヘルス対策の進め方に関する研究」[3]は、実務に関わる細部にまでの記載があり、非常に参考となります。

1）職場復帰支援プログラム策定のポイント

職場復帰支援プログラムは、人が管理する運用マニュアルです。そのため職場復帰支援プログラムを策定しても、プログラムが周知・徹底されていなければ、「絵に描いた餅」となってしまいます。実際に職場復帰支援プログラムの作成には、実務を担当する人事担当者、衛生管理者、労働組合など多職種でチームで協働しての作業が必要となります。産業看護職は、労働者の体調不良時から回復後の職場復帰までの全工程において関わる存在のため、産業看護職が中心となり関係者と連携を取りながら策定の支援ができれば、企業内での存在価値が高まります。

職場復帰支援プログラムの策定のポイントは、休職・復職に関するルールを、誰が、いつ、どのタイミングで、何をするかを記載して、確実に担当者が実行できるように具体性を持たせることです。職場復帰の段階になって、何をどうすればよいのか慌てることのないよう、関係者の役割を明確にし、社内に周知し、実際の運用に耐えられる形で策定しておくようにしましょう。

2）職場復帰支援の段階ごとの産業看護職の関わりのポイント

職場復帰支援のプロセスは、①職場復職前（病気休業開始～休業中）、復帰準備期（職場復帰前～職場復帰）、③復職後（職場復帰後～6カ月経過）の3段階に分けられます。それぞれの段階で、産業看護職は、職場復帰に必要な支援を行うことが求められており、そのポイントを解説します。

①職場復帰前

病気休業開始～休業中には、療養に専念できる環境を整える必要があります。療養中の連絡や窓口、傷病手当金などの経済的な保障、職場復帰時の際の手続きなどの情報提供が、職場復帰支援プログラムに従って、人事部門から療養者へ情報提供が行われているかを確認します。企業によっては、療養中に産業看護職が、相談窓口として機能を持つ場合もあるようですが、そこまで行わずとも、産業看護職は、労働者の療養への不安に寄り添い、安心感を与えるような関わりを意識するようにしましょう。

②職場復帰準備期

職場復帰の成否は、職場復帰のための準備（復職準備性）によって大きく変わります。症状が安定してきたら、本人と社会をつないでいくためにも、日常生活の指導や行動範囲の拡大が必要となります。復職準備性を向上させる施策としては、リワーク、通勤訓練、リハビリ出勤、試し勤務などが挙げられます。これらはすべて休職中に行われるプログラムであり、リハビリ出勤、試し勤務は、実際の職場を利用します（表1）。その際、業務指示の有無、賃金支払いの有無、労働災害の適否が生じるため、リハビリ出勤および試し勤務の社内の運用マニュアルを整備することが重要です。

職場復帰の制度設計は人事部門が管轄しますが、産業看護職は専門性を活かした具体的な提案ができるようになるとよいでしょう。とくに休復職を繰り返すケース、長期間の休職、症状が動揺しやすい場合などでは、リハビリ出勤や試し勤務を行うことで、現状と職場復帰のギャップを埋めることができ、再休職の予防にもつながります。

③職場復帰後のフォローアップ

職場復帰前にいくら復職準備性を高めたとしても、労働者の業務遂行能力は病前のレベ

表1 職場復帰のためのトレーニング

種　類	期間中の処遇	業務指示	賃金支払	労働災害・通勤災害	備　考
通勤訓練	休職中	なし	なし	なし	通勤を慣らすための訓練
リハビリ勤務	休職中	なし	なし	なし	日中に職場を利用しての自主的な訓練
試し勤務	休職中	あり	あり	あり	職場における軽減した勤務

ルまでは到達していないことが一般的です。そのため、職場復帰後のフォローアップは、勤務開始後の体調悪化を防ぎ、安定路線へ軟着陸させる目的からも必要となります。どの程度の期間においてフォローを行うべきかについて、実は明確なものはありません。現状では、職場復帰後の12カ月以内において再休職が起こりやすいこと、また、最初の療養期間が長い場合の再発時には、さらに療養期間が延びる傾向が示されています[4]。一方で、職場復帰後の丁寧なフォローアップは再休職率の低下につながるとの報告があります[5]。職場復帰後6カ月程度を目安にフォローアップの面談を行っていくことがよいと考えます。

産業看護職は、職場復帰後のフォロー面談では、仕事の適応、業務負荷、時間外労働、周囲の環境、対人関係、責任や裁量の側面を、労働者からヒアリングするようにしましょう。また労働者だけからではなく、管理監督者からも勤務状況や仕事のパフォーマンス、勤怠や業務負担の見通しなどの情報収集を行い、個人と職場の適応が良好となるように助言を行います。現在、職場復帰は、元の職場を原則としている企業が多いですが、ときには配置転換を行うほうが望ましいケースもあることは事実であり、労働者と職場を俯瞰的に観察し、適正配置の観点から、人事へ進言する場面は当然あるべきだと考えます。

求められる総合力

本稿では職場復帰における産業看護職の役割や機能について述べました。職場復帰に求められる産業看護職の役割は幅広いです。産業看護職は、単に産業医の補佐的な立場ではなく、職場復帰に関わるプログラムなどの支援と管理、関係者との連携や調整、労働者との対話や支援などの総合力を必要とされる専門職です。体調不調により療養していた労働者にとって、職場復職は人生の一大イベントであることに違いありません。そのときに伴走してくれる産業看護職が頼りある存在であれば、これほど心強いものはないでしょう。産業看護職は、その期待に応えるためにも、日頃から幅広くスキルを向上させるよう努め、個人と職場の幸せの実現に貢献できることを願っています。

（佐々木規夫）

参考文献

1）厚生労働省．令和2年労働安全衛生調査（実態調査）の概況．2021年7月．https://www.mhlw.go.jp/toukei/list/dl/r02-46-50_gaikyo.pdf

2）厚生労働省／中央労働災害防止協会．心の健康問題によって休業した労働者の職場復帰支援の手引き．2010．https://www.mhlw.go.jp/new-info/kobetu/roudou/gyousei/anzen/dl/101004-1.pdf

3）産業医学振興財団委託研究 中小規模事業所におけるメンタルヘルス対策の進め方に関する研究．職場復帰支援マニュアル．2010．https://www.zsisz.or.jp/images/pdf/fh22_02.pdf

4）Endo, M. et al. Durations of first and second periods of depression-induced sick leave among Japanese employees: the Japan sickness absence and return to work（J-SAR）study. Industrial Health. 57（1）, 2019, 22-8.

5）難波克之．メンタルヘルス不調者の出社継続率を91.6%に改善した復職支援プログラムの効果．産業衛生学雑誌．54（6），2012，276-85.

Memo

おわりに

たとえばあなたが看護職ではなく、商業高校や大学の経済学部で学び、簿記の資格をとり、病院に就職し、会計部門に配属されたとしましょう。あなたは、会計担当である以前に「病院の人」であることを期待されます。夜勤の晩に救急搬送された患者さんが亡くなられたときのことを考えてみます。あなたは単にお金のやりとりをするだけではなく、感染に留意しながらもご家族の気持ちに寄り添い、こんなときにお金の話をせねばならないそのやるせなさに細心の注意を払うのでしょう。もしかするとその配慮は、お釣りを間違えない以上に大切なことかもしれません。

さて、現実の話に戻りましょう。そんな妄想をよそに、あなたはやはり看護職の資格をとり、最初の何年かは病院で働き、やがていろんな偶然と必然を経て企業に転職し、産業看護職となりました。そこでは上述の例とはまるで逆に、医療職である以前に「企業の人」であることを期待されます。これまで、二言目には「根拠は？」と、エビデンスを最も重視する環境で過ごしてきたあなたは、コストとか市況とか事業部間のイロイロという「物語」の中で働くのです。ライバル社の新製品でその事業部が転覆しそうなそんなときに、あろうことか健診フォローが重なってHbA1cの話をせねばならないやるせなさの中で細心の注意を払うのでしょう。もしかすると、その物語の筋に則して振る舞う能力は、水銀柱を一目盛りも間違わずに読み取ることよりも重要かもしれません。

だとしたら、その能力は何で、どうしたら身につくのか。権限も期待も支援・指導者も制度もあいまいな日常にあって、3日後にふわとろパンケーキににんまりする自分は想像がついても、3年後に仕事のやりがいと成長実感で満面の笑みを浮かべる自分の姿をどうしたら想像せしめられるのでしょうか。あるいはこの、川口浩探検隊的異種格闘技のような職業状況にあって、産業看護の入門書・専門書が1,000ほどある中、新たな旅立ちに役立つ1,001冊目はどんなものなのでしょうか。そんな疑問から本書の企画を始めました。

そしてたどり着いたのがこのContentsです。このお顔ぶれには、私ごときのお願いで執筆をいただける、否、執筆をお願いすること自体がはばかられる先生方が並びます。しかしこの不躾なお願いに、ご快諾をいただきました。

私はすべての原稿をありがたく拝読しながら思いました。

「これは先生方から私への、一足早い弔辞なのだ」

生前に戒名をいただくと長生きすると聞きます。ならば弔辞をいただいても長生きできるのだとしたら望外です。ド文系のやさぐれ教員としての貢献余地があるとすれば、今回の、そしてこれまでのご恩に報いるべく、いただいた余生を送りたく思います。

ご執筆、そしてご講読、ありがとうございました。

編著者 **柴田 喜幸**

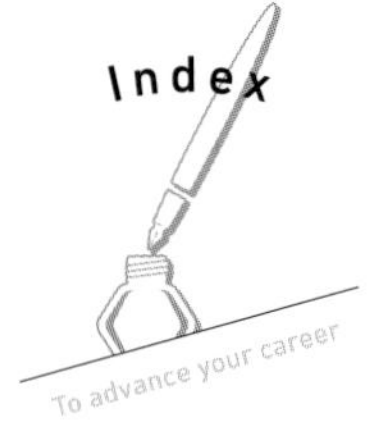

索引

数字・欧文

あ行

か行

さ行

●読者のみなさまへ●
このたびは、本増刊をご購読いただき、誠にありがとうございました。産業保健と看護編集室では、今後も皆さまのお役に立つ増刊の刊行を目指してまいります。つきましては、本書に関するご感想・ご提案などがございましたら当編集室（ohn@medica.co.jp）までお寄せくださいますよう、お願い申し上げます。

産業保健と看護　2022年春季増刊（通巻86号）

産業看護職のための
キャリアアップに活かせる30のスキル

2022年 4 月25日発行　第 1 版第 1 刷
2022年 6 月10日発行　第 1 版第 2 刷

定価（本体 3,200 円+税）

ISBN978-4-8404-7798-7
乱丁・落丁がありましたらお取り替えいたします。
無断転載を禁ず。

Printed and bound in Japan

編著　柴田喜幸
発行人　長谷川 翔
編集担当　藤井亜実／井奥享子
編集制作　オフィス・ワニ
本文イラスト　中村恵子
本文 DTP　株式会社明昌堂
表紙・本文デザイン　株式会社創基

発行所　株式会社メディカ出版
〒532-8588 大阪市淀川区宮原 3-4-30
ニッセイ新大阪ビル 16F
編集　TEL 03-5777-2288
お客様センター　TEL 0120-276-115
広告窓口／総広告代理店　株式会社メディカ・アド
TEL 03-5776-1853

URL https://www.medica.co.jp/
E-mail ohn@medica.co.jp
印刷製本　株式会社シナノ パブリッシング プレス